面向21世纪精品课程教材
全国高等医药教育规划教材

护 理 管 理 学

主　编　姜丽萍

副主编　郑舟军　蔡福满

ZHEJIANG UNIVERSITY PRESS
浙江大学出版社

前　言

　　《护理管理学》是一门融合了管理学的理论知识、护理专业发展及工作实践为一体的应用性学科。随着现代医疗服务体系的进一步完善,医疗服务的需求、供给及管理的和谐互动对卫生服务产出具有重要意义。本书在 2006 年第一次出版并通过了 5 年护理教学应用的基础上,修订和添加了新的护理管理知识和内容,并再次出版,希望新教材能立足于管理学基础理论,并结合护理管理的发展,系统阐述护理管理理论和方法,为护理专业学生及护理工作者提供重要的学习工具。

　　特别值得一指的是新教材还根据高等护理教学课程要求和最新的护理人员执业考试指南进行内容重新编写。在结构上以管理学基本职能为主线,涵盖了管理学基本理论与原则、护理人力资源管理、护理质量管理、护理风险管理等内容。

　　本书共有 10 章,内容深入浅出,通篇体现了管理理论与实践相结合理念,既有理论深入,又有实践思考,始终结合护理临床工作特点进行编写。本书的使用对象是高校护理学专业的本专科学生,也可供各类在职护士的继续教育及护理管理人员的学习使用。希望通过本书的学习,能使学员掌握管理学的基本思想,并将其理念在护理管理工作中得以应用。

　　本书在编写过程中,参考了大量相关参考书籍和文献资料,博取众家之长,力求体现护理管理较为前沿的思想、理论和方法。本书是集体智慧的结晶,各位编者严谨负责,对于他们的辛勤工作表示衷心的感谢! 同时,我们也得到各方的大力支持。为此,我们谨向所有关心、帮助和支持本书出版的各学校领导、专家及护理同仁们表示忠心的感谢! 对在书中所引用资料的作者、译者也一一致谢!

　　由于水平有限,我们真诚地期待读者们和同行们的批评指正。

编　者

面向21世纪精品课程教材
全国高等医药教育规划教材

《护 理 管 理 学》

编 委 会

主　编　姜丽萍

副主编　郑舟军　蔡福满

参　编　（按姓氏笔画为序）

陈燕燕（温州医科大学）

周　瑾（绍兴文理学院）

范晓江（衢州职业技术学院）

郑舟军（浙江海洋大学）

姜丽萍（温州医科大学）

贺彩芳（温州医科大学附属第一医院）

裘兴梅（浙江中医药大学）

蔡福满（温州医科大学）

目录
CONTENTS

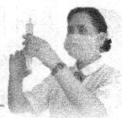

第一章 绪 论

【学习要点】
1. 管理、管理学、护理管理的概念
2. 管理的基本原理及相关原则
3. 管理理论的发展
4. 管理的基本特征与基本职能
5. 护理管理的研究范畴
6. 学习护理管理的意义

第一节 管理与管理学概述

管理起源于人类的共同劳动,是人类共同劳动的产物。马克思曾经指出:"一切规模较大的直接社会劳动或共同劳动,都或多或少地需要指挥,以协调个人的活动,并执行生产总体的运动……"由此得出,人类活动的各个领域都需要管理,也都存在管理,管理已成为群体成功不可缺少的因素。

管 理 故 事

阿波罗登月的启示

1961 年,美国成功地进行了"阿波罗"登月试验。发射火箭的"土星一号"有 590 万个零部件,飞船有 300 万个零部件。此项研究先后有 200 家公司、120 所大学,总计 400 万人参与,耗资 300 亿美元。计划总负责人韦伯博士后来总结说:"我们没有使用一项没有用过的技术,我们的技术就是科学的组织管理。"

先进的科学技术必须通过有效的管理才能充分发挥它们的作用。美国经济的强大,日本经济的崛起,无不得益于先进的科学技术与先进的管理。

一、管理

什么是管理? 有关管理的定义,在中外许多管理学著作中均有描述。由于这些学者从不同角度和侧面对管理加以解释,所以这些定义会有一些不同。综合这些定义,本书对管理的定义如下:

管理,就是在特定的环境下,对组织所拥有的资源进行有效的计划、组织、领导和控制,以便达到既定的组织目标的过程。这个定义包含以下四层含义:

第一,管理活动是在特定的组织内外部环境的约束下进行的,任何组织都存在于一定的内外部环境之中,并受到环境的约束。正如一个企业的生存,离不开外部的原材料供应和顾客的需求,同时其生产经营活动要受到国家政策、法律等多种因素的影响。

第二,管理是为实现组织目标服务的。任何管理活动都具有目的性,其目的是实现组织的目标。虽然,一个组织要实现的目标即使在同一时期也往往是多种多样的,但不管是什么样的组织,都会在重视实现目标的同时注重效率和效果问题,效率和效果是衡量管理工作的重要标志。

第三,管理工作要通过有效地利用组织的各种资源来实现组织目标。资源是一个组织运行的基础,也是开展管理工作的前提。传统意义上的资源主要是指人、财、物,强调的是内部的、有形的资源,现代意义上的资源又增加了时间与信息等这些无形的资源。组织管理成效的好坏、有效性如何,集中体现在它是否使组织花最少的资源投入,取得最大的、合乎需要的成果产出。

第四,管理最终要落实到计划、组织、领导和控制等一系列管理职能上。管理职能是管理者开展管理工作的手段和方法,也是管理工作区别于一般作业活动的重要标志。

从上面对管理的分析不难看出,管理普遍适用于任何类型的组织。因为任何组织都有特定的组织目标,都有其特定的资源调配和利用问题,因此,也就有管理问题。

二、管理学

所谓的管理学,就是指研究管理的原理、理论和方法的学科。其通过研究人类的各种管理活动,从中找出能够有效地提高管理效率,并最大限度实现管理的预期目的的一般规律,然后,在理论的基础上加以分析、归纳和概括,形成揭示管理活动的基本规律和一般方法的基本概念、原理和方法等知识,最终将这些管理的知识系统化。

(一)管理学的定义

管理学是一门系统地研究管理过程的普通规律、基本原理和一般方法的科学。在社会的各种组织中,都存在一些具有独特性的管理原理和方法,它们构成了管理学的各个分支,这些不同的管理学分支都包含着共同的管理学原理和方法。管理学是自然科学和社会科学相互交叉产生的一门边缘学科,学习一般管理学是研究护理管理的基础。

(二)管理学的特性

1. 管理学是一门独立的学科 首先,它是一门专门研究所有管理活动共有的一般原理和方法的学科,无论哪一种专业或部门的管理学,管理过程中都需要使用这种一般性管理学的原理和方法作为基础。其次,它有自己所独立而又完整的学科知识体系,包括对于人、财、物、信息技术和知识等各方面资源管理的知识体系,以及从战略管理到作业管理等各个层面的管理知识体系。最后,管理学能够广泛用于指导人们的管理实践,用它去实现预期的目标。

2. 管理学是一门应用性学科 管理学是理论联系实际最紧密的学科之一,力求将人类的管理活动的规律上升到理论形态加以总结,应为管理者所掌握,以提高其管理活动的水平和效能。管理学的应用性主要体现在以下三个方面:其一是管理学理念、思想、原则和方法来自社会实践活动;其二是这些原理与方法又反过来指导人类的社会实践活动;其三是管理学的原理和方法正确与否必须由实践的结果来检验。因此,管理学与其他学科相比具有较强的实践性。

3. 管理学是一门科学与艺术相结合的学科 管理学是研究管理活动规律的学科,理论体系严谨、知识规范,具有模式性、理论性、原则稳定性的特点。而人们的活动具有很强的艺术性或权变性的特征,使管理学的原理和方法在应用的过程中,必须遵循"具体事情具体对待"的方式进行必要的权变,也就是说管理工作要在管理活动中,根据具体情况及环境条件,用富于创造性的灵活方式将管理理论、原则、方法等知识运用于实践,在原则指导下巧妙地、灵活地处理各种关系、矛盾和冲突。所以有学者认为,管理学本身是一门带有艺术性的软科学。

4. 管理学是一门综合性学科 由于管理学以社会学、心理学和人文科学等众多的学科为自己的学科基础,管理对象涉及人、财、物、时间、信息等,管理的重要任务是协调组织中人与人、群体与群体之间的关系,使团队能够形成合力,达到最大的经济效益之目的。因此,管理是一门涉及多学科、多领域的综合性边缘学科,同时也是一门综合性、交叉性的学科。

三、管理的职能与特征

(一) 管理的职能

管理职能是指管理的职责与功能。它是管理主体对管理客体施加影响的方式和具体表现,是企业管理工作的基本内容和作用功效的概括反映,是设计管理者职务和管理机构功能的依据。在我国,对管理具有哪些职能这一问题,管理学的专家们的意见也不统一,一般包括以下四个方面的职能:

1. 计划职能 计划职能是指对未来组织活动的目标、方案和步骤的设计。它是全部管理职能中最基本的一个职能,与其他几个职能有着密切的联系。人们想要有效地进行社会实践活动,就必须预测事物发展的前景,明确未来的目标,选择实现目标的行动方案,并制订工作步骤。一个具有指导意义的计划可以明确告诉执行者做什么(What)、为什么做(Why)、谁来做(Who)、什么时候做(When)、哪里做(Where)、如何做(How),即5W1H。计划职能的内容十分丰富,主要包括预测、决策和编制实施计划三个方面。

2 组织职能 组织职能是指对组织活动的各种要素和人们在组织活动中的相互关系进行合理的组织。其内容包括两方面:一方面,按照既定的目标、任务、规模和当前的环境,合理设置组织的组织机构,选择和配置人员,建立管理体制,并确立各职能机构的作用,建立起一个统一有效的组织管理系统;另一方面,合理地组织人力、物力和财力,保证各部门、各环节相互衔接,以取得最佳的经济效益和社会效益。组织职能是管理活动的根本职能,是其他一切管理活动的保证和依托。

3. 领导职能 管理的领导职能就是通过各种信息渠道,对组织成员施加影响,使他们努力地完成工作目标,包括领导、指挥、教育、鼓励以及正确处理各种关系等。组织建立后,如何让这些组织发挥作用,这就是领导职能的任务。其具体体现在以下几方面:施展领导才能;以满足员工的需求为途径,激发员工发挥应有的潜力;消除组织内部矛盾,增进和谐的工作关系;改善信息沟通,提高组织效率。

4. 控制职能 控制职能是指为保证实际工作及其结果能与计划和目标相一致而采取

的一切管理活动。它通过不断地接受和交换组织内外的信息,按照预定计划指标和标准,监督、检查工作的执行情况,发现偏差,找出原因,并根据环境条件的变化,自我调整,使组织的活动能按预定的计划进行或对计划作适当的修正,确保计划的完成和目标的实现。

(二)管理的特征

由于管理是对组织内资源进行有效整合以达成组织既定目标与责任的动态创造性活动,其活动往往不同于其他一般活动而具有自己独特的特性。其特性主要表现以下几个方面:

1. 管理的二重性 所谓的二重性是指事物所具有的双重特征。管理也同样具有两种属性,即管理作为合理组织社会生产力所表现出来的自然属性和在一定社会生产关系下所体现的社会属性。

(1)管理的自然属性:管理的自然属性就是合理组织生产力的一般属性,它由生产力与社会化大生产所决定。社会化的共同劳动需要管理,需要按照社会化大生产的要求,合理地进行计划、组织、领导和控制,没有这种管理,不仅由协作而发展的社会生产力发挥不出来,就连生产中物的要素和人的要素,也会因为缺乏管理而变为物不尽其用,人不能尽其才,无法达到提高劳动生产率和经济效益的目的。所以,只要是社会化的大生产,只要是集体劳动,就需要管理,它与企业的生产关系性质无关,不因社会制度的改变而改变。不论在何种社会制度下,企业均有生产力要素的合理组织问题,它是在不同社会制度下,企业共有的职能,具有普遍性和永久性的特征。自然属性也就是管理的第一属性。

(2)管理的社会属性:指在一定生产关系形式下体现的特殊属性。管理总是在一定的生产关系下进行的,不同的社会制度、不同的历史阶段、不同的社会文化,都会使管理呈现出一定的差别,这就是管理的社会属性,它是由社会制度、生产关系所决定的。由于不同社会制度下的生产关系的性质截然不同,所以维护生产关系的这种职能也就必然带有不同社会制度的"印记"。管理也必然体现统治阶级的意志,并为统治阶级的利益服务。管理的社会属性具有特殊性和短暂性特征。

2. 管理的科学性与艺术性 管理既是科学又是艺术。许多管理专家认为:管理者的能力=科学知识+管理艺术+经验积累。

(1)管理的科学性:管理是由一系列概念、原理、原则和方法构成的科学体系,有其内在的规律,所有管理理论对管理实践有很大的指导作用,它能阐明实践、指导实践,并能帮助管理人员从过去的经验中吸取精华,找出存在于不同情况下的基本因果关系,并运用这种知识去解决新的问题。所以说管理是有规律可循的,管理知识是可以通过学习和传授而得到的。

(2)管理的艺术性:管理是一项创造性的劳动,主要依赖管理者的艺术创造。管理知识在运用时具有较大技巧性、创造性和灵活性,很难用陈规戒律把它禁锢起来,它具有很强的实践性。要成为一个成熟的合理的管理者,除了要掌握管理科学的基本知识外,更重要的是管理实践的长期锻炼,经历一个经验积累的过程。另外,管理工作的根本工作是人,如何处理人际关系、调动人的积极性,这里既有学问,也有艺术。就是处理同一样事情,因时间、地点和人物的不同,也不能用同一种办法来解决。

3. 管理的综合性与不确定性

(1)管理的综合性:管理活动是异常复杂的,涉及众多学科的综合运用。作为实现目标的一种有效手段,管理不仅在各种组织中普遍存在,而且涉及人、财、物、信息、技术、环境的动态平衡。管理过程的复杂性、动态性和管理对象的多样化决定了管理要借助的知识、方法和手段的多样化。因此，作为管理者只有具有广博的知识面，才能对各种各样的管理问题应对自如。

（2）管理的不确定性：指在管理的过程中不存在普遍适用的管理理论和方法，而只能具体问题具体分析，根据不同情况采取相应的管理方法和手段。管理的不确定性源自管理环境的动态性和管理对象的多样化。由于具体的管理工作都是在特定的环境下针对特定的对象进行的，在某种场合下适用的管理方法或手段不一定适用于其他的场合，对某种组织适用的不一定适用于其他组织。因此，管理者不可能找出一种普遍适用的方法或手段对每个人进行管理。

四、管理的基本方法

管理方法是管理者为实现各种管理职能，达到管理目标，确保管理活动顺利进行的手段、途径和措施，也是管理活动的主体作用于客体的桥梁。现代管理的方法很多，按管理领域的基本方法划分，可包括以下几种：

（一）行政方法

行政方法是指依靠各级行政管理机构的法定权利，通过命令、指示、规定、规章、条例等行政手段，以权威和服从为前提来指挥下属工作，实现组织目标的方法。行政管理方法与法律方法有共同之处，均具有权威性、强制性，但行政方法还带有无偿性、垂直性等特点，是管理中必不可少的方法，也是执行管理职能的一种根本手段。现代企业管理中，应用行政方法，能有效地统一企业内部所有成员的意志和行动，有利于对全局活动实施有效的控制。

（二）经济方法

经济方法是指根据经济运行的客观规律，运用各种经济手段，调节各种经济利益之间的相互关系，以达到较高的经济效益和社会效益的管理方法。采取经济方法的目的是把劳动者个人的经济利益同组织的经济利益挂起钩来，最大限度地调动企业全体员工的主动性、积极性、创造性和责任感，促进企业的发展，实现管理经济的目标。

经济方法中的各种经济手段，主要包括价格、税收、信贷、利息、工资、红利、奖金、津贴、罚款等，分别运用于宏观经济管理与企业内部管理。管理的经济方法的实质是围绕人们普遍关心的物质利益问题，通过运用各种与物质利益相关的价值手段，正确处理国家、集体与个人三者之间的经济关系，进而调动各方面的积极性。

（三）法律方法

法律方法是指通过国家制定的法律、法令、条例以及司法、仲裁等形式来管理企业。企业同其他社会组织一样，要想进行有效的管理，建立稳定的次序，就必须实行法治。法律方法主要包括两个方面的内容，一是建立健全各种法规；二是注重这些法规在司法工作中的运用。法律具有稳定性、权威性、规范性的特点，法律方法在管理中能保证社会经济运行的必要次序，使管理系统具有稳定性，能调节各种管理因素之间的关系，促进管理系统的健康发展。

（四）数学方法

数学方法是指在研究经济活动的数量变化规律的基础上，运用有关数字知识和具体数据，通过建立、计算、分析和研究数学模型来实施管理职能，对企业生产经营活动进行管理的方法。数学方法的实质是帮助管理者了解、分析经济活动过程中存在的数量关系及其变动情况，找出各因素数量化、公式化的规律，为今后的管理活动提供参考。运用数学方法能使我们对客观存在的经济规律的认识深化和精确化；预见经济现象在发生变动的情况下会产生什么后果；计算各决策方案的经济效果，帮助从中选择最优方案等。

（五）教育方法

教育方法，即思想政治教育方法，是通过思想政治工作对受教育者施加组织影响的一种措施，是提高人的认识，实现组织目标的重要途径。由于任何管理活动，首先都是对人的管理，而人的一切有目的的活动，都是在一定的思想支配下进行的，因此，管理必须要解决的是怎样让参与生产经营的人们提高思想境界与觉悟，激发劳动热情，自觉地、主动地、积极地完成生产任务，这样才能实现组织目标，这正是教育方法所应发挥的作用。所以，教育方法的实质就是激发劳动者的主动精神，变管理者的意图为劳动者的自觉行为。

教育的方法主要有：灌输、疏导、对话、谈心、家访、竞赛、娱乐以及典型教育、形象教育、说理教育等。教育的内容有：主人翁思想教育；社会主义道德教育；党和政府的方针、政策教育；先进人物事迹教育；科学文化知识教育；等等。教育的原则有：理论联系实际原则；民主原则；教育手段与经济手段相结合的原则；表扬与批评相结合，以表扬为主的原则；言教与身教相结合，身教重于言教的原则等。

（六）计算机及网络技术

计算机及网络技术是指借助电子计算机及现代网络通讯这一先进的计算、检测、监控、检索、通讯工具，运用现代信息管理系统来改进管理，提高工作效率的管理方法。管理者通过计算机及网络系统，根据管理过程的变化情况，将原始数据、资料等进行加工、保存，达到随时进行检索查询，及时了解整个管理系统的动态情况，从而现实对组织内部进行动态管理的目的。另外，让计算机及网络辅助组织管理活动，可以极大地增强管理者采集、处理信息的能力，缩短信息流相对于物流的滞后时间，从而有利于管理者及时决策、提高组织管理的质量和效率。运用计算机及网络技术进行管理已成为组织管理现代化的一个重要标志。

第二节 管理的相关理论

一、管理思想的形成与发展

管理思想的形成与发展可追溯到人类最初试图通过集体劳动来达到目标的年代。无论是埃及的金字塔，还是中国的万里长城，在当时的技术条件下，如此浩大的工程，不但是劳动人民勤劳智慧的结晶，也是历史上伟大的管理实践，是人类管理思想的闪光点。

（一）中国管理思想的形成与发展

1. 中国古典管理思想的发展 中国是一个历史悠久的文明古国，在社会实践中形成的管理思想源远流长。许多伟大工程都是人类古典管理思想的成果。例如，长城就是中国古典工程管理思想的优秀成果。如此浩大的工程，在科学技术尚不发达的那个时代，长城建设的计划、组织、领导和控制等管理活动的复杂程度是现代人难以想象的。另外，在我国经历的古代战争中人们总结出了以《孙子兵法》为代表的古典军事管理思想，在中国文化的发展中出现了以孔子《论语》为代表的主流儒家管理思想和以老子《道德经》为代表的道家管理思想,所有这些至今仍是人类管理思想的精髓。

我国古典管理思想的发展主要表现在以下几个方面:

(1) 国家政治方面的管理思想:春秋初期的政治家和思想家管仲所编撰的《管子》一书是我国最早和成就较高的一部国家政治管理著作。管仲通过该书为周朝制定了一套官僚组织结构和管理制度,将周代官员分为天、地、春、夏、秋、冬六官,六官分三百六十职,各有职掌,且层次分明,职责清楚。他主张办一切事情必须统筹谋划,提出"事无备则废"和"以备待时"的先进管理思想。

(2) 在识人和用人方面的管理思想:在识人和用人方面中国素有"选贤任能"、"任人唯贤"的主张,以及"禅让制度"。在《尧典》这部上古文献中,就记述了尧、舜执掌政务后的禅让事迹,还记述了人员任用中试用和考绩的制度。在重视人才方面,墨子主张"不辨贫富、贵贱、远近、亲疏、贤者举而尚之,不肖者抑而废之"。在使用人才方面,《管子》提出"毋与不可,毋强不能",及注意因才施用,扬其所长,避其所短,不求全责备。

(3) 在社会理财方面的管理思想:以孔子为代表的儒家管理思想在理财方面的主张是"崇俭",他在《论语》中指出,"节用而爱人,使民以时"。荀况则主张富国与富民并举,提倡"上下俱富",他认为人们必须"节其流,开其源,使天下必有余,而上不忧不足"。这些管理思想和观点都说明,中国在社会理财方面的管理思想包括"开源节流"、"崇俭拙奢"等历来倡导的思想。

(4) 其他方面的中国古典管理思想:我国在古典管理方面还有众多的管理思想和观念。有大禹治水的"疏而不堵";孙子的"知己知彼,百战不殆";老子的"企者不立,跨者不行";庄子的"朝三暮四"管理权变思想;管仲的"管鲍之交"管理团队典范;等等。所以说,现代管理的很多哲学思想是源于中华民族古老的管理哲学宝库。

(二) 西方管理思想的形成与发展

世界上其他的文明古国也都对古典管理思想作出了十分重要的贡献。例如,在公元前2000 年左右,古巴比伦国王汉谟拉比颁布的汉谟拉比法典中有 280 多条,其中对人的活动作了许多管理规定,如百姓应遵循的行为规范、货物贸易应遵守的基本程序、臣民之间的隶属关系等,这些都属于古典管理思想的范畴。公元前 370 年,古希腊学者在发展工商业中认识到提高劳动效率的问题,主张在劳动中推行标准动作,并采用音乐律奏的方法,将速度和节奏引入劳动中去,以提高劳动的效率。另外,古罗马天主教会的组织和管理也独具特色,他们最早采用了职能式的组织形式,并建立了分级管理的权利等级制度。教会的各项事务,设有专门的咨询机构,并在此基础上推行了一种强迫性的咨询制度。正是由于其采取的先进的组织方式,使罗马天主教会从一个地域性组织扩张成为一个全球化组织。

二、管理理论的发展

管理理论的形成与发展经历了三个阶段:古典管理理论阶段、新古典管理理论阶段和现代管理学派和理论阶段。

(一) 古典管理理论

古典管理理论阶段是指 20 世纪初到 20 世纪 30 年代行为科学理论出现前这一时期的管理成果,其代表性的理论有泰勒的"科学管理"理论、法约尔的"管理过程"理论以及韦伯的

"行政组织体系"理论等。

1. 科学管理理论　弗里德里克·温斯洛·泰勒(Frederick Winslow Taylor)，1856 年出身于美国费城一个富有的律师家庭，中学毕业后考入哈佛大学法律系，由于眼疾无法继续深造而被迫辍学。其曾先后进入美国米德瓦尔和伯利恒钢厂做技工，由于工作勤奋，1884 年被提升为总工程师。泰勒在工作期间，深切感到工人劳动效率不高，他认为原因在于：① 工人消极怠工，普遍存在磨洋工和偷懒现象；② 工人缺少培训，没有正确的操作方法和适合的工具，影响生产率的提高。于是泰勒从 1898 年起，着手进行了一系列著名的科学试验，内容包括：

(1) 搬铁块试验：伯利恒钢厂生产的生铁块由 75 名装卸工负责将其装运到货车车厢，搬运距离为 30 米。由于工作效率不高，每人每天平均只能搬运 12.5 吨。泰勒通过观察分析，并挑选了一名工人进行试验。通过改进操作方法和作息时间，使班组每人每天的劳动定额提高了 3 倍，工人的工资也由当时每天的 1.15 美元提高到 1.85 美元。

(2) 铁锹试验：泰勒对伯利恒钢厂堆料场工人使用的铁锹进行了系统研究，并重新进行了设计，使每种铁锹的载荷都能达到 21 磅左右。同时训练工人使用新的操作方法，结果使堆料场的劳动力从 400～600 人减到 140 人，平均每人每天的工作量从 16 吨提高到 59 吨，每个工人的工资也由每日 1.15 美元增至 1.88 美元。

(3) 金属切削试验：泰勒从米德瓦尔工厂工作开始，先后对金属切削进行了长达 26 年之久的各种试验，试验次数共计 3 万次以上，耗费 80 万磅钢材，耗资 15 万美元。试验结果发明了能大大提高金属切削加工产量的高速钢，并取得了各种车床适当转速和进刀量的完整资料。

1911 年泰勒在上述试验的基础上，出版了著名的《科学管理原理》一书，其主要内容有：

① 操作方法标准化，即动作研究。通过分析研究工人的操作程序，选用最合适的劳动工具，省去多余的不合理的操作动作，制订出各种工作的标准操作方法。

② 劳动工时的合理运用，即时间研究。通过对工人工时消耗的研究，规定完成各项操作的标准时间，制订出劳动的时间定额。

③ 实行有差别的计件工资制，按照工人在工作中的实际表现来支付工资。对于按照标准做法在规定时间定额内完成工作任务的工人，以较高的工资率计发工资，而未完成者，则以较低的工资率(正常工资的 80%)计发工资。

④ 按标准操作方法对工人进行培训。运用科学的手段挑选和系统培训工人，使他们掌握和合理运用操作方法和工具，成为"第一流的工人"。

⑤ 计划职能和执行职能的明确分工，即实行"职能工长制"。将管理工作进一步细化，所有的管理者只承担一种职能，而工人只负责具体作业。管理者和劳动者分工合作，各负其责。

泰勒的理论是管理工作的一场革命，对当时企业管理走向科学化的道路，起到了重要作用。他所推行的一套制度和方法被称为"泰勒制"，泰勒本人也被奉为"科学管理理论之父"。

2. 管理过程理论　亨利·法约尔(Henri Fayol)1841 年出身于法国的富裕家庭，受过良好的教育，一生从事高级管理工作，在管理过程理论的研究方面有重要贡献，后人称为"管理过程理论之父"。其代表著作是《工业管理和一般管理》，其主要内容包括：

(1) 企业活动类别和人员能力结构：法约尔认为，企业不论大小，其全部活动都可以概括为 6 种工作：

① 技术性工作——生产、制造。

② 商业性工作——采购、销售与交换。

③ 财务性工作——资金的筹措、运用与控制。

④ 会计性工作——成本核算、统计与盘点。

⑤ 安全性工作——设备维护和人员、货物的安全。

⑥ 管理性工作——计划、组织、指挥、协调和控制。

法约尔指出，无论是管理者或执行者，都需要培养完成 6 种工作的能力。对于基层的工人，主要要求其具备技术能力。对于管理者，随着其在组织中职位的提高，他的技术能力相对重要性降低，而管理能力则要求不断地加大。

（2）管理的一般原则：法约尔指出一般管理有 14 条原则。

① 劳动分工：劳动专业化分工可以提高效率，这种分工同时适用于技术工作和管理工作，专业化分工要适度，并非愈细愈好。

② 权力与责任：所谓权力就是指挥他人的"权"和要求别人服从的"力"。法约尔将管理人员的权力分为职位权力和个人权力。职位权力是上级组织赋予的，而个人权力则是由个人的智慧、知识、品德和能力等个性因素所形成的。一个优秀的领导者，必须以个人权力去补充职位权力，才能更有效地工作。

③ 纪律：强调纪律对实现组织目标的重要性，他认为，严明的纪律是任何组织都不可缺少的要素。因此，高层领导者应和下属一样，必须接受纪律的约束。

④ 统一指挥：统一指挥就是指无论什么行动，每个职工只应接受一个领导人的命令，这是一条普遍和永恒的原则。破坏了统一指挥原则，组织将会出现混乱和一事无成。

⑤ 统一领导：对于同一目标的全部活动，只应有一个领导者和一项计划。只有这样，资源的应用与协调才能指向实现同一目标。

⑥ 个人利益服从集体利益：个人利益不能置于整体利益之上，但应注意集体目标应包含员工的个人目标。

⑦ 合理的报酬：法约尔指出报酬制度应当公平，与工作成绩和绩效挂钩。

⑧ 适度的集权与分权：组织的集权程度是由管理层和员工的素质以及企业所处的环境和条件所决定的。因此领导者要根据本组织的实际情况，适时改变集权与分权的程度。

⑨ 跳板原则：打破各种沟通都要按照组织的等级和层次逐级进行的常规，允许部门之间进行相应的信息交流和沟通，由此减少"文件旅行"，提高组织工作效率。

⑩ 秩序：要求组织的每一要素（包括人、财、物等）都应在它应有的位置上，即凡事各就各位。

⑪ 公平：在如何对待下属人员的问题上，领导者要特别注意他们要求平等和公平的愿望，既要使这种愿望得到满足，同时又不忽视和违反组织的总体利益。

⑫ 人员的稳定：人员不必要的流动是企业管理不善的结果。任何组织都应鼓励职工从事长期服务并不断补充新的员工。

⑬ 首创精神：管理人员不仅自己要有首创精神，而且还要尽可能地鼓励和发展职工的首创精神。

⑭ 团结：法约尔指出，一个机构内集体精神的强弱取决于机构内部职工之间的和谐和

团结。它是企业发展的巨大力量。

（3）管理工作的五大职能：法约尔管理思想的另一项重大贡献是他首先提出将管理活动划分为计划、组织、指挥、协调和控制五大职能（要素），并对五大管理要素进行了详细的分析和研究。法约尔认为，计划就是探索未来和制订行动方案；组织就是建立企业的物质和社会的双重结构；指挥就是使其人员发挥作用；协调就是连接、联合、调和所有的活动和力量；控制就是注意一切是否按已制订的规章和下达的命令进行工作。法约尔不但阐述了管理各项职能的作用和相互关系，而且还特别强调管理的五项职能是组织的管理者与全体成员共同的职责。法约尔对管理职能的研究为管理学体系的形成打下了重要的基础。

3. 行政组织体系理论　马克斯·韦伯（Max Weber）是德国著名的管理学者，他在管理理论上的重要贡献是提出了理想的"行政组织机构模式"，是古典的组织理论的重要代表人物。韦伯认为，合理的组织结构应是"层峰"结构，并具有如下特点：

① 明确的分工：即人员按职业专业化进行分工。

② 自上而下的等级系统：组织内的各种职位，按照等级的原则进行安排。

③ 人员的任用：根据职务本身的要求，通过考试和必要的培训去任命。

④ 管理人员专职化：即向管理人员支付固定的薪金和明文规定的升迁制度，成为名副其实的职业管理人员。

⑤ 遵守规则和纪律：管理人员要严格遵守组织规定的规则和纪律以及办事程序。下级人员严格地处于上级人员的监督之下。

⑥ 组织中人员的关系：完全以理性准则为指导，这种关系不受任何个人感情的影响。

总之，韦伯认为高度集中的、正式的、非人格化的理想的行政组织体系是达成组织目标、提高组织绩效的有效形式，适用于一切组织。韦伯的这一理论也是对泰勒、法约尔理论的一种重要补充，是古典管理理论的重要组成部分，他也被后人尊称为"组织管理理论之父"。

（二）新古典管理理论

随着古典管理理论在实践中的应用，逐渐暴露出它的各种缺陷，尤其是忽视人的因素；忽视社会、心理因素对管理组织中人的影响等方面的问题，制约了管理的发展。以梅奥及其霍桑试验为代表的人际关系学说于 20 世纪 20—30 年代初问世，开创了行为科学理论的形成与发展，管理理论进入了新古典管理理论阶段。

1. 人际关系理论　乔治·埃尔顿·梅奥（George Elton Mayo），是原籍澳大利亚的美国行为科学家。1924—1932 年，美国国家研究委员会和西方电气公司合作，由梅奥负责进行了著名的霍桑试验，即在西方电气公司所属的霍桑工厂，为测定各种有关因素对生产效率的影响程度而进行的一系列试验。试验分为四个阶段，分别为工场照明试验（1924—1927年）；继电器装配室试验（1927 年 4 月）；大规模的访问与调查（1928—1931 年）；接线板接线工作室试验（1931—1932 年）。通过四个阶段历时几年的霍桑试验，梅奥等人认识到，人们的生产效率不仅要受到生理方面、物理方面等因素的影响，更重要的是要受到社会环境、社会心理等方面的影响。这个结论对"科学管理"只重视物质条件，忽视社会环境、社会心理对工人的影响的观点，是一个重大的修正。

根据霍桑试验，梅奥于 1933 年出版了《工业文明中人的问题》一书，提出了与古典管理理论不同的新观点，主要归纳为以下几个方面。

① 工人是"社会人"，而不是单纯追求金钱收入的"经济人"。作为复杂社会系统的成

员,金钱并非是刺激积极性的唯一动力,他们还有社会、心理方面的需求,因此社会和心理因素等方面所形成的动力,对效率有更大的影响。

② 企业中除了"正式组织"之外,还存在着"非正式组织"。这种无形组织有它特殊的感情、规范和倾向,左右着成员的行为,对生产效率的提高有很大影响。

③ 新型的领导在于通过职工"满足度"来提高工人的"士气",从而达到提高效率的目的。

梅奥等人的人际关系学说的问世,开辟了管理和管理理论的一个新领域,并且弥补了古典管理理论的不足,为以后行为科学的发展奠定了基础。

2. 需要层次理论 马斯洛是美国的人本主义心理学家和行为科学家,他在 1954 年发表的《动机和人》著作中提出了人的需要层次理论。他认为人的需要是有层次的,这种层次自低至高分为五个层次,包括:生理的需要;安全的需要;爱与归属的需要;自尊的需要和自我实现的需要。他并指出,人们只有满足了低层次的需要,才会有高层次的需要。管理者通过满足员工的需要,可以对他们产生激励,从而为实现组织的目标服务。

行为科学理论主要是对工人在生产中的行为以及这些行为产生的原因进行分析研究。它研究的内容包括:人的本性和需要、行为的动机,特别是生产中的人际关系(包括领导同工人之间的关系)。

(三)现代管理学派和理论

现代管理学派和理论包括两个时期,第一个时期是 20 世纪 60 年代出现的"管理理论丛林"阶段;第二个时期是 20 世纪 80 年代后针对知识经济和创新管理的知识管理阶段。

1. "管理理论丛林"时期 第二次世界大战之后,由于生产力的迅速发展,生产社会化程度的日益提高,引起了人们对管理理论的普遍重视。不仅管理学家在研究管理理论,而且一些心理学家、社会学家、人类学家、经济学家、生物学家、哲学家、数学家等也都从各自不同的背景、不同的角度,用不同的方法对管理问题进行研究,这一现象带来了管理理论的空前繁荣,出现了各种各样的学派。已故美国著名管理学家哈罗德·孔茨(Harold Koontz)把这一现象形象地描述为管理理论的"丛林"。下面介绍主要的学派:

(1)社会合作系统学派:美国的切斯特·巴纳德(Chest Barnard)是这一学派的创始人。该学派是从社会科学的角度来分析各类组织,特点是将组织看作是一种社会系统,是一种人的相互关系的协作体系,是社会大系统中的一部分,受到社会环境各方面因素的影响。

(2)经验或案例学派:经验或案例学派主张通过分析经验(通常就是一些案例)来研究管理问题。最早提出这一见解的是美国的彼得·杜拉克(Peter Druck)、戴尔(E. Dale)、纽曼(W. Newman)、斯隆(A. P. Sloan)等人。他们认为应该从企业管理的实际出发,以大企业的管理经验为主要研究对象,通过研究各种各样成功和失败的管理案例来了解管理。

(3)社会技术系统学派:创立这一学派的是英国的特里斯特(E. L. Trist)及其同事。他们认为,要解决管理问题,只分析社会协作系统是不够的,还必须研究技术系统对社会的影响,以及对个人的心理影响。他们认为管理的绩效,以至组织的绩效,不仅取决于人们的行为态度及其相互影响,而且也取决于人们工作所处的技术环境。

(4)人际关系行为学派:这个学派的学者大多数都受过心理学方面的训练,他们注重个人,注重人的行为的动因,把行为的动因看成一种社会心理学现象。不少人则着重研究人的行为与动机之间的关系,以及有关激励和领导问题。如马斯洛的"需求层次论";赫茨伯格的

"双因素理论";布莱克和穆顿的"管理方格理论"。

（5）群体行为学派：群体行为学派同人际关系行为学派密切相关。但它关心的主要是一定群体中的人的行为，而不是一般的人际关系和个人行为。它以社会学、人类文化学、社会心理学为基础，而不是以个人心理学为基础。这个学派着重研究各种群体的行为方式，从小群体的文化和行为方式到大群体的行为特点，均在研究之列。

（6）决策理论学派：该学派的主要代表人物是曾获诺贝尔经济学奖金的赫伯特·西蒙（Herbert Simon）。这一学派是在社会系统学派的基础上发展起来的，他们把第二次世界大战以后发展起来的系统理论、运筹学、计算机科学等综合运用于管理决策问题，形成了一门有关决策过程、准则、类型及方法的较完整的理论体系。

（7）沟通（信息）中心学派：该学派同决策理论学派关系密切，它主张把管理人员看成为一个信息中心，并围绕这一概念来形成管理理论。这一学派认为，管理人员的作用就是接受信息、贮存和发出信息；每一位管理人员的岗位犹如一台电话交换台。

2. 知识管理阶段　从20世纪80年代开始，人类社会步入了知识经济和信息时代，知识成了组织或企业最为重要的战略资源，知识管理成为主要的管理方式与方法，管理进入了知识管理阶段。这一阶段代表的理论有：企业文化理论、学习型组织理论与企业再造理论。

管理故事

海尔"文化先行，先卖信誉后卖产品"的营销策略

21世纪初起，海尔冰箱公司实施"文化先行，先卖信誉后卖产品"的营销策略，通过"海尔冰箱中华电影万里行"、"海尔冰箱心连百姓送文化下乡"等活动，将海尔优秀的企业文化带到田间地头，走出了一条独具特色的农村市场开拓之路。

企业文化建设是企业管理工作的核心内容之一，强有力的企业文化是确保企业竞争力的关键所在。

（1）企业文化理论：20世纪70年代，日本一跃成为世界第二大经济强国，相反，美国经济持续增长的势头骤然停滞。美国管理学界的专家们涌向日本，对日本企业管理方法进行研究。美国管理学教授威廉·大内（William G. Ouchi）等在1973年出版的《日本企业的管理艺术》、《美国企业文化》等著作中，倡导一个共同观点：企业文化建设是企业管理工作的核心内容之一，强有力的企业文化是确保企业竞争力的关键所在。企业文化理论的兴起，标志着以美国为代表的西方管理理论开始由现代管理学派所强调的战略规划与科学预测，以及应用现代定量技术和方法的管理又重新回到对人的管理阶段。与行为科学理论不同的是，后者将管理的侧重点放在对组织的群体行为的激励方面，它标志着管理科学进入探讨管理的文化激励的新阶段。

（2）学习型组织理论：指通过培养弥漫于整个组织的学习气氛而建立起一种符合人性的、有机的组织。该理论要求人们不断地去拓展自己的能力、相互学习，以应对多变的环境变化。学习型组织模式的构造以彼得·圣吉（Peter Senge）提出的模型最具代表意义，他提出构建学习型企业的五项基本修炼：培养"自我超越"的员工；改善"心智模式"；建立"共同愿景"；促进有效的"团队学习"；形成全局性的"系统思考"。五项基本修炼提示：学习不仅是为了企业的生存，提高企业的竞争力，更是为了实现个人与企业的真正融合。学习型组织

理论从一个全新的角度来考察企业的组织形式。

（3）企业再造理论：它是 1993 年开始在美国出现的关于企业经营管理方式的一种新的理论和方法。该理论的创始人是原美国麻省理工学院教授迈克·哈默（Mike Hammer）与詹姆斯·钱皮（James Champy）。这一理论简单地说就是以工作流程为中心，重新设计企业的经营、管理及运作方式。即为了飞越性地改善成本、质量、服务、速度等重大的现代企业的运营基准，对工作流程进行根本性重新思考并彻底改革，也就是说，从头改变，重新设计。为了能够适应新的世界竞争环境，企业必须摒弃已成惯例的运营模式和工作方法，以工作流程为中心，重新设计企业的经营、管理及运营方式。当然，这里所指的"企业再造活动"绝不是对原有组织进行简单修补的一次改良运动，而是重大的突变式改革。其实施方法是以先进的计算机信息系统和其他生产制造技术为手段，以顾客中长期需求为目标，在人本管理、顾客至上、效率和效益为中心的思想指导下，通过最大限度地减少对产品增值无实质作用的环节和过程，建立起科学的组织结构和业务流程，使产品质量和规模发生质的变化，从而保证企业能以最小的成本、高质量的产品和优质的服务在不断加剧的市场竞争中战胜对手，获得发展的机遇。

第三节 管理的基本原理与原则

原理是指对某种客观事物的实质及其客观规律的表述。管理原理，指在管理领域内具有普遍意义的基本规律，它以大量的管理实践为基础，能够指导管理的理论研究和实践，反映管理行为具有规律性、实质性的内容。原则一般指说话或行事所依据的法规或标准。原则不一定是普遍存在的规律，而是在某些特定条件下处理问题的准则，原则对指导实践的作用更为具体。

对管理原理的认识有多种，我国管理学家何钟秀等从中提取出四条最基本的原理，其他则作为副属性原理或原则。这四条基本的原理指：系统原理（含整分合原则、反馈原则）、人本原理（含能级原则、动力原则）、动态原理（含弹性原则）、效益原理（含价值原则、效率原则）。

一、系统原理及相关原则

（一）系统原理

人们通常所说的系统，是由相互作用和相互依赖的若干组成部分结合而成的具有特定功能的有机整体。自然界和人类社会有各种各样的系统，如人体是由消化、呼吸、血液、循环、神经、运动等系统组成；医院是一个有特定整体功能的系统，医院内护理系统是其中一个分系统。护理、医疗、后勤等其他分系统之间有着密切的联系，存在着相互依存又相互制约的关系。系统广泛而大量存在，从宏观事物到微观世界都有系统存在的情形。系统有其基本的特征，主要包括以下五点。

（1）整体性：每个系统都是一个相对独立的整体，是由若干子系统构成的统一体。系统不管由多少要素构成，这些要素之间都是相互联系、相互作用的。整体性的特点，要求立足全局，对诸要素进行科学组合，形成合力的结构，使各局部性能融合为全局性能，从而发挥系统的最佳整体效应。

（2）层次性：构成系统多层次的子系统不但有相互有机联系的一面,也有各自的地位和作用。整体的统一,需要依赖多层次子系统的分工协作来完成。

（3）目的性：凡系统都有自己特定的目的,即目标,它在系统中发挥启动、导向、激励、聚合和衡量的作用。没有目的,各要素是一盘散沙,系统就不能存在和运转,从而失去了它存在的价值。

（4）集合性：管理同世界上一切事物一样都呈现着系统形态,由彼此相关的众多要素通过相互联系、相互作用、相互制约、有机结合而构成系统集合体,也称"复合体"。没有要素或单个要素若不能集合,则不能构成系统。

（5）环境适应性：一个系统要生存,必须不断地与外界环境进行物质、能量、信息的交换,不断适应外界环境的变化。系统的功能只有在对环境的适应过程中才能得以充分体现。

总之,系统原理是管理中的首要原则,是运用系统论的思想和分析方法来指导管理的实践活动,解决和处理管理实际问题的原理。

（二）相关原则

与系统原理的相关原则有"整分合原则"与"反馈原则"。

1. 整分合原则 整分合原则强调整体把握,科学分解,组织综合。即对整体有充分了解,在整体规划下合理分工,又在分工基础上进行强有力的组织综合,使系统中的结构要素围绕总目标,同步、和谐、平衡地发展。就像伸手抓物一样,先将五个手指分开,再协调一致把物抓住,最后物品就能在手中了。所以,整分合原则要求把复杂的问题分解为简单的问题解决,把已有的要素通过结合方式的改变将其综合为新的系统。美国阿波罗登月计划所用的技术没有一项是专有技术,阿波罗飞船登月舱内的所有东西都是已有的,但进行统筹规划后组合在一起形成登月计划并完成登月目标却是前所未有的。

2. 反馈原则 任何组织就其与外部环境而言有输入和输出的关系,是一个开放系统;但就其内部相互关系而言,则又是一个相互约束、相互促进、各环节相互衔接的封闭系统。反馈是由控制系统把信息输送出去,再把作用结果返送回来,并对信息的再输出起到控制的作用,以达到预定的目的。反馈能在因果之间、控制者与被控制对象之间,建立联系的桥梁。反馈原则指管理活动产生效能（效果和效率）时,评析其因果关系或者进行调控,所要采取的原则。管理者执行反馈原则,就能经常、及时、准确地掌握反馈信息,不断调控管理过程,获得理想的管理效能。例如：护理部下达任务后,首先要制订正确有效的反馈方案,通过定期检查各科室执行的效果,及时发现存在的问题,即执行反馈,才能及时纠正和改进,确保任务完成,达到有效管理的目的。

二、人本原理及相关原则

（一）人本原理

人本原理就是以人为本的管理原理。它强调管理活动中的一切都离不开人,人是管理系统中其他所有构成要素的主宰。人本原理观点认为：在管理中应当把人看做是最重要的资源,一切管理活动都必须围绕调动人的工作积极性、主动性和创造性进行;应使被管理者在明确整体组织目标、明确个人职责的基础上,为他们创造自我价值实现的各种机会;要注意真正做到人尽其才、才尽其用;应积极开发人才资源,提高管理水平和管理价值。

人本原理分为五个层次：感情沟通管理、员工参与管理、员工自助管理、人才开发管理和企业文化管理。

（二）相关原则

与人本原理相关的原则是"能级原则"和"动力原则"。

1. 能级原则 能级原则认为，人和其他要素的能量一样都有大小和等级之分，并会随着一定条件而发展变化。核心是在组织系统中建立一定的管理层次，设置与各管理层次相应的管理职责与工作要求，然后根据人员的优势和特点与岗位要求有机结合，做到能级对应。实施过程中强调知人善任，调动各种积极因素，把人的能量发挥于管理活动相适应的岗位上。

2. 动力原则 管理的动力原则是指正确地、综合地运用物质、精神和信息这三大基本动力，以此激发组织成员的行为向组织整体目标努力。物质动力是基本动力，也是组织行为的首要动力，主要指物质刺激与经济效益；精神动力包括信仰、精神鼓励、思想教育等，是实现人类高层次需要的源泉，它能补偿物质动力的缺陷成为决定性的动力；信息动力是指信息的传递与交流，如传播先进的思想和先进事迹，为人们在组织中的适应性发展和职业生涯规划提供前提条件。

现代护理工作，要求护理人员用其专业知识和技术，根据患者的实际情况，进行有针对性的整体护理。作为护理管理工作者，应当较好地掌握三种不同的行为动力的作用，建立有效的护理人员激励机制，充分认识护理工作的特殊环境，对护理人员进行智力、才能等各方面开发，发挥人的积极性、主动性和创造性，以适应现代护理工作发展趋势的要求。

三、动态原理及相关原则

（一）动态原理

动态原理又可称为权变原理，指有效的管理是根据组织的内外因素，灵活地应用各种管理方法解决管理问题的过程。它的基本观点是：组织处于动态变化的社会大系统中，管理主体、管理对象是动态的，管理活动是动态的，一切都在不断地运动和变化着，由此要求管理方式方法必须随机应变、随机制宜。动态原理强调对目标、计划的内容，对组织、指挥、督导、控制的方法，要及时不断地做出调节，以保证管理系统正常运转并发挥整体功能。

（二）相关的原则

与动态原理相应原则是"弹性原则"。由于管理的要素、过程及管理环境都具有复杂多变的特点，为了保证组织在外界环境不断变化的情况下，还能继续有效地维持自身的稳定与发展，管理者应遵循"弹性原则"和"随机制宜原则"，使管理工作既有预见性又留有余地。

所谓弹性原理，是指管理必须要有很强的适应性和灵活性，用以适应系统外部环境和内部条件千变万化的形势，实现灵活管理。由于管理所面临的问题是多因素，这些因素既存在复杂联系又是经常变化的，事先很难做到精确估计，因此，管理的计划方案及管理的方法都应当有一定弹性。"弹性原则"分两类：局部弹性是指在重要的关键环节上要保持足够的余地；而整体弹性是指对各个层次的管理系统都应具有适应情况变化的应变能力。例如：在抢救患者过程中，要考虑到疾病变化随时可能出现的多种情况和风险因素，多准备几套抢救备用方案，一旦发生紧急状态时，就能主动应对，积极挽救患者生命。

四、效益原理及相关原则

效益是管理的永恒主题。任何组织的管理都是为了获得更大利益,效益的高低直接影响着组织的生存与发展。效益原理要求一切管理活动都要以追求效益为其根本目的。

(一)效益原理

效益是有效产出与其投入之间的一种比例关系,它包括经济效益和社会效益两个方面。经济效益指管理系统所表现出来的内在价值,在形式上比较直观,可以直接用若干个经济指标来计算和考核,它是效益的核心内容;社会效益指管理系统对环境的价值,包括对环境的经济、政治、生态、法律、伦理等的价值,具有间接性、难以量化的特点。管理效益原理实际上是经济效益和社会效益两者的有机统一。因此,效益原理的基本含义为:现代管理的基本目标,在于获得最佳管理效益,即创造出更多的经济效益,实现更好的社会效益,从而产出最佳的管理效益。

效益原理要求管理者建立正确的效益观,处理好工作中的效率、效果、效益三者之间的关系。在管理工作中,效率是指单位时间内所取得的成果的数量,体现了输入与输出之间的关系;效果是指经过投入转换得到的有用成果,体现了对组织目标与任务的完成情况;效益是指生产成品中,为社会所接受的成果。管理者在管理活动过程中,要尽量避免有效率、有效果而无效益的情况发生。

(二)相关原则

效益表现为量与质的综合,经济效益与社会效益的统一。与其相应的原则有价值原则和效益原则。

1. 价值原则 "价值"是指衡量事物有益程度的尺度,是功能和费用的综合反映,同时也是效益的核心。价值原则是指以最少的耗费达到最高的效用,以满足服务对象的需要。效益最终是追求管理的价值,追求的方式不同,所创造的价值也不同,一般有以下几种情况:耗费不变而效益增加;耗费减少而效益不变;效益增加大于耗费的增加;耗费大大减少而效益大大增加。显然,最后一种方式最理想。为了实现理想的管理效益,必须大力加强科学预测,提高决策的正确性,优化系统要素和结构,深化调控和评价,强化管理功能。

2. 效率原则 效率从微观经济学角度理解为:通过先进科学的组织技术以达到最优质量的产品产出,以适应社会需求;效益又可从宏观经济学的角度理解为:强调制度建设与文化建设在社会生产中的强大社会作用,它并不是单一强调产量的多少,而是把真正的收益扩大到与经济、人口、政治、文化等社会发展诸要素协调上,从而追求一种长远的整体的利益。它追求最精简的投入以达到最优质的配置结果。

任何制度下的企业或集团,追求的都是效率和效益的统一,是理性人的经济行为和社会人的道德行为的统一,是眼前集团部分利益与长远社会的整体利益的统一。但效率与效益的完美统一,只是一种理想的设定和要求,因此对效率和效益的制度安排,往往会在社会经济、政治文化发展的不同背景下有所选择,有所偏重。

上述各种管理的原理及相对应的管理的原则,虽然各自从不同的层面分析与阐述管理的内涵及应用方式,具有一定的特点,但它们相互之间不是孤立的,彼此之间存在相互联系。在管理活动应用中,首先要注意具体应用中的影响因素,故须根据管理的实际情况因时因地制宜、灵活选择,使管理的原理及管理的原则发挥实际效能。

第四节 护理管理学概述

护理管理作为医院管理的重要组成部分,在提高医疗质量、为患者提供优质服务、保护和增进人民的健康等环节起到关键作用。

一、护理管理和护理管理学的概念

(一)护理管理

1 护理管理的定义 世界卫生组织(WHO)对护理管理的定义为:护理管理是为了提高人们的健康水平,系统地利用护士的潜在能力和有关的其他人员或设备、环境,以及社会活动的过程。

美国护理管理专家 Gillies 指出,护理管理是使护理人员为患者提供照顾、关怀和舒适的工作过程。她认为护理管理的任务是通过计划、组织以及对人力、物力、财力资源进行指导和控制,以达到为患者提供有效而经济的护理服务的目的。

2 护理管理的特点 护理管理是以提高护理质量和工作效率为主要目的的活动过程,它的发展与护理事业的发展同步。护理管理在长期的社会实践中,体现出以下几方面的特点。

(1)护理管理的专业性:护理是"诊断和处理人类对现存的或潜在的健康问题的反应"的活动。护理人员在工作中,面对年龄、性格、生活习惯、文化水平、经济状况、社会背景等各不相同的服务对象,要综合自然科学和社会科学方面的知识,同时也要结合护理自身的理论知识和技术规范,来满足他们的不同需求,帮助、指导、照顾人们保持或重新获得身体内外环境的相对平衡,以达到身心健康。护理活动绝非简单执行医嘱,而是在综合运用各种科学知识的前提下独立进行的,护理管理正是在充分适应这些护理专业特点的基础上开展的,体现了护理管理的专业性。

(2)护理管理的实践性:指护理管理活动广泛存在于护理实践过程,护理管理的过程是管理理论与管理实践加以结合的过程。首先,当既定目标制订后,在执行过程中,管理理论十分重视人的因素和团队的作用,注重与人的沟通和交流,使每一位被管理者都能明确自己的职责;其次,护理管理主张在实践中准确及时地收集、传递、储存、反馈、分析和使用管理信息;最后,护理管理强调在执行护理活动中,用科学的方法做好前瞻性控制,创造性地开展护理工作。

(3)护理管理的广泛性:这里的广泛性是指护理管理对象的范围广、参与管理的人员多两个方面。护理管理分为护理行政管理、护理业务管理和护理教育管理。护理行政管理包括组织管理、物资管理与经济管理;护理业务管理包括临床管理与科研管理;护理教育管理主要指培养护理人才。参与管理的人员从护理部主任到每一位在岗的护士,而且每个管理者都有自己的管理任务。如护理部主任,必须站在护理管理的最高点,建立全院性总的护理工作目标、任务和相关考核标准,组织和指导全院性护理工作,控制护理服务质量等;护士的主要管理任务是参与管理患者、病房及病房物品的保管等。

(二)护理管理学

护理管理学是研究护理管理活动中存在的普遍规律、基本原理、一般方法的一门学科,是管理科学在护理管理工作中的具体应用。

二、护理管理学的研究范畴

随着护理学科的发展,新的护理管理模式逐渐运用到不同等级医院临床护理工作中。通过采取一些切实可行的措施及创新护理服务模式,不仅提高了护理诚信服务水平,而且促进了护理业务技术、服务水平的提高,同时,也使护理管理学研究的范畴不断扩大。

(一)创新护理管理体系的研究

目前我国唯一的一套全国统一的护理质量标准,是 1989 年由国家卫生部颁布的《综合医院分级管理标准》中的护理标准。全国各地区、各级医院相继建立和完善了自己的护理质量标准体系。随着医疗水平的迅速发展,为患者提供优质服务要求的不断提高,由此而引发的临床护理管理工作的难度和范畴在增加。这就要求管理者不断修订与完善适合自身医院发展需求的护理技术操作质量标准、护理管理质量标准、护理文件书写质量标准、护理服务质量标准、临床护理质量标准等,建立一套科学化、规范化、标准化的护理质量管理体系,以减少各种差错、事故的发生,保证医疗安全。同时,应对护理人员执业标准进行统一规定。

(二)创新护理服务模式的研究

现代护理学由"以患者为中心"向"以人的健康为中心"的整体观念转变后,护理的行为与目的也发生了变化,从重视护理工作的完成转向重视患者需要的满足;从重视对疾病的护理质量转向对患者的全方位的护理质量;从短期护理行为的管理转向长期护理行为管理。各种先进的管理模式亦层出不穷,如"5S"护理管理模式、分层护理管理模式等。通过不断探索新型的护理管理模式,将有效地促进护理工作的健康发展。

(三)创新护理工作模式的研究

通过统一规范临床护理服务路径,对传统的护理工作流程进行重新塑造,以提高护理工作效率。同时,通过加强环节质量管理,使护理质量有预见性、连续性,环环相扣,提高护理管理的科学性。比如,从国外引进的"TQC"管理方法理论(即全面质量管理法),规范患者从入院到出院的护理服务行为,使护士由以往传统的思维定势转变为以流程为中心的新型流程导向型管理模式,实现护理工作模式的根本转变,达到提高工作效率、减少护理缺陷的目的。

(四)创新护理培训模式的研究

根据不同医院的特点,采取多形式、多渠道的培训模式,以及根据不同的培训对象、培训目的,选择不同的培训内容,分别开展全科护士、专科护士的培训。同时,完善考核方式,加大奖惩力度,提高新毕业护士的整体素质。另外,应积极探索新的护理培训模式,即培训—考核—管理—使用一体化的良性循环模式。

三、护理管理的发展趋势

随着现代护理学和管理学的发展,护理管理的发展趋势为:

(一)管理人才专业化

长期以来,在临床护理管理工作中,护理管理者往往凭借自己的经历、借鉴他人的经验,作为管理工作的准则,而这种管理方法已很难应对社会多元化的医疗服务需求、现代化管理经营策略、人力资源的有效利用以及护理信息的转化和使用等新要求。21 世纪的临床护理管理工作,仅靠积累的一些经验去承担具有较高管理水准要求的工作,是难以胜任的。临床护理管理者必须通过适当的教育,使其具有较高的文化水准和管理水平的基础上,才能名副其实地行使职能。管理人才专业化具体地说,就是一个优秀的临床护理管理者,应具备必要的护理专业知识外,还要懂得人事管理和开发、财务管理和控制、临床信息系统、质量管理、卫生政策、卫生保健成本控制、人际关系学等方面的知识。由此可见,一个未来的优秀临床护理管理者,不仅要掌握护理学专业知识,而且要接受上述交叉学科的相关知识培训,只有这样才能满足 21 世纪临床护理管理工作对管理者的要求,并在强烈的工作竞争中成为胜者。临床护理管理者必须在临床经验管理的基础上,不断学习和运用管理学理论去思考和解决问题,才有助于临床护理管理工作的开展。

(二)管理方法柔性化

柔性化管理也称柔性管理,指通过激发护士的事业心、责任感、成就感、进取精神、爱心等思想情感因素来实现个体价值观与医疗机构群体价值观相一致,从而发挥护士的主观能动性和工作潜力的一种现代管理模式。目前,我国护理管理强调人性化,引入柔性化管理,使护士在工作团队、工作内容、工作时间、工作标准等方面有更多的自主权,调动工作积极性、主动性和创造性,符合管理人性化的要求。柔性化管理在一些医院实践后取得一定成效,护理工作质量和患者满意度都有显著提高。其主要方法是:针对临床护理实际需要,采取护士自由组合排班、弹性工时制、协商绩效标准、岗位轮换、工作设计和再设计等措施,来调配、使用、考核和激励护士。当然,临床护理柔性化管理的前提是科学管理和良好的护理文化建设,特别是建设高素质的护理队伍,这样才能做到"软管理"和"硬管理"有机结合。

(三)管理手段自动化

随着科学技术的飞速发展,网络作为一种管理工具,已经广泛应用于社会的各个领域,日益改变着管理工作的传统模式。

护理管理手段自动化,包括护理办公系统管理、护理科研管理、护理质量管理及护理质量监测记录等模块的自动化,各模块相互关联,涵盖了各项护理管理工作内容及质量管理的信息及功能。其规范了护理工作中办公管理程序的流程,拓展了护理管理的模式,已成为实现医院信息化的管理改革、提高工作效率与管理水平的快捷途径。目前,护理管理办公自动化已基本实现:护理部可直接进入医院信息系统中的护士工作站系统和护理病历系统,对护理文书与护理技能进行质控;护士长处理各种行政事务的时间缩短、护理管理工作办公流程简化、质量监控直接管理科室的时间增加、护理管理工作质量和效率提高。护理管理办公自动化,改变了传统的管理思想组织形式,因为网络信息处理系统能及时将管理者的指令告知被管理者,提高与员工直接交流和沟通的效率,且指令传递迅速,表达明了,沟通流畅,有利于调动护士参与管理的自觉性,形成团队协作精神。随着社会的进步与科技的发展,护理管理手段自动化的内容会更加丰富,相信在不久的将来局域网的概念会打破,管理信息共享、管理资源共享会成为现实,届时,又将是一个全新的护理管理模式。护理管理办公自动化对 21 世纪的护理人员是一个挑战,它能有效地促进医院管理规范化、现代化。

四、护理管理学的学习意义

(一)促进护理学科的发展

社会实践证明,科学技术决定生产力发展水平,但是如果没有相应的管理科学的发展,则会限制科学技术的发挥。有人将科学技术和管理科学比喻为推动现代社会发展的车轮，两者缺一不可。管理是有效地组织共同劳动所必需的，是可以开发和利用的资源。21世纪以来，护理事业发展进入一个新阶段，护理专业范围不断扩大、专业化分工更细，社区和家庭护理日渐完善；护理模式开始发生转变，循证护理模式、5S护理模式、全方位护理模式等相继开展；护理工作走向以人为中心的整体护理模式，护理服务人性化成为目前服务质量的标尺之一。2010年国家卫生部办公厅印发了《2010年"优质护理服务示范工程"活动方案》的通知，中心内容是建立"优质护理服务示范工程"，这是深化医药卫生体制改革、落实科学发展观的重要举措，是惠及广大人民群众的民生工程，建立良好的长效制度和运行机制是保障活动顺利开展的根本。这一切变化，都在呼唤新的能与之相适应的护理管理新模式。因此，护理学科要获得飞跃和发展，离不开管理科学。

（二）促进医疗管理水平的提高

现代医院是一个比较复杂的系统，护理工作在医院中占很大的比重，在医、教、研及预防保健工作中，护理人员承担着重要任务。护理管理水平的高低及护理工作质量的优劣，也影响到整个医院的工作效率和医疗质量。因此，护理管理的科学化、现代化，不仅有利于护理学科本身的发展，而且对于促进医院建设和推动医学科学的发展都起到了不可低估的作用。

【思考题】

1. 管理的职能有哪些？有何特点？

2. 古典管理理论的主要观点有哪些？

3. 如何应用管理原理和原则指导护理管理实践？

（郑舟军）

第二章　计划管理

【学习要点】

1. 计划的基本概念、基本特征、作用、类型
2. 计划的内容
3. 计划工作的原则
4. 制订计划的步骤
4. 时间管理的基本含义、基本策略
5. ABC 时间管理方法

第一节　计划概述

计划(plan)是管理职能中最基本的职能,也是管理活动的第一步,计划工作的核心问题是通过方案择优实现组织目标。明确计划的基本概念、计划的基本类型以及制订计划的基本步骤有助于我们制订一个合理的、高质量的计划方案,从而达到最佳的组织效益。计划是针对需要解决的难题和需要完成的新任务而进行的活动,涉及管理活动创造和革新的内涵,是一个创造性的管理活动。

一、计划的基本概念

从汉语词性上说,计划既可作名词使用,也可以作动词使用。动词意义上的计划也称规划、计划工作或计划职能,是指制订计划的过程,是一种预测未来、设立目标,并在此基础上拟订行动方案的过程。具体地说,计划就是预先决定做什么、由谁去做、什么时间做、怎么去做、要投入多少资源等方案的过程。名词意义上的计划是指计划工作的结果,是工作或行动前预先拟定的面向未来的、指导具体行动的方案,包括行动具体目标、内容、方法步骤和预计完成时间等的行动方案。

管 理 故 事

磨刀不误砍柴工的启示

有一天,父亲对两个儿子说:"今天,给你们每人一把斧头,看谁在一天里砍的柴多,以后这个家就由谁做主。"于是,大儿子拿了斧头便直奔山上而去,二儿子则拿了斧头端详了一番后,先将斧头磨锋利之后再去山上,结果二儿子赢得了这场比赛。该故事说明要办成一件

事,不一定要立即着手,而是先要进行一些筹划、进行可行性论证和步骤安排,做好充分准备,创造有利条件,这样会大大提高办事效率。

计划工作在组织活动中具有普遍性,它不是某一层次、某一管理者的问题,它存在于一切组织活动当中。无论是高层管理者还是基层管理者都需要进行计划,但各层次管理者制订的计划在内容和作用范围上都应与其自身的职责和权力范围相对应。在护理工作中,经常需要制订各种各样的行动方案,如护士长制订年度工作计划、责任护士制订针对病案管理的护理计划等。护士长进行管理活动必先制订计划,才能组织整个病区工作,分配各个护士的职责,才能体现护士长的领导作用,并且以计划为依据,对病区工作进行控制。

计划是一种理性的运作过程,是在对客观事实进行判断的基础上,对未来可能的目标和策略、行动方案的思考和选择过程。这种理性运动只有在符合客观实际的基础上,才能发挥正确的引导作用,使管理活动朝着有秩序、有规则、有效率的方向进行。否则,只会产生负面作用。如一个病区,准备接待哪些病种的患者入住、照顾这些患者的护理人员需要具备哪些素质、护理人员的日常工作活动如何来安排等无不牵涉到计划的问题。没有合理的计划,患者就不可能得到合理的、规范的高质量照顾。

二、计划的基本特征

计划的基本特征是指计划必须具有的基本条件,没有这些条件,就不能称其为规范的计划。计划的基本特征概括为以下四个方面。

1. 前瞻性　计划总是面向未来的,是在预测未来各种形势变化的基础上,对未来做出规划。只有针对未来的决定,我们才可能称它为计划,如年度工作计划总是在年前或年初制订的。

2. 目的性　计划总是在一定的目的指导下进行的,没有目的就不可能进行计划。在计划工作之前,必定存在一定的目的,各种计划及其所有派生计划都应该有助于完成组织目标。计划是决策所确定的行动目标和方式在时间和空间上的进一步展开。

3. 经济性　计划的目的就是有效地利用资源,以最经济的手段达到预定的目的,因此,任何计划都要考虑投入与产出的问题。投入包括人、财、物、时间等各种资源的投入,产出包括经济效益和社会效益两个方面。每份计划都应有对投入(包括用什么人、什么时间、使用什么设备或工具等以及多少经费)和产出(达到什么结果或目的)的描述和预算。只有管理者认为产出的结果相对于需要的投入来说是经济的、合算的情况下,计划才可能得以实施。

4. 具体性　计划的具体性是指计划要含有行动的成分,要对具体行动做出描述,包括行动的目标、方法和途径等。

三、计划的作用

早在科学管理理论提出之前,人们就已经认识到了计划的重要性。随着生产规模的扩大和工业化程度的加速,组织中的分工与协作程度越来越高,计划职能的重要性就更加突出。计划的作用可以归纳为以下几点:

1. 计划工作是管理活动的基础　在计划、组织、领导和控制各项管理职能中,计划工作处于首位,是管理的首要职能。只有制订了计划后,管理者才能根据计划的具体内容进行组织、领导和控制等一系列管理活动,因此计划工作为整个管理活动奠定了基础。如某医院为深入开展"优质护理服务示范工程",护理部必须制订人员配置、物资准备、护理模式改革、服务项目落实等工作计划,并进行相应的领导和控制工作,才能切实为患者提供安全、优质、满意的护理服务。

2. 计划工作有利于合理利用资源　计划过程是对组织内人、财、物、信息和时间的一种合理组织和综合平衡的过程,这个过程可以消除未来活动中许多重复、等待、冲突等无效活动,提高组织活动的管理效益和经济效益。例如,科学、合理的排班计划可使各级护理人员充分发挥各自所长,人尽其才,使人力资源达到有效的利用;为病房的物资、药品、器械、设备等制订领取、保管、使用、维护计划,物尽其用,减少不必要的物资损耗。

3. 计划工作为各部门的具体工作提供依据　计划有各种层次,各层次的计划中都包含了实现目标的方式、方法等具体内容,这些具体的方式、方法为下属部门人员的工作提供了具体的依据。组织内高层管理者制订的战略性计划可以为中层管理者制订管理性的计划提供依据,管理性的计划又可以为基层人员制订技术性的计划提供保证。例如,护理部制订年度规划后,护士长可以根据护理部的规划制订本科室的工作计划,护士在本科室工作计划的引导下,可以制订具体的护理工作计划。

4. 计划工作有利于实现组织目标　计划工作显示了管理者在决策过程中对组织目标的选择,这种目标为各部门、各级工作人员的工作提供了方向和动力,尤其在复杂多变的环境中始终把主要注意力集中于目标上。护理工作繁杂琐碎,但解决每一个具体问题都与组织目标相联系。

5. 计划工作是控制活动的依据　控制是管理人员为保证下属执行结果与计划相一致,对执行中出现的偏差采取纠正措施,实现预期目标和计划的管理活动。因此,计划是控制的基础,计划中确立的工作目标、内容、行动方法、进展速度和预期成果是设立控制标准和尺度的主要依据。没有计划规定的目标作为测定的标准,就无法检查工作,也就无法纠正。如护理部年终考核护理服务质量的时候,必须依据年度计划制定护理质量标准,衡量实施效果。

6. 计划工作增强了组织对环境的适应性　计划工作是针对未来的组织活动,而未来有许多不确定的因素。计划虽然无法完全消除未来的不确定性和事物的变化性,但通过计划设计过程,可以预测变化趋势和变化对组织的影响,并制订适应变化的最佳方案,有效回避风险,保证组织长期稳定发展。如目前我国居民健康意识不断增强,健康需求迅速提高,医疗卫生行业面临严峻的挑战,为此有关部门需制定一系列方针、政策以满足居民需求,提高健康水平。

四、计划的类型

计划对管理活动来说具有普遍性,各种组织、组织内的各级部门都在制订计划,这种普遍性决定了计划类型的多样性。从不同的角度对这些多样性的计划进行分类,可以划分成不同的类型。

(一) 根据计划的期限划分

(1) 长期计划:一般指5年以上的计划。由高层管理者制订,对组织具有战略性、纲领性的指导意义。长期计划要建立在对未来发展趋势充分预测、论证和研究的基础上,以科学的态度、准确的步骤进行。如国家"十一五"发展规划,护理部制订的调整护理队伍学历结构的计划、建立老中青相结合的护理梯队的计划等,这些计划往往是长期的。

（2）中期计划：一般指1～5年的计划。由中层管理者制订,具有战役性特点。要求根据组织的总体总目标,抓住主要矛盾和关键问题以保证总目标的实现。中期计划的制订要注意与长期目标、短期目标的衔接。如科室护士的在职培训计划、科研计划等。

（3）短期计划：一般指1年或1年以下的计划。由基层管理者制订,具有战术性特点。短期计划指对未来较短时间内的工作安排及一些短期内需完成的具体工作部署。如病区工作计划、月考核计划、护士排班计划等。

这种长期、中期和短期的概念是相对的,根据组织工作内容、工作性质不同,计划的时间划分不可能采用统一的标准。例如,航天计划5年的期限可能只是一个短期的概念,而护理计划1个月以上就已经是长期的概念了。

（二）根据计划的作用范围划分

（1）全面性计划：指涉及整个组织一切工作的计划,这类计划往往是长期的、抽象的。如护理组织中的年度工作计划是全面性的工作计划。

（2）专项性计划：针对组织中某一时期的某一具体工作项目,它往往是具体的、中短期的,它指出了某一行动的具体方法、步骤。如减少医院差错事故的工作计划、提高护理人员学历层次的工作计划等是专项性的计划。

（三）根据计划的明确性划分

（1）指令性计划：指由国家或上级部门下达的具有行政约束力的计划,往往规定有具体的目标或特定的活动方案,执行者在具体实施中应不折不扣地遵照执行,不能随意更改。指令性计划是以强制性的约束力来保证实施的,如政策、法规等。

（2）指导性计划：指只规定行动的一般方针、基本原则,而不规定具体活动方案的计划。对于这类计划,下属部门可以根据实施时的具体环境进行具体化和进一步的发挥,实施中有较大的自由,上级部门一般通过宣传教育、经济调节及法律制约等手段来引导部门实施,而不是通过强制的手段来推行,如各科室业务学习计划。

（四）根据计划的内容划分

组织有不同的职能分工,每种职能都会有一定的计划,从组织职能划分,计划一般可以分为业务计划、人事计划、财务计划等。

（1）业务计划：即业务部门实施的计划,它是组织的主要计划,任何组织都要从事一定的业务活动。企业的生产计划、营销计划,针对患者情况制订的护理计划就是典型的业务计划。

（2）人事计划：人是保证组织活动进行的最为重要的资源,每一个组织在人力上都需要做出一定的计划,才能保证组织活动的正常进行。护理人才引进计划、护理人员队伍结构调整计划、高年资护士的安排计划等都属于人事计划。

（3）财务计划：财是组织经济效益的主要指标,也是组织取得社会效益的保证。财务计划可使目标具体化,可作为控制的标准和依据,还是考核各部门工作业绩的依据。比如某部门收入、支出、亏盈计划,护理科研经费使用计划,奖金分配计划等都属于财务计划。

（五）按制订计划的组织层次划分

（1）高层管理计划：制订的主体是高层管理者,其目的是为组织设立总体目标以寻求组织在环境中的地位。计划的内容一般着眼于组织整体的、长远的安排,这类计划一般属于战略性计划,如护理部制订的护理工作发展计划。

（2）中层管理计划：制订的主体是中层管理者，其目的是保证组织总体目标能完整地分解到各个部门去，使组织内各部门工作有条理、不发生冲突。计划的内容一般为涉及各部门目标分配和协调各部门关系的一些具体方案，如护士长制订的工作计划。

（3）基层管理计划：制订的主体是基层管理者，计划的内容着眼于每个部门每个岗位的工作安排和协调，如病区护士长制订的工作计划。

（六）根据计划的表现形式划分

美国著名的管理学家哈罗德·孔茨（Harold Koontz）和海因·韦里克（Heinz Weihrich）指出计划包含任何未来的行动途径，它可以包含多样的形式，由此，他们把计划从抽象到具体分为任务、目标、策略、政策、规程、规则、方案、预算等形式。计划的表现形式见图2-1。

（1）任务或目的（purpose or mission）：任何组织的存在，都有它的任务或目的。任务或目的是指一个组织系统的作用或社会职能，它决定了组织的性质。如世界卫生组织规定护理组织的任务是："保持健康、预防疾病、减轻痛苦、促进康复。"

（2）目标（objective）：指在任务或目的的指导下，组织活动在一定时期内所要达到的预期成果。组织的目标从纵向上看，有组织各个时期的目标；从横向上看，有各个部门的目标。在通常情况下，组织目标可以层

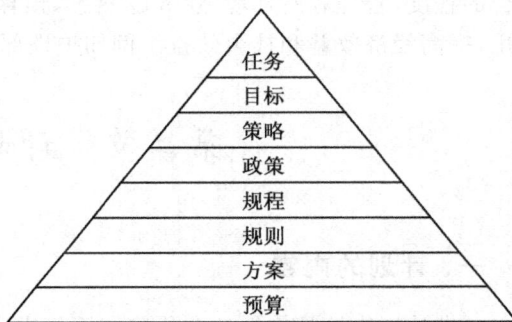

图 2-1　计划的表现形式

层分解，形成一个目标体系。目标必须具备具体、可测量和可评价的特点，如本年度护理技术操作合格率达到100%，健康教育覆盖率≥95%都是具体可测量的目标。

（3）策略（strategy）：指为实现目标而确定的发展方向、行动方针及各类物资分配的总纲领。策略的重点在于选择发展方向、确定各种资源（人、财、物等）分配的重点。因此，策略往往要考虑工作重心或资源分配重点。如某医院为了在竞争中求得生存与发展的机会，决定采取"与国外合作，发展自身特色病区"的策略。在具体的措施上有：在人、财、物配备上以特色病区为重点，把素质较好的护士调配到特色病房，增加特色病房的医疗设备、选送特色病区护理人员到国外医院去进修等。

（4）政策（policy）：组织为达到目标而制订的规定某些活动原则和范围的计划，它具体地规定了组织成员行动的方向和界限，表明了哪些是应该做的，哪些是不允许做的。政策的基本作用是：① 指出行动的方向；② 保证组织成员的各项活动协调一致；③ 规定活动界限，树立和维护组织尊严。如护士的晋升政策、医护人员绩效工资改革政策等。

（5）规程（procedures）：也叫程序，是对某些经常发生的问题的解决方法和步骤的规定。规程是经过优化的计划，是总结大量经验教训而形成的规范化的日常工作过程和方法，是执行政策的具体实施方法，有严格的时间顺序性。如各项护理操作规程，患者入院处置程序等。

（6）规则（rule）：指对在某种具体情况下采取或不能采取某个特定行为所作的规定。规则是对单个行动的规定，因而它与时间顺序无关。如"病房内禁止吸烟"、"禁止闯红灯"等。规程、规则与政策的区别在于，规程和规则都是没有回旋余地的，两者都直接指导行动

本身,抑制思考,限制自由处理的权利,而政策有自由斟酌的余地;规程与规则的区别在于,规则不规定时间顺序,而规程规定时间顺序。

（7）规划（programs）：规划是一个组织比较全面的长远发展计划,它包括目标、政策、程序、规则、任务分配、采取的步骤、要使用的资源以及为完成既定行动方针所需要的其他因素在内的复合体。例如护理部制订的提高全院护士学历水平发展规划中,包括各层次护士不同的学历目标、学习计划、进修方法、相关政策、时间安排及经费支出等。

（8）预算（budgets）：一种数字化的计划,即把预期结果用数字表示出来就形成了预算。预算用数据形式表明了组织在一定期限内资源的进出情况,包括财务预算、设备预算和人员预算等。一般来说,财务预算是组织最为重要的预算。预算的质量取决于预算与实际情况吻合的程度,管理者对环境、业务越熟悉,预算越精确。精确的预算有助于组织资源的合理利用,提高经济效益和社会效益。例如护理部关于护士继续教育的经费预算。

第二节　计划的编制过程

一、计划的内容

一份计划应该具体地包含哪些方面的内容呢？国内外管理学家对此作了较为丰富的阐述,普遍较为认同的、易于记忆和应用的是国外管理学家的"5W1H"的阐述。"5W1H"是指一个完整的计划应该涵盖以下几方面的内容：

What——做什么,即计划应制订出行动的目标和内容。

Why——为什么做,即计划中应包括为什么要做的论证依据,说明为什么需要做,为什么要这样做。

Who——谁来做,即计划要对实施计划的人员作出安排,哪些人来承担？谁来负责？

When——何时做,即计划应对完成目标的时间做出规定,包括预测每一阶段的时间。

Where——何地做,即计划要对实施计划的场所、实施的具体环境作出说明。

How——如何做,即计划要包括行动的方式、手段,对实施计划的具体方法和步骤做出规划。

计划工作总是针对一定的问题或需要完成的新任务而进行的,是一种权衡客观现实和主观需要的理性思维活动,这种活动需要创造性。"5W1H"通过设问来诱发人们的创造性思想,同时又可以保证计划在内容上的完整性,因此,是一种指导管理者制订计划的较为实用的理论工具。

二、计划工作的原则

（一）计划目标的可考核原则

目标是计划全部内容的核心。组织目标是组织行动的方向和终点,是最终进行评价和制订考核标准的依据,因此,计划制订的目标必须是具体的、可以测量或衡量的。在计划工作开始以前,组织的目标可能还不十分具体,需要在计划的最初阶段使之明确起来,其后所有的计划工作都围绕目标进行。一般来讲,定量目标应该数量化,定性目标应该制订具体的衡量标准。

（二）计划领先原则

计划工作要领先于其他管理工作,如组织工作、领导工作和控制工作等,这就是计划的领先原则。管理者在开展管理工作时,首先要做的就是制订计划。如果在开展管理活动时不制订计划或没有明确的计划,那么管理工作就没有目标、没有标准,没有目标和标准的管理工作不仅不能提高生产效率,而且会造成人力、财力、物力的浪费,阻碍生产力的发展。

（三）计划的先进性与可行性相结合原则

计划的首要特征就是面向未来,因此,计划必须考虑将来可能的状况和条件,这就要求制订者必须具有创造性的思维,对未来环境变化有较为准确的预测和估计,使制订的计划具有一定的先进性,而不仅仅停留在原有的条件或已有的经验上。计划是面向未来的,但同时计划又需要在组织中实施,没有实施的可能,再先进的计划也只能是纸上谈兵,对组织没有实际意义,因此,计划要有可行性。计划既要有先进性,又要有可行性,这就要求计划制订者既要充分熟悉自身组织情况,又要精确预测未来环境的变化。

（四）计划的弹性原则

计划是对未来的预先安排。由于环境的不断变化,在计划的执行过程中现实情况和预想情况往往会有较大的出入,因此,计划保持一定的弹性或者留有一定的余地是必要的。计划弹性大小要视具体的环境因素而定。确定性因素较多时,制订的计划要明确、具体,弹性可少一些;非确定性因素较多时,制订的计划就要宽松,弹性要大一些。滚动计划法是保持计划弹性的一种较好的计划方法。所谓滚动计划法,是指根据现行计划执行情况和环境变化情况定期调整未来的计划,使短、中、长期计划有机地结合起来,其特点是"分段编制,近细远粗"。这种方法使得计划工作能随机应变,因地制宜,具体情况具体分析,而不至于陷入僵化、教条。

（五）计划的"三维思想结构"原则

计划的"三维思想结构"是指计划的知识维、逻辑维、时间维。知识维是指制订计划要依据一定的科学知识,在科学理论的指导下制订计划。逻辑维是指计划在内容、方法、步骤和资源分配相互之间要连贯性、合理性和系统性。时间维是指计划者应合理预测完成阶段目标的时间以及完成总目标的时间。时间维一般可以分为制订计划阶段、拟定和选择方案阶段、执行方案阶段、检查效果阶段。

三、制订计划的步骤

制订计划要遵循一定的步骤,包括分析形势、确立目标、评估资源、设立备选方案（数种）、比较各种方案、选定最佳方案、制订辅助计划和编制预算八个步骤,见图2-2。

（一）分析形势

计划工作的第一步是分析形势。分析形势是指收集组织内外环境的各种资料,分析与本组织目标相关的各种信息。可以使用实地调查、文献查询、网络搜索等方法收集资料,进而预测、分析和掌握组织的现状及获取未来发展的背景资料。分析形势的内容包括组织内部和外部资源情况的分析。

分析形势 　　外环境形势调查 　　内环境形势调查 　　文献查询	比较各种方案 　　专家论证、群众意见 　　社会效益、经济效益
确立目标 　　确立发展方向 　　预计完成项目 　　预计完成时间	选定最佳方案 　　在充分考察的基础上 选定效益好，专家、群众 认同数较多的方案
评估实现目标的条件 内部资源：优势、劣势 外部资源：机会、限制	制订辅助计划 　　分解总计划，制订人、 财、物等各项派生计划外 部资源：机会、限制
确立数种备选方案 　　提出达到目标可能的 多种途径	编制预算 　　预算人员、设备、经 费等，使计划数字化外部 资源：机会、限制

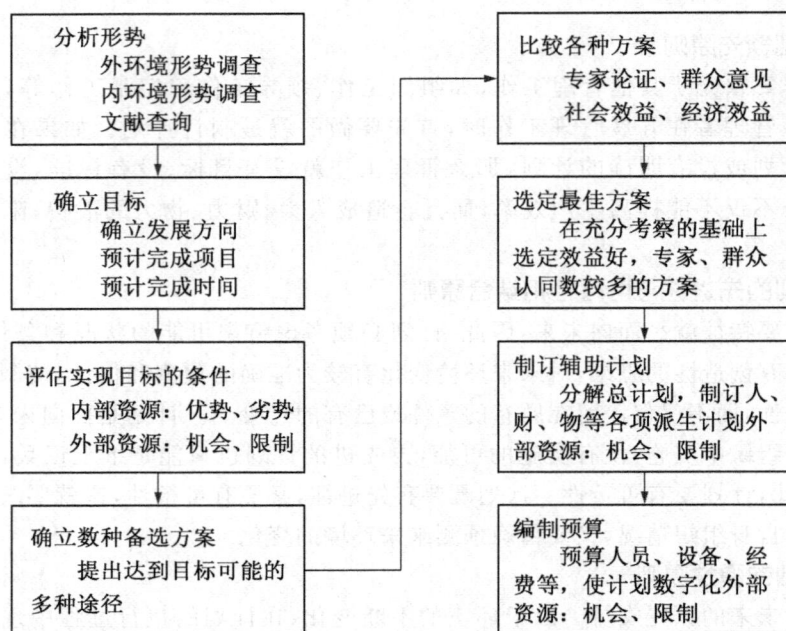

图 2-2　制订计划的步骤

（二）确立目标

计划工作的第二步是在分析形势的基础上确立组织目标。该阶段要解决的主要问题有：

1. 确定目标的内容和顺序　目标是组织在一定时间内要取得的成果。目标的内容和顺序决定了组织要采取的政策和行动，决定了组织资源的分配方式，因此，决定目标的内容和顺序是确立目标阶段最为关键的一步。许多因素都会影响管理者对目标内容和顺序的选择，其中对组织内外环境信息把握的准确性、管理者个人的价值观是主要的影响因素。在确定目标和顺序时要遵循两条基本原则：一是正确处理好国家、集体、个人的关系；二是正确处理好组织眼前利益和长远利益的关系。

2. 确定实现目标的时间　目标的实现时间是控制目标难度的主要指标之一。在目标内容确定的情况下，可以通过调整目标实现时间来控制目标难度。目标的难度应适合本组织的实际情况，设立的目标难度过高，达成的可能性很小，会影响员工的工作积极性；目标没有难度，轻易就能达成，对员工工作没有激励作用，同样不能很好地发挥员工的积极性。同一目标，对于某些条件较好的组织来说，可以在短时间内实现，而对于条件相对较差的组织，可能需要较长的时间才能完成。

3. 确定考核目标的指标和数据　目标要具体到可以考核的程度，才能更好地发挥指导和标准的作用。对于定性目标，要确立明确的衡量标准，达到可考核化的程度；对于定量目标，要确立明确的数量界限。如护理部根据护理专业发展的形势，确立了以提高护理人员素质来推动护理质量提高的总方针，制订的具体目标可以是：3 年内全院本科以上学历的护理人员达到 40%，2 年内全院护理人员在省级以上杂志公开发表护理科研论文 20 篇等，40% 和 20 篇都是明确可以考核的数据。

（三）确定实现目标的条件

根据确立的目标,拟订完成目标需要的条件,分析本组织内已经具备的有利于目标达成的因素和不利于目标达成的因素,以及外部环境中利于目标达成的因素和可能会阻碍目标达成的限制因素。也可以归纳为 SWOT 分析,其中 S(strength)指组织内部的优势,W(weakness)指组织内部的劣势,O(opportunity)指来源于组织外部可能存在的机遇,T(threats)指来源于组织外部可能存在的威胁或不利因素。如上述学历目标,医院人事部门规定"参加成人学历学习的职工其学费均给予报销"就是一个有利于目标达成的组织内因素;高等院校成人教育招生数逐年在增加就是一个有利于目标达成的外部环境因素;医院在编护理人员严重缺乏,护理人员的学习时间不能得到保障是组织内的不利于目标达成的因素等。

（四）设立数种备选方案

综合多种因素,考虑各种可能达成目标的方案。实现目标的方案主要从两方面考虑:一是创造和开发各种有利于目标实现的条件,二是克服和改善各种不利于目标实现的环境条件。一般来说,这种创造和改进应该是针对组织内部环境的,因为,组织外部环境并不是组织本身能够去改变的。方案的提出需要创造性的思维,管理者要运用利于创造性思维发挥的方法,充分发动群众,发扬民主,利用群体优势创造出尽可能多的方案,如头脑风暴法、名义群体法等。对群体提出的可行方案进行初步筛选,选择出最有成功希望的一个或数个方案,拟定为备选方案。在拟定备选方案过程的要考虑到:① 方案与组织目标的相关程度;② 可预测的投入与效益之比;③ 公众的接受程度;④ 下属的接受程度;⑤ 时间因素;等等。

（五）比较备选方案

可以采用专家论证、群众评定等各种方式对每一方案的可靠性、科学性、可行性、合理性、效益性进行比较。比较时要注意以下几点:① 要特别注意发现每个方案的制约因素,制约因素是指妨碍目标达成的因素;② 既要比较有形的因素,也要比较无形的因素,如成本不仅仅是经济成本,还要包括一些隐性的时间成本;③ 要在总体效益观念上比较各种方案,因为有些方案对某一部门有利,但不一定对整体有利,有些方案对某项目标有利,但不一定对总体目标有利。

（六）选定最佳方案

在比较、分析、排列优先次序后,结合组织、部门或成员的实际情况和具体条件,选定一种最佳方案。要选择可行性强、满意性高、低投入和高产出的方案。评估和选定方案通常采用以下几种方法:① 经验法,即依靠经验来评定,包括管理者个人经验、专家和众人的经验;② 试点法,即设立试点,对备选方案进行试验;③ 数理法,即借助于数学模型进行推理分析和研究。

（七）制订辅助计划

一个主要的方案往往需要派生出许多辅助的计划。辅助计划通常由各职能部门和下属单位制订。如护理部设立一份提高护理质量的方案,其中会派生出护理人员培训计划、设备购置计划、人事招聘计划等。提高科研能力的方案会派生出增加科研经费计划、举办学术讲座计划、举办文献检索培训计划、增加医院图书资源计划等。在这一阶段要注意协调以下两方面的关系:① 协调辅助计划与总体计划的关系,要使制订辅助计划的部门了解总体规划,把握总体计划的指导思想,防止产生追求部门目标而妨碍总体目标的情形,使辅助计划真正起到辅助的作用;② 协调各种派生计划的关系,使其方向一致,时间切合。各种派生计划之间往往存在一定的制约关系,特别是一些程序性强的工作,如果各种计划在方向上、时间上不能很好地协调,就会影响整体目标的实现。

(八) 编制预算

即使计划数字化,主要是将人、财、物、时间等各种资源投入数字化。预算的基本作用有:① 把组织各项工作的预期成果用数字表示出来,从而为各项工作提供了具体的目标;② 预算提供的数字是检验各项工作的标准;③ 预算有利于管理人员明确本部门活动与整个管理目标之间的关系,是组织中各项计划统一协调的重要手段。

计划的这些步骤并不是每一次计划工作都必须经过的,也不一定要按此顺序一成不变地进行,在实际工作中,要根据计划时的具体情况确定哪些步骤需要,哪些步骤可以省略,哪些步骤可以同时进行。

管 理 故 事

某三级医院护理部创建"优质护理服务示范工程"活动计划编制过程

分析形势:学习、领会卫生部《2010 年"优质护理服务示范工程"活动方案》、2010 年全国护理工作会议、省卫生工作会议精神,落实深化医药卫生体制改革各项重点任务,明确"以患者为中心"活动目的,改进临床护理工作,夯实基础护理,改善护理服务,促进医患和谐,提高患者满意度,为人民群众提供安全、优质、满意的护理服务。成立领导小组,护理部挂帅,领导小组实地参观调研已开展护理优质服务示范医院,启迪思维、开拓思路、转变理念。召开护士长会议,分析本院各病区基本设施、人员配备、护理人员技术水平等情况;召开全院护士大会宣传发动,介绍"优质护理服务示范工程"的目的、意义及具体要求,开展价值观教育,统一思想,提高认识,用责任扣紧护士的心弦,用患者满意唤醒护士的使命感。协调后勤部门、人事部门等,取得他们的支持和协助。

确立目标:初步确定本院脑外科病区、心内科病区为优质护理服务示范病区。进行两个月的人力、资源配备,两个月专科护理技术、基础护理技术、护士职业规范强化训练,试行两个月优质护理服务,6 个月后正式运行优质护理服务。制定护士分级管理制度和工作职责,制定患者实施分级护理标准和护理内容,制定护理服务操作规程和技术标准。

评估实现目标的条件:本院护理人员老中青年龄结构合理,85% 学历在大专以上,近年来狠抓护理质量,基础护理落实扎实,患者反响好。脑外科病区、心内科病区是医院重点科室,业务量大,水平高,护理人员具备很强的团队合作精神和凝聚力,但护士缺编,病床:护士 = 1:0.33,开展优质护理服务,护士要配备齐全,至少达到病床:护士 = 1:0.45,护士缺位约 12 至 14 个。已开展护理优质服务示范的医院,积累一定经验,值得借鉴,但不同的医院具体情况和条件不一致,不宜生搬硬套。

确立数种备选方案:脑外科病区、心内科病区为优质护理服务首选示范病区,如遇到障碍,妇科病区、神经内科为次选。护士紧缺是一大难题,护士人数到位的方案有:① 从其他科室调入;② 向医院外公开招聘护士;③ 招聘应届护士毕业生。要求护士 30 岁以下,大专文凭以上。④ 招聘护工 4 至 6 名,经过短期培训,协助护士做生活护理,暂时缓解护士不足。

比较各种方案:邀请卫生行政部门主管领导、院外护理专家,与领导小组成员,对脑外科病区、心内科病区开展优质护理服务,进行可行性认证,充分听取专家的意见和建议。通过座谈会、口头、书面等各种方式,获取群众的反馈意见。分析护士人数到位每个方案的优缺点。预测可能取得的社会效益和经济效益,以及可能带来的问题。

选定最佳方案:在充分考虑专家建议、征求群众意见基础上,选定 2 个病区为优质护理服务示范病区。向外引进护理人才 12 名,护理部统一调配护理人员,示范病区应引进来自①②③种方案的护士各 4 至 5 名,弥补单个方案来源护士的不足。招聘护工 4 名。

制订辅助计划:制订优质护理服务质量评价计划、护士薪酬分配及奖励制度、后勤物资支持保障计划、患者投诉机制等。

编制预算:引进护士人数、增加的物资和设备、预计经费支出,开展优质护理服务后产生的社会效益(如患者满意度和经济效益)等都进行分类预算,用数字表明。

将整个活动过程编辑成计划书,分头落实,完成优质护理服务示范工程创建工作。

第三节　时间管理

时间就是生命,对于与患者生命息息相关的护理工作来说,它具有非同寻常的意义。时间就是财富,对于以提高经济效益和社会效益为目的的管理工作来说,它具有其他要素无可替代的重要作用。由此,时间管理必然地成为了护理管理的重要内容之一。时间的本质是一种有价值的无形资源,它具有客观性、一维性和无储存性等特征,是重要的管理要素之一。时间赋予每一个人都是固定而有限的,做任何事情都要花费时间,管理者只有具有强烈的时间观念,学会有效控制时间的技巧,才能在管理活动中充分利用自己的时间,同时充分珍惜他人的时间,从而提高整个组织的效益。

一、时间管理的基本含义

时间管理(time management)是指在同样的时间消耗下,为提高时间的利用率和有效性而进行的一系列活动,包括对时间的计划和分配,以保证重要工作的顺利完成,并留出足够的余地处理那些突发事件或紧急变化。

时间管理实际上是指面对有限的时间,如何自行控制时间而不被时间控制,左右自己的工作而不被工作左右,从而对个人的各项生活和工作做出合理的时间安排,对时间资源进行科学管理。护理管理者的工作是繁杂而紧张的,如果没有控制时间的强烈观念,往往会使一些重要工作无法按时完成,组织效益不能达到一种最优化状态。因此,护理管理者要研究时间消耗规律,学会科学时间管理法,从而提高时间使用效率,进而最终提高护理管理效率。

二、时间管理的基本策略

由于个体生活习惯、个人工作性质与生活目标的差异性,在时间管理的具体方法上没有一个固定的模式是通用的。但是,在时间管理中有一些基本的策略,管理者掌握这些策略,灵活应用,可以防止时间的浪费,同时提高时间的有效性。

(一)评估时间使用情况

1. 记录工作时间的利用情况　了解自己工作时间的具体使用情况是有效管理时间的

第一步。管理者可准备一本记事本或日记,按时间顺序记录从事的活动,评估时间是如何消耗的,每一项管理活动需要多少时间,时间安排依据是什么,紧急事务有哪些,你的处理方法是什么,高效率时段和低效率时段分别在什么时候等。当记录条目足以代表管理者的工作活动内容时,计算每一项活动的时间有多少,分析每一类活动所消耗的时间占整个工作日的百分比,如果结果显示时间分配不合理或与工作重要程度不符合,管理者要重新修订工作计划和时间分配,以提高管理效益。

2. 分析个人的最佳工作时间　根据生物钟学说,每个个体的身体功能具有周期性,人的精力有时处于高潮,有时处于低潮,有时适合进行脑力劳动,有时适合进行体力劳动,每年、每季、每月、每周、每日都有周期性的规律。为了有效地利用时间,要善于总结这些规律,掌握自己的生物钟周期,在精力和体力最佳的时间段安排需要集中精神及创造性的管理活动,而在精力和体力较差的时间段可从事常规性工作和次要工作。

3. 分析浪费时间的常见因素　浪费时间是指把时间花费在对实现组织目标和个人目标毫无意义的活动上。护理管理者为了防止时间的浪费,要每周评估时间的使用情况,及时了解自身浪费时间的情景或因素,加以控制和防范。浪费时间的因素可以分为主观因素和客观因素两类。管理者浪费时间的常见因素见表2-1。

表 2-1　管理者浪费时间的常见因素

客观原因	主观原因
(1) 计划外来电来访	(1) 工作松懈、办事拖拉
(2) 过多的社交应酬活动	(2) 时间计划不周或无计划
(3) 会议过多	(3) 工作目标不清、缺乏日程计划
(4) 信息不足、反馈不及时	(4) 授权不足
(5) 沟通不良、反复澄清误解	(5) 不善于拒绝非本职工作
(6) 协作者能力不足	(6) 随时接待无计划的来访
(7) 突发事件	(7) 处理问题犹豫不决、缺乏果断
(8) 上级布置工作无序无计划	(8) 文件、物品管理无序
(9) 政策要求不明确	(9) 缺乏决策能力
(10) 文书工作繁杂、手续过多	(10) 沉迷、磨蹭日常事务

(二)设立目标,拟订时间进度

工作目标不清,缺乏工作计划,容易整天沉迷于日常琐事。为了充分利用时间,要根据目标确定自己的关键性和优先性活动。关键性活动是指对目标实现最有价值的活动,优先性活动是指需要首先处理的紧急问题。对关键性活动要拟订详细的时间进度表,如月计划、周计划或日计划,以确保这些活动有充分的时间进行。

(三)善于授权

授权是指领导者将自己的某些权力和责任授予下属。护理管理者通过适当的授权可以使自己的工作时间更有价值,摆脱忙碌的日常事务,集中精力和时间从事重要的活动。同时,适当的授权可以发挥下属的才干,调动下属的工作积极性。授权时要遵循量力授权、权责相当、对工作结果负责等原则。

（四）拒绝艺术

护理管理者掌握拒绝艺术也是合理使用时间的有效手段之一。每个人的时间是均等的，管理者面临的工作千头万绪，不可能面面俱到，事事兼顾，要有所取舍，尤其是要善于运用拒绝艺术，对一些非计划内的请求说"不"。对以下情况管理者应该合理拒绝承担不属于自己工作范围的职责：① 会阻碍自己重要工作完成的请求；② 一些非本职务或本专业工作的请求；③ 自己能力不能很好胜任工作的请求；④ 请求的事项是自己不感兴趣的。但拒绝时要注意时间、场合及方式，学会巧妙而果断地说"不"，避免产生人际关系的负面影响。

（五）养成良好的工作习惯

护理管理者在日常工作中应注重节约时间和工作效率，养成以下良好的工作习惯：① 减少电话干扰，打电话时尽量抓住重点，电话机边上放置纸、笔，及时记录重要事项，尽量避免社交性电话；② 在办公室以外的走廊或过道谈话，以节约时间，如话题内容重要，再请到办公室细谈；③ 鼓励预约性谈话，例如会谈时间选择在工作相对不繁忙的下午；④ 控制谈话时间，当发现谈话内容不重要不切题时，礼貌地表示要去处理重要的事情，及时终止谈话；⑤ 文档资料按重要程度和使用频繁程度有序放置，分类管理，及时阅读、处理、归档；⑥ 减少会议，不开无主题、无准备的会议，准时开始，缩短会议时间，提高会议效率；⑦ 保持心理健康，要学会控制自己的情绪，避免因情绪因素影响自己的工作效率，能够做到在几分钟之内从不良情绪中解脱出来，减少时间浪费，提高工作效率。

三、ABC 时间管理的方法

ABC 时间管理方法是由美国管理学家莱金（Lakein）提出来的。他建议每个人都需确定今后 5 年（长期目标）、半年（中期目标）及现阶段（短期目标）的工作目标，根据工作目标确定工作内容，并将所有工作依其重要性分为 ABC 三个等级。A 类为最重要的工作，B 类为较为重要的工作，C 类为相对不重要的工作，是可以暂时搁置的工作。

ABC 时间管理的步骤为：

(1) 列清单：每天工作开始，对全天工作日程列出清单。

(2) 归类：先安排好固定工作时间，如晨会、核对医嘱等。

(3) 工作排序：根据事件特征，按流程图确定 ABC 类别，见图 2-3。

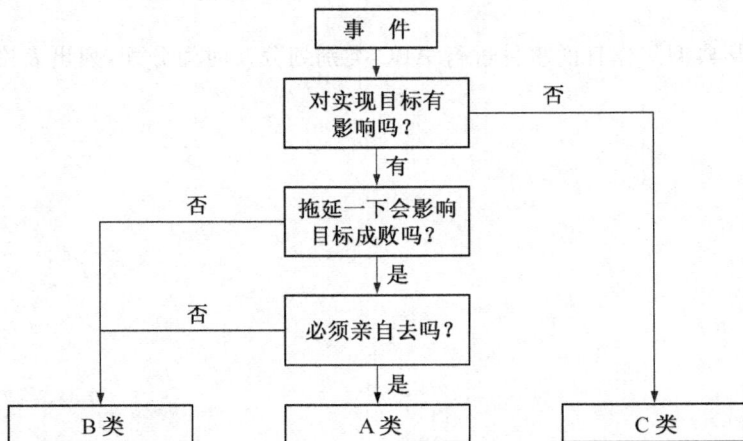

图 2-3　确定 ABC 工作类别流程图

（4）填写分类表：按 ABC 类别分配工作项目、各项工作预计的时间安排、实际完成的时间记录，见表 2-2。

表 2-2　ABC 工作类别安排表

管理者_____　职务_____　日期、时间起止_____—

类别	工作项目	时间分配	实际完成时间
A			
B			
C			

（5）实施：全力投入 A 类事件，完成后转入 B 类事件，大胆减少 C 类工作，避免浪费过多的时间。

（6）总结：每日训练，不断总结评价时间使用情况。

【思考题】

1. 计划工作在管理活动中有何重要作用？

2. 制订计划工作中应遵循哪些原则？

3. 制订计划的具体步骤有哪些？请结合实例说明。

4. 按时间顺序记录你个人星期一至星期五每日时间使用情况，分析造成时间浪费的主要因素有几项？

5. 请你将某典型工作日的事件进行 ABC 类别划分及时间分配，列出表格。

（范晓江）

第三章　目标管理与决策

第一节　目标管理

目标管理是由管理学家彼德·德鲁克(Peter Drucker) 1954 年在他的著作《管理实践》中最先提出来的。当时科学管理理论和行为科学管理理论得到了充分发展,由于泰勒、法约尔等管理思想的影响,形成了只重视生产效率的监督式、压迫式管理方法。随着梅奥行为科学理论中人性化管理思想的提出,德鲁克将两种思想综合起来,将实现组织目标所需的工作和做工作的人结合起来,两者结合的产物产生了目标管理。目标管理是一种管理理念,也是一种管理方法,这种理念和方法一经提出,就在当时的美国迅速传开,并相继在日本、西欧等国流传,成为一种广泛应用的现代管理思想和方法。

管 理 故 事

有趣而实在的目标管理例子

老虎是领导者,老虎欲运输一车食物到家里,将任务分配给鹰、鱼、虾完成。鹰、鱼、虾一起用力拉车,可是小车纹丝不动,原来鹰往上使劲,虾向后拖,鱼则向水里拉。于是老虎请来狐狸,狐狸在车上系三条绳子,一条长,一条短,一条不长不短,它叫来老鼠拉长绳子,叫狗拉短绳子,叫小猫背上骨头拉另外一条绳子,然后狐狸叫三位全部闭上眼睛。这时,狐狸叫大家一起睁开眼睛,老鼠后面有猫,拼命向前跑,猫看见前面有老鼠拼命向前追,狗看见猫背上有骨头,也拼命向前,食物很快运到家里。

该例子给我们的启示是,鹰、鱼、虾目标相同,但是执行方向不一致,因此老虎没有进行很好的目标管理;狐狸充分运用动物特点,协调目标,使得动物在实现自己目标的同时,实现组织目标,因此可以说狐狸的目标管理激励了下属。

一、目标管理的概念

（一）目标的概念

目标是在任务指导下，组织要达到的可测量的、最终的具体成果。管理目标是组织任务的具体化表现，一个组织的任务总是抽象而概括的，在一定的时期或一定的阶段，组织的任务只有表现为一个个的具体目标时，才可能为组织中的各个阶层提供指导。

目标与通常所说的指标既有联系又有区别。它们的联系是目标制约着指标，指标反映目标的具体内容；它们的区别是目标是管理活动最终要达到的结果，而指标是目标的最重要组成部分，是衡量各项活动成果的主要尺度。

目标按考核方法有定量目标和定性目标之分。定量目标是指用精确的数量描述的目标，如全年本病区住院人次达到 700 人次，700 人次是一个具体的、可衡量的数量。定性目标是无法用精确的数量描述的目标，但可通过明确的、具体的说明或标准加以考核，如本季度的目标是通过三级乙等医院的评审，是否通过三级乙等医院的评审也是可以考核的指标。

（二）目标管理的概念

目标管理（management by objectives，MBO）是指组织内管理者与工作者共同参加目标制订，在工作中实行自我控制并努力完成工作目标的管理方法。这种管理方法的核心是共同协商的目标，它不仅是工作者实现自我管理的工作基础，而且是管理者检查、评估、考核工作的基础。

二、目标管理的特征

目标管理主要有以下特征：

（1）目标性：一切管理工作以目标为核心。管理者开展管理工作以前，首先与执行者共同制订目标及目标的衡量方法，每个部门各成员明确自己的任务、方向、考评方式，相互配合完成组织目标。目标既是执行者工作的核心，也是管理者检查、监督、评估、奖惩员工工作的核心。执行者和管理者的工作都以共同制订的目标为核心。

（2）参与性：目标管理是参与管理的一种模式。在目标制订阶段，员工参与目标的制订；在目标的实施阶段，员工进行自主管理和自我控制；在评估阶段，先由员工对照目标自我检查评定。整个管理过程员工都有机会参与。这种方法和思想充分肯定了员工的工作责任心，激发了员工的创造性，使员工的潜能得以充分发挥。

（3）整体性：目标管理要求建立系统化的目标体系。在目标的建立阶段要将组织目标逐级分解为各部门、各员工的分目标。总目标与各级分目标之间环环相扣，相互影响，组成一个协调统一的整体，任何一个部门目标的完成情况都在一定程度上影响总体目标的完成情况。

（4）成果性：目标管理重视成果。在目标管理中，考核、评价和奖惩员工的最主要依据是最终的目标完成程度，这充分说明了这种管理理念和方法对成果的重视性。

三、目标管理的基本过程

目标管理的基本过程可以分为目标设置、目标实施、目标考评三个基本阶段。

（一）目标的设置阶段

这一阶段主要是建立完整的目标体系，这是目标管理最为关键的一步。

1. 目标的作用

目标对组织任务的履行起着重要的作用,对一个组织来说目标具有定向、标准、激励、协调等主要作用。

(1)定向作用:目标为组织行为提供了方向。当一个组织缺乏统一的方向时,组织活动就处于一种随意运动当中,人力、物力、财力就会相互抵消而浪费。在一个统一的目标下,组织活动处于同一方向,组织才能取得最好的效益。

(2)标准作用:目标是评价组织中各部门及成员工作结果的标准。工作结果是否符合组织需要,对组织的任务是否有利,主要是看其是否符合组织目标的要求,是否有助于组织目标的达成。评价结果的及时反馈又可以帮助成员进一步明确行动方向,为实现组织目标努力。

(3)激励作用:在工作过程中,行为可能达成的目标是人们不懈努力工作的动力,这种动力对管理者与被管理者都有一种强烈的推动作用。因此,一个明确、具体、切实可行的目标,可以鼓舞士气,激发员工,提高工作的自主性和责任感。

(4)协调作用:目标规定了组织成员的具体任务及责任范围,对组织各部门及成员的思想和行动具有统一和协调作用。

2. 目标设置的步骤

(1)设立组织总目标:设立组织总目标一般由高层管理者预先根据组织的任务,估计客观环境对组织带来的挑战和机遇,结合自身组织的情况,确立一个暂时性的组织总目标,在与下级组织共同充分讨论后,修改、调整、确立一个明确的组织总目标。高层管理者重新审查现有组织结构,根据目标要求明确职责分工。

(2)确立下级目标和个人目标:在总目标指导下,根据组织结构和职责分工,确立下级目标和个人目标,同时明确目标的责任主体。个人目标要围绕组织目标,与组织目标协调。

(3)形成目标协议:上级和下级就实现目标所需的各项条件,如物质保证、权力保障,以及实现目标后相应的奖惩达成书面协议,确保目标与责任、权力、利益相一致。

3. 制订目标的要求

(1)目标应有明确的内涵:抽象笼统的目标往往使组织中的成员无所适从。如"提高护理人员的素质"或"患者满意度有所提高",护理人员素质、患者满意度有许多内涵,这样的目标没有明确的检验标准,应该把护理人员素质、患者满意度内涵具体化,如具有大专学历护理人员数量达到总护士的85%、全年患者的出院满意率达到95%以上等。

(2)目标应有可衡量、可考核的指标:目标的具体性一般可用是否可考核来衡量,一个目标最终没有一个明确的衡量指标,就无法考核。使目标具体化的有效措施是:① 直接数量化:对一些可定量的目标,应该直接用数量来表示,如全院护理技能考核优秀(≥90分)率达到50%,合格(≥80分)率达到95%。② 间接数量化:对一些诸如质量之类、态度之类的问题本身不能直接数量化,可以采用间接量化法,如百分比指标、评分法、频数等量化。如用一年中压疮的发生率来间接衡量病区基础护理服务质量。③ 定性目标具体化:对定性目标制订出具体的衡量标准,使其达到可考核的目的。

(3)目标应有具体的时间限定:目标是一种预期的结果,对这种预期应该明确标示出期限,对一些阶段目标,也应该明确每一阶段的时限,否则,遥遥无期的目标就失去了意义。如进行低年资护理人员专科护理培训时,护理部制订"培训后专科护理理论考核合格率达到95%"目标,这一目标中,"培训后"指示的期限不明确,应明确指出培训结束时,还是培训后一周等。

（4）目标应有适当的难度：目标的难度应该适合组织成员的实际水平。目标过高，实现的希望渺茫，组织成员就会失去信心。目标过低，成员不需努力就可以完成，目标就失去激励作用。目标的难度应该控制在经过努力可以实现的程度。

（5）目标应具有系统化的特征：一个组织的任务应该分解为一系列的目标，同时这一系列目标是系统化的，即有层次性、相关性、整体性等系统特征。分目标应该包含在总目标中，总目标包含所有的子目标。

（6）目标应有共同协商制订的特征：目标制订后最终是需要在管理者与执行者共同努力下完成的，因此，目标的制订应充分发挥民主性，由管理者与执行者各方共同协商制订。

（7）目标应有明确的约束条件：组织目标是在一定环境和条件下去实现的，因此绝对无条件的目标是不存在的，大多数是有条件的目标，在制订目标时应尽可能把约束条件明确。目标的约束条件一般包括三方面的内容：① 客观的资源条件，包括人力、物力、财力、信息、时间和业务技术等资源条件；② 法律、法令、条例、制度等方面的限制性规定；③ 给次要目标规定必须达到的起码界限。

（二）目标的实施阶段

在实施阶段，目标管理强调员工自觉、自主、自治和自我控制，要求给员工在目标实施的方法、途径上充分的自由，管理者不能干涉过多，不能以控制性的措施去管理、下达指示，要防止控制过强、过度的做法。但是，这并不意味着管理者可以放任不管。由于各级分目标形成了一个环环相扣的体系，一环失误，就可能影响全局，因此，上下级都要定期检查双方协议的执行情况。管理者在实施阶段的主要职责是经常指导、督查，重视收集下属员工反馈的信息及问题，及时给予协调、支持，并提供良好的工作环境和信息情报，促成各级组织目标的实现。

（三）目标的考评阶段

（1）考评成果：达到预定的期限后，各级部门和员工对照目标自行检查目标的完成情况，并提交书面的报告，然后，上下级在书面报告的基础上共同检查核实，根据共同检查的结果，评价管理绩效。

（2）实施奖惩：目标实施者自检后，管理者与自检者进行沟通，就预先制订的目标及奖惩协议进行商议，并实施奖惩措施，如绩效工资、奖励奖金、职务的提升和降免等。

（3）总结经验：将目标管理中的经验及教训进行总结，找出不足，开始新的循环，讨论下一轮的目标。如果目标没有完成，管理者在评价中要主动承担必要的责任，并启发下属自检，以维持相互信任的气氛，为下一循环奠定基础。

四、目标管理的优缺点

充分认识目标管理的优缺点，扬长避短，可以使目标管理更好地为管理工作增添实效。

（一）目标管理的优点

（1）有利于激发各级人员的积极性和创造性：目标管理由于管理者和下属共同设定目标，使每名员工朝着组织的整体目标努力，也使员工获得锻炼管理能力的机会和分担组织成败的责任心，有利于积极性和创造性的充分发挥。

（2）有利于责任与利益两者的统一：目标管理根据设立的目标给予相应的责任，并根据最终的目标完成情况给予相应的利益报酬，体现了责任与利益的统一。

（3）有利于组织目标的完成：目标管理由于责任、任务明确，以最终的结果为奖惩依据，有利于员工重视成果，从而有利于组织目标的实现，提高管理效率。

（4）有利于组织结构的改进：由于目标管理要明确每一个目标的责任人，这样就容易发现组织结构划分中职责不清或授权不足的地方，从而改进组织结构。

（5）有利于工作的有效控制：目标管理使考核目标明确，并作为管理者监督控制的标准。在目标管理工作中，定期的检查、督促、反馈、小结可及时发现工作中的偏差，并给予纠正和调整，做到了有效控制。

（二）目标管理的局限性

（1）设立目标有难度：由于一切以目标为依据，因此，制订合适的目标就成为决定目标管理成败或者说管理成效的关键点。对那些技术上具有可分性的工作，目标可以清楚地划分，然而，许多技术性工作是团队性的，目标很难划分，目标管理就难以实施。

（2）目标管理缺乏弹性：目标是预先设立的，当环境条件改变时，目标的完成就会受到影响。而目标管理中一切奖惩都以目标为依据，对环境的影响考虑较少，因此，这种管理方法在环境变化较大的情况下，缺乏必要的弹性。另外，目标管理中由于各级目标是环环相扣的，前一环节的目标没有完成，就会影响后一环节员工的目标。如果有一个环节发生了问题，那么后面环节的目标完成情况就很难用预先设立的目标去衡量。因此，在程序性较强的工作中，目标管理就存在一定的困难。

（3）目标商定增加了管理成本：目标的设立要上下级多次沟通，很费时间，增加了管理成本。

（4）限制管理者管理能力的发挥：目标管理注重短期和可见性问题的处理，常忽略了管理者应变能力、压力处理和组织间的相互协作能力的提升和培养；再加上目标管理特别重视未来的结果，也会忽略常规工作的管理。

综上所述，目标管理不是适合于任何组织的，对一些团队合作性要求强的组织、绩效受环境影响较大的组织，目标管理是有难度的。由于每个单位、个人都关注自身的目标，还容易滋长本位主义、急功近利的思想。如果应用了目标管理，要充分发挥其积极的一面，防止消极的一面，加强道德建设，培养团队精神，防止本位主义和急功近利思想。

第二节　决　策

决策是管理工作的核心，整个管理工作过程中都贯穿着决策，无论计划、组织，还是领导、控制，各项管理职能的开展都离不开决策。决策的正确与否关系到组织的成效，有时甚至是关系到组织能否生存的关键问题。决策作为管理学的一个重要内容，与现代技术结合，已发展为一门决策科学。护理管理者正确认识决策的重要性，掌握科学的决策程序和方法，作出科学的决策，有利于护理管理走向科学化。

一、决策的概念

（一）决策的定义

决策（decision making），顾名思义就是决定策略、政策等。在牛津词典中对决策的解释是：决定的行为；一个结论判断；得到结论的方式。可见，在词义上决策既有动词的含义，也有名词的含义。

在管理学上，随着决策理论的发展，其概念的内涵和外延不断在变化。传统的管理学认为：决策是最高领导关于全盘方针的决定。在现代的管理学派中，以美国管理学家和社会学家赫伯特·亚历山大·西蒙（Herbert Alexander Simon）为代表的决策管理理论学派认为：管理就是决策。

决策的定义有狭义和广义之分。狭义的决策是指两个或两个以上的备选方案中选择一个方案的过程；而广义的决策则不仅仅指选择的那一瞬间，而且还包括作出选择之前的一系列准备工作，以及作出选择之后的执行和反馈过程，因此，广义的决策由分析、判断、实施和反馈等一系列活动过程构成。一般地，把决策这一概念定义为：所谓决策是指组织或个人为了实现某种目标，提出不同的策略方案并根据某一准则选择最佳行动方案的分析和判断过程。

（二）决策的基本要素

从系统的观点看，任何一项决策都可以看成一个系统。一个系统由其基本要素构成，决策系统的构成要素主要包含决策主体、价值主体、实施主体、决策对象四大部分以及与它们关联的决策目标、决策环境和决策结果等。

（1）决策主体：即作出决策的人，它可以是组织，也可以是个人。从主体在组织中的层次上说，在传统的观念中，决策的主体是组织中的最高领导，而以西蒙为代表的决策管理理论学派认为，决策的主体是组织中的所有阶层，包括作业人员。

（2）价值主体：即决策为了满足谁的需求，为谁决策。决策主体可以和价值主体重合，如个人为自己所作的决策。决策主体也可以和价值主体分离，如国家政策，它的价值主体是人民，而决策主体是政府机关。

（3）实施主体：实施政策的人。实施主体可能既不是决策主体，也不是价值主体。决策要考虑实施主体的实施能力问题。

（4）决策对象：即决策客体，是指针对什么进行决策。

（5）决策目标：一项决策所期望实现的成果和价值。

（6）决策环境：也称为自然状态，是决策者采取各种可行方案后可能遇到或发生的情况，它不以决策者的主观意志为转移的环境或条件。

（7）决策结果：通过决策所形成的方案。

任何一项决策都是在特定的外部环境中围绕某种决策目标而开展的内部矛盾运动。个人决策由于价值主体、决策主体、实施主体都是个人自己，相对比较简单。组织决策由于存在着价值主体、决策主体、实施主体相对分离的情况，就比较复杂了。例如在护理组织中，大部分的管理决策其价值主体是患者或护士，决策主体是护理管理者，而实施主体主要是护士，在这种复杂情况下，决策者如何作出正确的决策，尽量使决策体现价值主体的需求，符合实施主体的实施能力就显得更为重要。

二、决策的类型

按照不同的分类依据，可以将决策分为不同类型。

（一）按照决策的主体划分

（1）个体决策（individual decision making）：指由组织中的个人所作出的决策。个体决策有效性主要取决于个体的知识、经验。个体决策效率高、责任明确,但受个体有限理性的影响较大。所谓有限理性是指个人的知识、能力有限,个人价值观不同,决策环境不确定性等均会使得个体难以做出完全理性的抉择。

（2）群体决策（group decision making）：指一个群体作为决策主体,根据一定规则、标准,运用一定的方式针对存在的或将要发生的问题作出的决策。群体决策的有效性取决于两个方面,一方面是组成群体决策的每个个体的知识素养、专业背景、个人判断的质量,另一方面与群体决策的组织方式,即将个人意见集结为总的意见的方法有关。

群体决策与个体决策相比,其优点是：① 群体决策拥有更广泛的知识、经验和信息,能够集思广益,从而提高决策的正确性;② 可以产生更多的方案,提供更多的思路和观点;③ 综合了多方的需求,从而提高了组织成员的积极性和决策方案的可接受性;④ 提高决策的合法性。其缺点是：① 耗费时间,群体决策需要集合多个人的意见,因而不论采用哪一种方式,都比个人决策需要更多的时间和经济的投入;② 责任不清,由于是集体决策,很难明确谁能对决策后果承担责任,特别是在决策错误时,决策集体就容易被虚化,无人真正承担责任;③ 受到少数集权人的控制,在群体决策中,决策成员在组织中的地位和威信是不同的,因此,群体决策组织不当,极易受到少数掌权人的控制;④ 抵制少数派的意见,群体成员的从众心理,可以抑制少数派的意见。

（二）从环境因素的可控程度划分

（1）确定型决策（certain decision making）：指每个方案只存在一种确定的自然状态时的决策。自然状态是指不依决策者的主观意志为转移的环境或条件,是决策者采取各种可行方案后可能遇到或发生的情况。也就是说,决策者在进行决策时面对的是确定的自然状态,且每个备选方案只有一个确定的结果,方案的选择取决于对各个方案结果的直接比较。确定型决策的特点为：① 有两个或两个以上可行方案;② 每个方案只与一种结果对应;③ 每个方案的损益值可计算出来。

（2）风险型决策（risk decision making）：也被称为随机决策,是指在可供选择的方案中,存在两种或两种以上的自然状态,哪种状态最终会发生是不确定的,有一定的风险,但是每种自然状态发生的可能性即概率大小是可以估计的。风险型决策的特点为：① 有两个或两个以上可行方案;② 每个方案有两种或两种以上的自然状态,且每个自然状态出现的概率已知;③ 每个方案的损益值可计算出来。

（3）不确定型决策（uncertain decision making）：指在可供选择的方案中存在多种自然状态,并且这些自然状态所发生的概率是无法预先作出估计的。不确定型决策与风险型决策的区别仅在于各种自然状态发生的概率是否可知。不确定型决策的特点为：① 有多种可行方案;② 每个方案有两种或两种以上的自然状态,且每个自然状态出现的概率未知;③ 每个方案的损益值难以估算。

（三）按决策主体在组织中的层次划分

（1）高层决策：指组织中高层次管理人员为确定组织发展方向和远景等重大问题而作出的决策,往往是一些具有战略意义的决策。

（2）中层决策：指组织中的中层管理者为了保证总体战略目标的实现而作出的决策,通常又称为管理决策。管理决策往往涉及组织的局部问题。

（3）基层决策：指由组织中的基层管理者为解决日常工作任务中的问题所作的决策,它们往往是技术性的业务决策。

（四）按决策问题的常规性划分

（1）程序化决策（procedural decision making）：又称常规决策,是指对常规的、反复发生的问题进行决策。其特点是:① 解决重复出现的、日常的管理问题;② 一般有一定的政策和法规可依;③ 一般由中层或基层管理人员作出。

（2）非程序化决策（non-procedural decision making）：又称非常规决策,是指偶然发生的或首次出现而又较为重要的非重复性决策。其特点是:① 解决偶然发生的、性质不明的例外问题;② 决策的过程必须是一个创新的过程;③ 多由高层管理人员决定。

（五）按决策的内容划分

（1）战略决策（strategic decision making）：指涉及全局的、长远性的决策,一般包括组织的发展方向、目标、发展方针、路线、原则。它侧重于理性规范的制订,这类决策一般由组织中的高层人员作出,一般应用定性的分析方法分析。

（2）战术决策（tactical decision making）：针对局部的、具体问题所作的决策。一般包括实施政策、实施条件、方式、方法,它侧重于对实践行为过程的设计与调控。这类决策更多的是应用定量的分析方法分析。

另外,还有单目标决策与多目标决策、最优决策与满意决策、宏观决策与微观决策、简单决策与复杂决策等分类形式。

三、决策的原则

正确的决策可以给组织带来积极的正面影响,促进组织的发展和组织目标的实现,而错误的决策给组织带来的是消极的负面影响,不仅不能促使组织的发展,有时甚至可能给组织造成毁灭性的后果。尽管决策者个人的智力和学识对决策来说是重要的,但遵循一些决策的基本要求同样是重要的,它可以提高决策的有效性,降低错误决策的发生率。因此,决策过程中需要遵循科学的原则。

（一）信息准全原则

"现代科学决策的秘诀是百分之九十的情报,加百分之十的直觉",信息充分准确是科学决策的基础。掌握的信息越多、越全面,信息越是真实、准确、及时,决策的正确性就越高。

（二）系统分析原则

系统分析原则是指必须将决策对象,即需要研究的问题作为一个系统来对待,分析系统的要素、环境以及系统整体与要素之间、系统内部各要素之间的相互关系,使决策达到整体化、综合化和最优化。

（三）科学可行原则

所谓可行性是指在现有的主客观条件下,决策能够实施的程度。决策只有在可行的情况下,才能真正得以实施,否则,半途而废,只会给组织带来重大的损失。要保证决策的可行,首先,决策要符合客观事物的发展规律,决策者需有一定的科学知识,按客观规律办事;其次,要认真分析组织现有的基础条件和可以创造的潜在条件,从实际出发,量力而行。

（四）分层决策原则

所谓分层决策,就是指组织内不同层次的管理者,制订不同层次的决策。一般地,上层管理者制订一些对组织全局有影响的、长远的战略性决策;中层管理者在组织的总目标下,根据自己的权限和部门特征,制订管理性的决策;基层管理者则制订一些与本职工作有关的技术性的决策。不同的决策要由不同的组织层次来制订,因此,制定决策的主体并不是层次越高越好,也不是越低越好。

(三)对比选优原则

一个决策需在分析多种方案的基础上建立起来。如果只有一个方案,决策时就无从对比,无从选优。因此,对于任何一项决策,尤其是重大的战略决策,都应做出数种可供选择的方案。

(六)民主参与原则

决策要体现价值主体的愿望和要求、体现实施主体的实施愿望和能力,就必须坚持民主参与原则。为了保证民主的质量,参与不仅是在形式上的,更重要的是实质性的参与,允许各抒己见,畅所欲言,使各种意见在决策中能真正起到作用。

(七)跟踪反馈原则

首先,由于决策者的知识、能力和时间等的限制,各种主客观因素的影响,决策者对客观事物的认识不可能是完全正确的;其次,由于客观事物总是复杂多变的,有些政策在制订当时是正确的,但随着形势的变化,需要及时修正,因此,决策贯彻实施以后需要有跟踪验证的过程,只有这样,决策才能取得最后的成功。

四、决策的程序

正确决策,需要按照一定程序进行。决策过程一般有以下几个基本的步骤。

(一)发现问题

决策问题是指从日常所遇到的大量问题中归纳综合并可用理论知识解释的问题。发现决策问题的要点有两个途径:一是对时常大量发生的问题不能就事论事地进行决策,而应经过综合归纳,清理出具有决定性影响的重大问题;二是对准备决策的问题应进行理性分析,明确问题的本质与规律。这一过程着重思考以下几方面的问题:① 组织在何时何地已经或将要发生何种问题?这种问题会对组织产生何种影响?② 问题的原因是什么?其主要根源是什么?③ 针对问题的性质,组织是否有必要调整活动的方向与内容?只有发现问题,弄清问题的性质,找出问题的主要原因和相关因素,才能确定决策目标并围绕目标进行选择。

(二)确立目标

目标是决策人所感觉到的比现状更佳的客观存在,它表示了决策者的愿望。明确决策目标,要注意以下几方面要求:① 提出目标的最低理想水平;② 明确多元目标间的关系;③ 注意目标的可操作性,即目标可以计量、有明确的期限、有确定的责任者。

(三)收集资料

信息是准确预测的基础和原动力。管理者为充分估计决策对象及其所处的外部环境可能发生的变化,要全面收集相关信息,并进行全面分析和归纳。收集资料时,既要避免信息遗漏,又要注意避免信息过多而分散注意力,要将精力集中在重要的信息上,以作出科学的预测。

(四)拟订方案

拟订方案直接决定了决策的质量。制订者要应用现代科学理论和技术对方案进行详细的技术设计和定量论证,拟订出各种条件下的最佳对策。必要时,还要利用模型进行模拟试验,以增强决策的科学性。

（五）比较方案

比较方案应根据所要解决的问题性质，充分考虑决策目标、组织资源和方案可行性，结合自己的经验，依据科学的标准进行。要研究各种方案的限制因素，评价各种方案的技术合理性、措施可操作性、经济时效性、环境适应性以及社会影响性等，分析可能出现的问题、困难、风险，综合权衡利弊。

（六）选择方案

这是决策过程中最为关键的一步，它直接影响决策的有效性。决策者在众多方案中选择一个方案作为决策的最终后果。要使关键的一步不发生偏差，决策者要明确正确的选择标准和依据。

（七）实施反馈

实施决策是领导活动的最终目标。只有将决策付诸实践，才能达到预期目的，决策才有意义。由于人的认识受到各种因素限制，选择的方案不能与实际状况完全一致，需要根据实际情况进行调整、修改。因此在实施过程中，要建立信息反馈制度，收集信息，了解动向，追踪分析，发现偏差，找出原因，及时整改，保证决策目标的实现。

（八）检查评价

决策实施以后，检验和评价实施的结果，检查是否达到预目标，总结经验教训，为今后的决策提供信息和借鉴。

决策的步骤和程序不是固定不变的，决策者应根据具体情况灵活应用和选择。护理管理者要掌握科学决策的理论，运用自己的智慧和经验，结合护理工作实际，在护理管理工作中体现高效率、高质量。

管 理 故 事

管理决策中的有限理性

从前有个人丢了一把斧子。他怀疑是邻居家的儿子偷去了，观察那人走路的样子，像是偷斧子的人；看那人的神色，也像是偷斧子的人；他的一言一行，一举一动，无一不像偷斧子的人。后来，丢斧子的人在山谷里挖水沟时，掘出了那把斧子，再留心察看邻居家的儿子，就觉得他走路的样子，他的脸色表情，他的言谈话语，都不像是偷斧子的了。

点评：当人们确立了某一个信念或观点时，在收集信息和分析信息的过程中，他们有一种寻找证据的倾向，也就是说他们会很容易接受支持这个信念的信息，而忽略否定这个信念的信息，这是决策管理中的一种心理陷阱，称为证实偏差。

在日常管理活动或者决策行为中，人是理性的吗？很明显，人并不是理性的，能够做到"有限理性"已经很不错了。所以，面对不确定的世界，人必须承认自己的有限和不足，有时候，甚至还要承认自己并不高明。

五、决策的方法

将现代科学技术成就应用于决策活动中，就成为了决策科学。随着决策理论和现代科学技术的不断发展，在人们的政治、经济和日常生活中都普遍存在的决策活动也越来越科学。决策活动也不再是简单地回答是与否的过程，而是应用一系列科学方法作出抉择的过程。

（一）计量决策方法

1. 确定型决策方法

（1）线性规划法：线性规划方法是在第二次世界大战中发展起来的一种重要的数量方法，是运筹学的一个最重要的分支，主要用于研究有限资源的最佳分配问题，即如何对有限的资源作出最佳方式的调配和最有利的使用，以便最充分地发挥资源的效能去获取最佳的经济效益。该方法的最大优点是可以处理多品种问题，是解决多变量最优决策的方法，在各种相互关联的多变量约束条件下，解决或规划一个对象的线性目标函数最优的问题，即给予一定数量的人力、物力和资源，如何应用而能得到最大经济效益。当资源限制或约束条件表现为线性等式或不等式，目标函数表现为线性函数时，可运用线性规划法进行决策。线性规划法就是在线性等式和不等式的约束条件下，求解目标函数的最大值或最小值的方法。

采用线性规划建立数学模型的步骤是：首先，确定影响目标大小的变量；其次，列出目标函数方程；再次，找出实现目标的约束条件；最后，找出目标函数方程的最优解。

例：某工厂制造 A、B 两种产品，制造产品 A 每吨需用煤 9 吨，电力 4 千瓦，3 个工作日；制造产品 B 每吨需用煤 4 吨，电力 5 千瓦，10 个工作日。已知制造产品 A 和 B 每吨分别获利 7 千元和 12 千元，现在该厂由于条件限制，只有煤 360 吨，电力 200 千瓦，工作日 300 个可以利用，问 A、B 两种产品各应生产多少吨才能获利最大？最大利润是多少？根据已知，生产 A、B 两种产品相关资料见表 3-1 所示。

表 3-1 生产 A、B 两种产品相关资料

产品 资源消耗	A	B	限制条件
用煤（吨）	9	4	360
电力（千瓦）	4	5	200
工作日（天）	3	10	300
产品获利（千元/吨）	7	12	

计算过程较复杂，略去。最后，作出各约束条件表示的直线，最优解在直线围成的多边形的顶点取得，见图 3-1 所示。阴影部分即为这个线性规划问题的可行区域。

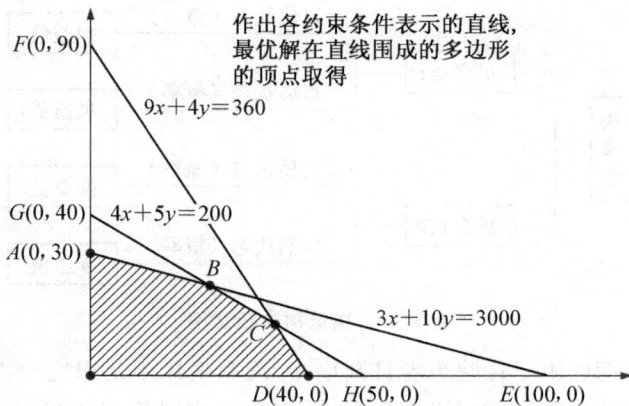

图 3-1 线性规划可行区域

平行直线系 $f = 7x + 12y$ 过点 $A(20,24)$，即当 $x = 20$，$y = 24$ 时，$f_{max} = 7 \times 20 + 12 \times 24$

＝140＋288＝428(千元)。即产品 A 生产 20 吨,产品 B 生产 24 吨,获利最大,最大利润为 428 千元。

（2）量本利分析法：也叫保本分析或盈亏平衡分析,是通过分析产量、成本和利润这三个变量之间的关系,分析盈亏变化的规律,掌握盈亏变化的临界点(即保本点),指导管理者选择能够以最小的生产成本生产最多产品并可使企业获得最大利润的经营方案。一般说来,企业收入＝成本＋利润,如果利润为零,则收入＝成本＝固定成本＋变动成本,而收入＝销售量×价格,变动成本＝单位变动成本×销售量,这样由销售量×价格＝固定成本＋单位变动成本×销售量,可以推导出盈亏平衡点的计算公式为：盈亏平衡点(销售量)＝固定成本/每计量单位的贡献差数。常用有图解法和代数法两种方法。图 3－2 为某产品盈亏平衡图。

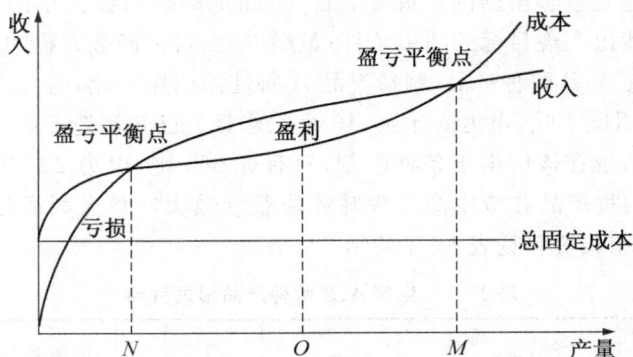

图 3－2　某产品盈亏平衡图

2. 风险型决策方法

（1）决策树法：它利用了概率论的原理,并且利用一种树形图作为分析工具。其基本原理是用决策点代表决策问题,用方案分枝代表可供选择的方案,用概率分枝代表方案可能出现的各种结果,经过对各种方案在各种结果条件下损益值的计算比较,为决策者提供决策依据。图 3－3 为决策树法示意图。

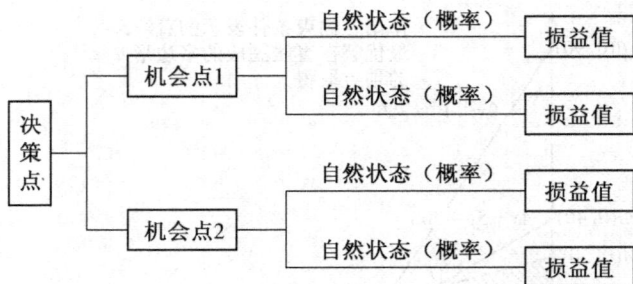

图 3－3　决策树法示意图

例：某医院内科病区由于住院患者日渐增多,现有病床不足以完全满足住院患者需要,护理部拟定了三种方案：① 新建 ICU 病区；② 对现有内科病房改建,增加部分床位；③ 转移到分院。运用决策树法,计算三种方案的决策损益值,见图 3－4。护理部应采用何种方案为优？

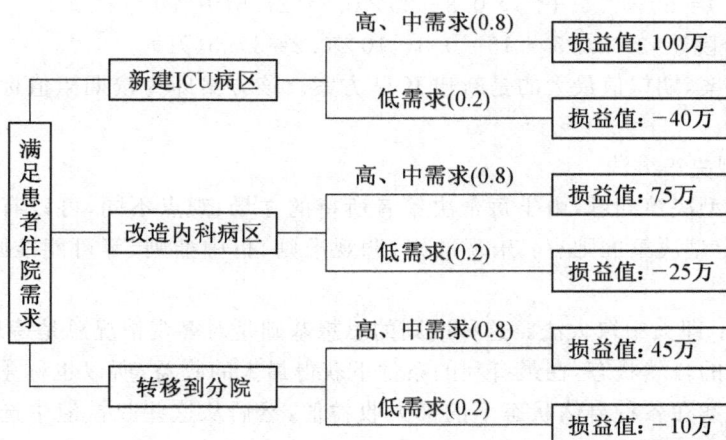

图 3－4　各种方案决策损益值(决策树法)

运用决策树法,比较三个方案自然状态的概率及其损益值,自然状态概率和损益值均最大的是新建 ICU 方案。因此新建 ICU 方案为决策树法计算的最佳方案。

(2)期望值法:期望值法就是利用概率论算出每个行动方案的益损期望值并加以比较的方法,有最大收益期望值法和最小损失期望值法。最大收益期望值法就是决策的目标是收益最大,因而在决策时选择收益期望值最大的行动方案,最小损失期望值法就是决策的目标是费用最小,因而在决策时选择费用期望值最小的方案。

仍引用上述例子,三种决策方案的损益情况见表 3－2。护理部应采用何种方案为优?

表 3－2　各种方案的损益值(单位:万元)

自然状态与概率 方　案	高需求 $P=0.5$	中需求 $P=0.3$	低需求 $P=0.2$
新建 ICU 病区	70	30	－40
改造内科病区	50	25	－25
转移到分院	30	15	－10

表中内容包括四个部分:

决策方案——经过可行性研究确定的行动方案,如例中的改造内科病区、成立 ICU 病区和转移到分院。

自然状态——各可行性方案实施后可能遇到或发生的情况,如高需求、中需求、低需求。

概率值——每种自然状态发生的可能性大小,如 $P=0.5$、$P=0.3$、$P=0.2$。

损益值——在不同的自然状态下的收益或损失值。如:改造内科病区,在高需求情况下,可以获得收入 50 万元,在中需求的情况下,可以获得收益 25 万元,在低需求的情况下,会亏本 25 万元。

本例适用最大收益期望值法,即期望值大者方案为优。第 n 种方案的期望值(用 E 表示)等于第 n 种方案自然状态出现的概率与其损益值的乘积之和。各方案的损益值计算方法如下:

E(新建 ICU)$=70\times0.5+30\times0.3-40\times0.2=36$(万元)

E(改造病区)$=50\times0.5+25\times0.3-25\times0.2=27.5$(万元)

E(转移到分院)$=30\times0.5+15\times0.3-10\times0.2=17.5$(万元)

比较三个方案,期望值最大的是新建 ICU 方案。该方案即为按期望值标准计算的最佳方案。

3. 不确定型决策方法

对于非确定型决策问题,由于每个决策者所持的立场、观点不同,可以有不同的决策准则,常见的非确定型决策准则有:乐观准则、悲观准则、折中准则、等可能准则、最小后悔值准则等五种。

(1)乐观法:即大中取大法。这种准则的思想基础是对客观情况总是持乐观估计,认为未来会出现最好的自然状态,在最有利的条件下获得最大的收益,所以也称乐观准则。决策时首先找出各方案在各种自然状态下的最大收益值,然后从这些收益值中选择一个收益值最大的方案作为决策方案。

例如,某医院内科病区由于住院患者日渐增多,现有病床不足以完全满足患者的住院需要,护理部拟定了三种备选方案:① 新建 ICU 病区;② 对现有病房改建,增加部分床位;③ 转移到分院。各种自然状态(即高需求、中需求、低需求)的概率未知,其决策损益情况见表 3-3,护理部应采用何种方案为优?

表 3-3 各种方案的损益值表(单位:万元)

自然状态与概率 \\ 方案	高需求	中需求	低需求
新建 ICU 病区	70	30	-40
改造内科病区	50	25	-25
转移到分院	30	15	-10

由表 3-3 可知,在各种自然状态下,新建 ICU 病区、改造内科病区和转移到分院,各方案的最大收益值分别为 70 万元、50 万元和 30 万元。最大收益值中的最大值所对应的方案是成立 ICU 病区。"大中取大法"的优点是有可能取得最佳的结果;缺点是风险亦大。

(2)悲观法:即小中取大法。这种方法又称"极大极小损益值法"。其基本思想是:先计算出各种方案在各种自然状态下可能有的收益值,再找出各种自然状态下的最小收益值,然后选择与这些最小收益值中最大的值相对应的方案,作为决策方案。这种决策原则通常称为"悲观原则"。

仍以上述例子为例,各方案的最小收益值分别为 -25 万元、-40 万元和 -10 万元。这些最小收益值中的最大值为 -10 万元,所对应的方案为转移到分院方案。

该决策方法是一种比较保守的决策方法,最后选定的方案是在最不利的情况下的最好方案。这种方法的优点是风险较小,缺点是有可能失去获得最好结果的机会。

(3)折中法:即乐观系数法。这种方法对客观条件的估计既不那么乐观,也不那么悲观,主张按经验选取一个乐观指数,用数字 α 表示,其值为从 0 到 1 的一个数。

第 n 个方案的期望值=该方案的最好收益值$\times\alpha$+该方案的最差收益值$\times(1-\alpha)$。

根据各方案期望值的大小,选择期望值最大者。仍以上述例子来说明,假设乐观系数为

0.6,则

新建 ICU 病区＝70×0.6＋(－40)×(1－0.6)＝26(万元)

改造内科病区＝50×0.6＋(－25)×(1－0.6)＝20(万元)

转移到分院＝30×0.6＋(－10)×(1－0.6)＝14(万元)

根据三个方案期望值的大小,选择期望值最大者所对应的方案即为成立 ICU 病区。

(4) 等可能法:当决策者不能肯定哪种状态最容易出现时,认为这些自然状态出现的概率是相等的,计算每个方案在各种自然状态下收益的平均值,确定全部方案平均值,最大值所对应的方案为最优方案。

上例中,新建 ICU 病区、改造内科病区、转移到分院的平均收益值分别为:

新建 ICU 病区＝[70＋30＋(－40)]÷3＝20(万元)

改造内科病区＝[50＋25＋(－25)]÷3＝17(万元)

转移到分院＝[30＋15＋(－10)]÷3＝12(万元)

由此得出成立 ICU 病区是最优方案。

(5) 最小后悔值法:决策者在决策之后,若情况不太理想,会产生后悔的感觉,对各方案的最大或最小后悔值(分别对应收益与费用)进行比较,后悔值最小的方案为最优方案。计算步骤:① 算出不同自然状态下的最大收益值;② 算出不同自然状态下的各种方案的后悔值;③ 算出不同方案的最大后悔值;④ 以最大后悔值中的最小值所对应的方案选优。

仍以上述例子来说明。三种不同自然状态(高需求、中需求、低需求)下的最大收益值分别为 70 万元、30 万元、－10 万元。三种不同自然状态下的三种方案的后悔值计算见表 3－4所示。三个方案的最大后悔值分别为 30 万元、20 万元和 40 万元,其中以 20 万元为最小,故改造内科病区方案为最优。

表 3－4   各种方案的后悔值

方　案 ＼ 自然状态	高需求	中需求	低需求	最大后悔值
新建 ICU 病区	0 (70－70)	0 (30－30)	30 (－10＋40)	30
改造内科病区	20 (70－50)	5 (30－25)	15 (－10＋25)	20
转移到分院	40 (70－30)	15 (30－25)	0 (－10＋10)	40

由上例各种计算方法和结果可以看出,对于非确定型决策问题,采用的决策准则不同,其得出的结论也不同。

(二)群体决策方法

1. 互动群体法(interacting group technique)

互动群体法是指通过召开会议的形式,让成员面对面地相互启发,从而获得决策意见和观点的方法。这种方法最为简单,在日常管理中也应用最多。

2. 头脑风暴法(brain storming)

头脑风暴法是由美国创造学家奥斯本(A. F. Osborn)于 1939 年首次提出、1953 年正式发表的一种激发性思维的方法,是一种集体决策方法。该方法是群体集中在一起,针对某一问题,敞开思想,畅所欲言,提出可选方案。

实施中需遵循的四项基本原则是:① 鼓励每个人独立思考,广开思路;② 意见和建议越多越好,参与者不要考虑建议的质量,想到什么就说什么;③ 对别人的建议不作任何评价,不批评也不要对别人的意见做结论,将相互讨论限制在最低限度内;④ 不要重复相同的意见,但可补充和完善已有的建议,使它更有说服力。该法的优点在于:鼓励创新、集思广益,防止屈从压力,利于少数派意见的提出,适用于收集新设想阶段。

3. 名义群体法(nominal group technique)

名义群体法是指在决策过程中小组成员需独立思考,互不通气和协商,小组只是名义上的。实施步骤:① 召开群体会议,组织者把要解决的问题告诉参与者;② 所有群体成员独立思考,写出自己的意见;③ 将想法提交给群体;④ 成员按次序逐个向大家说明自己的想法;⑤ 开始讨论,鼓励对各种想法作出评价;⑥ 每一个成员独立把各种想法排序,综合排序最高的想法就是该次名义群体法的决策方案。这一方法的优点是鼓励成员独立思考,防止屈从压力。

4. 德尔菲法(delphi technique)

德尔菲法又名专家意见法。依据系统的程序,采用匿名发表意见的方式,即专家之间不得互相讨论,不发生横向联系,只能与调查人员发生联系,通过多轮次调查专家对问卷所提问题的看法,经过反复征询、归纳、修改,最后汇总成专家基本一致的看法,作为预测的结果。

德尔菲法是一种较为复杂的方法,需要耗费较多的步骤与时间,其具体的步骤是:① 设计解决问题的问卷;② 每一成员独立完成第一组问卷;③ 将结果汇总;④ 将结果复制,寄给每个成员;⑤ 在阅读第一次结果的基础上,每一成员再提出方案。重复④、⑤步骤,直至意见基本一致。

德尔菲法的优点:可以收集到不可能见面的专家群体的意见;不需要成员聚集到一起,成本较低;成员之间的相互影响较少,可以在一定程度上避免心理暗示和从众行为。其缺点:决策时间长,是一种复杂、耗时的方法;难以通过成员之间的相互启迪获得丰富的、具有创造力的设想和方案。

5. 电子会议法(electronic meeting)

电子会议法是群体预测与计算机技术相结合的预测方法。在使用这种方法时,先将群体成员集中起来,每人面前有一个与中心计算机相连接的终端。群体成员将自己有关解决政策问题的方案输入计算机终端,然后再将它投影在大型屏幕上。

电子会议法的特点是匿名、可靠、快速。参与决策的专家采取匿名的方式将自己的方案提出来,只需把个人的想法输入键盘就行了,并且每个人作出的建议都如实、不会被改动地反映在大屏幕上,使不同的专家可以在同一时间中互不干扰地交换见解,它要比传统的面对面的决策咨询的效率高出许多。

电子会议法的局限性是对那些善于口头表达,而运用计算机的技能却相对较差的专家来说,电子会议会影响他们的决策思维;由于是匿名,因而无法对提出好的政策建议的专家进行奖励;“人—机对话”沟通程度不如“人—人对话”那么生动和丰富。

【思考题】

1. 目标管理有哪些优缺点？结合你学习、工作、生活实际，说明如何发挥优点，克服缺点？

2. 制订管理目标的要求有哪些？

3. 完成一份书面作业，你将如何运用目标管理的方法及过程去解决专业学习或护理管理中遇到的问题，从而实现目标？

4. 从环境因素的可控程度划分，决策可以分为哪几种？举实例说明。

5. 头脑风暴法和电子会议法各有哪些优缺点？

（范晓江）

第四章　组织管理

【学习要点】
1. 正式组织和非正式组织的区别与联系
2. 组织设计的基本原则
3. 组织结构的基本类型
4. 组织变革的因素与发展趋势
5. 护理管理组织机构

　　组织的管理职能是管理的基本职能之一,是进行人员配备、领导、控制的基础。为了实现既定的工作目标和计划,必须设计和维持一种组织结构及相互关系,使人们为实现工作目标和计划而协调有效地工作。

管 理 故 事

针的制作过程

　　"一个人抽铁丝,一个人拉直,一个人切截,一个人削尖铁丝的一端,一个人磨另一端。磨出一个圆头需要两到三种不同的操作,安装上源头又是一种操作,以及涂色、包装等。这样一枚针的制造要经过18道工序。在有的工厂里,每道工序都由不同的人完成,而有的小厂中可能会有工人身兼两三种操作。我曾经访问过一个只有10个工人的小工厂……他们工作努力,所以一天可以制造12磅的针,以平均每磅4000枚计算,10个人每天就能做出48000枚针,平均每个工人每天可以制作出4800枚针。但是如果他们都是独立完成所有工作,他们中没有一个人一天能制作出20枚针,也许一枚都不行。"

第一节　　组织概述

一、组织的概念

　　组织的概念有名词性和动词性之分。名词性组织的概念是指组织结构,即具有明确目标、结构和协调活动机制的与一定社会环境相联系的社会系统,比如医院、商店、企业、政府机关等。具体包括四层含义:① 组织是一个人为的系统;② 组织必须具有明确的目标;③

组织必须要有分工协作;④ 组织要有不同层次的权力与责任制度。动词性组织的概念是指组织活动,即为了实现既定目标,对人、事、物进行系统安排,有效组合,形成多层次的权责角色结构,高效地完成目标的活动过程。组织的动词概念体现了管理活动中的组织职能的本质是一种行为。

作为一项管理职能,组织是指在组织目标已经确定的情况下,将实现组织目标所必须进行的各项业务活动加以分类组合,再分配部门或个人任务,并根据管理跨度原则划分出不同的管理层次和部门,确定各部门、各层次主管人员的职责和职权,规定各层次及组织结构,构成整体组织系统。

二、组织的要素与功能

(一)组织的基本要素

组织的要素是组织结构和组织活动得以存在和发展的基本条件,有多种分类方法,包括"五要素"、"七要素"、"八要素"等不同方法。常用的组织"五要素"分类法所指的组织基本要素包括以下内容:

1. 目标与任务 目标是组织得以形成的前提,一般是由组织成员制订和管理并通过组织成员的行为来实现。组织目标是组织成员进行活动的行为指南和努力工作的方向。如企业的目标通常是生产满足市场需要的产品并取得经济效益。有了组织目标后,要为实现组织目标进行工作任务的分配,各部门和各成员要明确各自的工作内容与职责。组织必须要为社会创造价值,满足社会的需要才能长期生存。如医院的存在是为了救死扶伤,维护人类的健康;企业能够存在是因为它能提供社会所需要的产品和服务。

2. 职权与职责 组织根据各成员所承担的责任大小,赋予相应的职位权力,是各级管理人员能够采取一系列行动完成本部门的工作任务,保证组织目标责任制实现的前提。组织中有不同的职位,每个职位都匹配适当的人员,以明确每个人在组织中所处的位置及相应的具体任务。其中职权是指经一定正式程序所赋予某项职位的一种权力,可使该职位的管理者行使相应的指挥、监督、控制、决策等行为。职责是指某项职位应该完成某项任务的责任,如上级具有对下级工作进行指导的职责,下级具有向上级汇报工作进展、成绩和失误的职责。

3. 物质与精神 物质要素是组织内所需人、财、物、信息等为保证组织目标实现的必要资源。如医院护理组织,有护理部主任、护士长、护理人员等专业工作者,有经费的预算和支出,有办公室、护理站、病房等场所。其中人是最重要的资源,是决定一个组织能否在市场竞争中生存和发展的重要因素。除物质资源外,在当今的社会,信息也是一个非常重要的资源,有时成为一个组织抢占先机,在竞争中获得成功的重要因素。精神要素是指组织内成员的权力、职责、工作规范、生活准则、服务精神、认同感及归属感等。

4. 技术与质量 一个组织必须有基本的技术队伍并与时俱进才能保证其生存和发展。

5. 适应与发展要素 组织的内外环境处于不断变化的过程中,组织必须不断地获取信息,根据环境变化调整自己的目标和任务,才能在市场竞争中求得生存与发展。

(二)组织的功能

合理的组织是实现有效管理的必要条件,对实现组织的目标、满足组织成员的需求,具有重要的作用:

(1)组织能使每一个成员充分认识到自己所进行的工作对实现组织目标的作用,使每一成员按组织目标所指引的方向完成工作。

（2）将业务工作进行分组归类，并把工作分成各种具体职务，使组织中的每个成员充分认识自己的工作责任和拥有的权力，并能正确应用。同时可以使每一个成员了解完成任务后对组织和个人所带来的好处。

（3）把各种职务组成部门，为组织成员提供工作环境，确定各部门机构的职责范围，赋予相应职权。

（4）联系组织内上下左右各部门单位，明确各层次、单位之间分工协作关系，使组织成员了解自己在组织中的工作关系和所属关系，能够正确处理各种关系。

（5）组织具有适应和变化的功能，能及时调整和改善自身结构，使各部门及工作人员的职、责、权更加明确合理，以适应组织活动和社会大环境的发展与变化。

（6）建立组织内的信息沟通渠道，并与其他管理职能配合，保证组织内各项活动正常有效运转，实现组织高效率。

三、正式组织与非正式组织

（一）正式组织

通过管理的组织职能所形成的组织结构就是正式组织（formal organization），也被称为显性结构。这种组织是围绕特定目标有意识地设计和建立的各种关系体系。该组织内部成员的职责范围和相互关系常以政策、章程、制度等加以明文规定。正式组织构成有以下一些条件：① 有共同的目标；② 有明确的信息沟通系统；③ 有协作的意愿，即人们在组织内积极协作，服从组织目标；④ 讲究效率；⑤ 分工专业化又强调协调配合；⑥ 建立权力，权力由组织赋予，下级必须服从上级；⑦ 不强调工作人员工作的独特性，组织的工作及职位可以相互替换。

（二）非正式组织

非正式组织（informal organization）指不是管理部门规定，而是由于地理上相近、兴趣相似，或者利益相同等而自发形成的组织，又称为隐性结构。在正式组织中担任各种职位的组织成员逐渐形成超出组织正式关系体系的、稳定的非正式关系模式。该组织的主要功能在于满足个人的需要，其存在及其活动，既可对正式组织目标的实现起到积极的作用，也可能产生消极的影响。

1. 非正式组织的特点

（1）由于成员互相吸引而自发形成的。

（2）维系非正式组织存在的力量是情感、共同兴趣等。

（3）非正式组织也有领袖人物，该人物并非与正式组织一样由任命或选举而产生，而是在非正式组织形成过程中自然产生的。该领袖人物对组织内成员的影响力常常比正式组织的领导者更大。

（4）有较强的凝聚力，可形成"抱团"现象，这种凝聚力突出表现在自卫性和排他性上，成员之间自觉进行互相帮助。

（5）具有一定的行为规范控制成员活动，有不成文的奖惩办法。

（6）信息在组织中的传递速度快，并带有明显的感情色彩。

2. 非正式组织的作用

（1）积极作用：它可以为员工提供在正式组织中很难得到的心理需要的满足，创造一更加和谐、融洽的人际关系,提高员工的相互合作精神,最终改变正式组织的工作情况。

（2）消极作用：如果非正式组织的目标与正式组织目标发生冲突,则可能对正式组织的工作起干扰和破坏的作用。非正式组织的感情会影响其成员对事物的认识和评价,削弱正式组织的作用和凝聚力。非正式组织要求成员行为一致性的压力,可能会束缚其成员在正式组织中的个人发展。此外,非正式组织的凝聚力可能会阻碍正式组织的变革进程,造成组织创新的惰性。

3. 对非正式组织的管理

非正式组织的存在是一个客观的、自然的现象,管理者应该认识和分析非正式组织,了解其形成原因、成员构成、领袖人物、发展趋势等,因势利导,善于最大限度地发挥非正式组织的积极作用而克服其消极的作用,使其与正式组织产生合力,促进组织目标的实现。

（1）发挥非正式组织增进员工间情感、增强团队凝聚力的功能。非正式组织是建立在感情基础上的,员工间相互信任、自由沟通和彼此支持,能及时缓解心理压力,保持良好的心理状态和工作状态。

（2）发挥非正式组织增强团队合作、提高工作效率的功能。当领导者与某员工属于同一非正式组织时,员工会更积极地完成领导者所布置的任务。

（3）发挥非正式组织促进信息沟通的功能。利用非正式组织进行信息沟通已成为当代管理者的重要策略之一。如护士长制订一项新的决策,在难以预测护士的反应时,可以利用非正式组织的沟通渠道,透露信息,观察员工对准备实施的决策的反应,根据反应对决策进行调整,使决策在正式实施时更切合实际。

（4）发挥成员相互间的正向影响,以利于组织目标的实现。在非正式组织中往往也存在不成文的规范,使成员个体服从于群体的规范。管理者可利用非正式组织中对组织目标有深刻认识和有能力的成员传递正面信息,使组织成员统一认识,对组织目标产生认同感,从而促进目标的实现。

（三）正式组织与非正式组织的关系

华盛顿合作规律

华盛顿合作规律：一个人敷衍了事,两个人互相推诿,三个人则永无成事之日。

人与人的合作不是人力的简单相加,而是复杂和微妙得多。在人与人的合作中,假定每一个人的能力都为 1,那么 10 个人的合作结果有时比 10 大得多,有时甚至比 1 还要小。因为人不是静止的物,而更像方向不同的能量,相互推动时自然事半功倍,相互抵触时则一事无成。在护理队伍中,存在着不同的非正式群体,管理者要重视和尊重团队成员,使非正式组织的目标与正式组织的目标一致,从而提高组织效率。

正式组织与非正式组织相伴相生。人们在工作中通过个人接触、相互影响、自由组合而形成集合体,这种集合体是偶然的、无意识的,没有正式的组织结构和自觉的共同目标,但它能使人们形成一定的风俗、道德观念、习俗、民俗、社会规范和理想,从而影响正式组织。任何正式组织中都存在着非正式组织,非正式组织具有信息交流、维持正式的组织凝聚力、维持个人人格、自尊心和独立选择能力的功能,能对正式组织起到补充和促进作用。

正式组织的目标与非正式组织的目标问题呈一定的角度关系。两维目标完全一致时,非正式组织对正式组织目标的实现产生最大的促进作用。两维目标基本一致时,非正式组织对正式组织目标的实现更大可能是产生促进作用。两维目标基本不一致时,非正式组织对正式组织目标的实现更大可能是产生促退作用。两维目标完全不一致时,非正式组织对正式组织目标的实现产生最大的阻碍作用。

管理者要积极引导非正式组织的发展,避免非正式组织所带来的消极影响和不良后果,以保证组织的健康发展。

第二节 组织设计与结构

组织设计(organizations designing)是指把实现组织目标所需的各种资源进行合理组合和建构,形成相对稳定的、职责关系明确的组织结构的动态设计过程。通过组织设计,力求用最少的资源获取最大的效益。

一、组织设计依据

1. 组织战略 组织结构只是实现组织目标的手段,而组织目标又源于组织的总体战略。因此,组织结构与组织战略是紧密联系在一起的,组织结构的设计和调整必须服从于战略,只有如此,组织战略才能更有效地执行,才能取得竞争优势。

2. 组织规模 组织规模直接影响着组织结构的复杂性程度、规范化程度以及组织结构中的集权和分权。

3. 技术 任何组织都是转换系统,将投入转化为产出,这就必然需要采用某种技术和生产方式。而无论采用什么样的技术和生产方式,都会对组织结构产生一定的影响。组织结构必须与之相适应才能使组织更有效率。

4. 组织环境 组织环境是对影响组织行为的所有因素的统称,它包括组织内环境和组织外环境两个方面的因素。组织内环境和外环境都会影响组织结构的形态,组织结构要随环境的变化来设计和调整。

二、组织设计

组织设计一般有两种情况:一是新组建的组织需要组织结构的设计,二是对原有组织结构进行调整和完善。虽然情况不同,涉及内容各有偏重,但组织结构设计的基本程序是一致的。

(一)组织结构设计的过程

1. 确立组织宗旨及工作目标 该过程帮助设计者对组织进行定位,明确组织的社会价值及组织自身发展的方向。这是整个组织设计过程的指南,所以设计均需考虑是否是实现组织宗旨和目标所必需的。

2. 设计职务并分配职责 将组织总目标进行分解,确立和分类为实现各分目标所必需的各项业务工作,并设计相应的职务类别和数量。根据职务所要完成的工作内容,来分析担任每个职务的人员应具备的知识和能力,所拥有的权力和要承担的责任,并形成职务说明书,列举每项职务应有的功能、个人职权与责任、个人与他人的关系,如与何人合作、受何人领导、对何人负责等。

3. 部门划分 根据组织目标按一定标准将多个职务组合成一个管理单位,由一位管理人员具体负责,这就形成了部门。划分部门的标准不是唯一的,通常根据各职务的工作内容和性质是否相似、相互间联系是否密切来划分,也可根据人数、时间、职能、产品种类、地区、服务对象等来划分。

4. 形成组织结构 指派各职务的相关人员,分配组织结构所需的物质、场所、经费等资源。对初步设计的组织各部门的工作量、人员数进行调整使之平衡,明确各职务间、部门间职责关系是否形成一个严密的网络,纠正职责不清的现象,从而形成科学有效的组织结构。

5. 反馈修正 将组织运行过程中出现的新问题、新情况及时反馈,定期或不定期地对原有的组织结构进行修正,使其不断完善。

(二)组织工作的基本原则

虽然不同的组织有不同的任务和特点,有不同形式的组织结构,但是每个组织都应有以下共同的原则。这些原则既是组织设计时应遵循的原则,也是管理人员在行使管理职能时应遵循的原则。

1. 目标明确一致原则 组织的设计和管理必须始终有明确的总目标,组织的各部门和员工都要有自己的分目标,分目标必须与总目标保持一致,整个组织活动围绕总目标运转。如医院设立总目标要提高服务质量,护理部设立分目标要提高护士技能操作优秀率,两者方向是一致的。有了明确的组织总目标,组织内各部门的分目标才能确立,使不同部门间的工作朝着一个方向迈进,有助于促进部门间的协作,从而有利于总目标的实现。

2. 专业化与分工协作原则 分工协作是社会化大生产发展的产物。分工是把具体工作落实到各部门或个人,实行劳动专业化,能使员工更熟练地工作,提高工作效率。组织内的活动应按照专业化分工和组织的需要分配相应的任务,不过细,也不过粗,使员工工作更加熟练。如功能制护理就是根据护理工作内容和个人能力分配工作,由不同的护理人员做不同的工作,可以节省人力、设备、经费、时间,提高工作效率。协作强调各部门、各职务间相互配合,来发挥组织的整体效应,使 $1+1>2$。护理工作的对象是受生理、心理、社会三方面因素综合影响的人,要提供高质量的护理,必须对患者进行整体护理,单纯的功能制护理工作模式虽能提高工作效率,却降低了护理质量。为了实现效率与质量的统一,现在在护理工作中主要采取小组整体护理工作模式,每组有一名专业护士为组长,组内有辅助护士协助提供护理服务。这种模式结合了分工与协作的优点,既避免了人力与经费消耗过大的弊病,又保证了护理质量。

3 管理宽度原则 管理宽度原则是指建立组织结构时,要考虑每个管理者能直接有效管理的下属人数的限度。管理宽度过窄,会造成管理成本的浪费;管理宽度过大,会使管理效率下降。因此,要让管理宽度在最适宜的范围。管理幅度随工作的性质、类型、特点、护士的素质、技术水平、经验、管理者的能力而定。层次越高,管理的下属人数应相应减少。

4. 最少层次原则 受到管理宽度原则的限制,管理组织要划分为不同层次,层次过多会出现机构臃肿,人浮于事,管理成本增加,信息传递阻滞,影响组织工作效率。管理层次与管理宽度成反比,管理层次减少,管理宽度就要增加,所以最少层次原则和管理宽度原则要相结合,要找到这两个原则的最佳结合点,要在保证有效管理宽度的基础上尽量减少管理层次。

5. 权责对等原则 指组织中职权和职责要保持对等。权责不对等对组织的效能具有严重影响,权大于责会造成权力滥用,产生官僚主义;责大于权会影响管理者指挥下属的权威性,使职责不能很好地实现,从而打击管理者的积极性,不利于组织的稳定性。在设计和建立组织结构时要考虑职权和职责的对等,才能使管理活动顺利地进行。

管理故事

分粥的故事

有7个人曾经住在一起,每天分一大桶粥。要命的是,粥每天都是不够的。

一开始,他们抓阄决定谁来分粥,每天轮一个。于是乎每周下来,他们只有一天是饱的,就是自己分粥的那一天。

后来他们开始推选出一个道德高尚的人出来分粥。强权就会产生腐败,大家开始挖空心思去讨好他,贿赂他,搞得整个小团体乌烟瘴气。

然后大家开始组成3人的分粥委员会及4人的评选委员会,互相攻击扯皮下来,粥吃到嘴里全是凉的。

最后想出来一个方法:轮流分粥,但分粥的人要等其他人都挑完后拿剩下的最后一碗。为了不让自己吃到最少的,每人都尽量分得平均,就算不平,也只能认了。大家快快乐乐,和和气气,日子越过越好。

6. 集权统一与授权管理相结合的原则   指各级管理人员必须服从于一个上级的命令和指挥,不能出现多头领导,组织的重大决策均由高层管理者决定。集权统一的优点是减少工作的重复,节省成本,易于管理;缺点是当部门庞大时,上层领导者责任太重,又很难全面监督,当遇到特殊紧急情况时,需层层上报再做决定,往往延误最佳处理时机。授权管理就是把一定权力分配给下一级管理人员,使其在完成任务过程中可以行使一部分权力。授权可以锻炼、培养下属,提高其工作积极性,并能缩短决策的时间,有利于抓住最佳时机。现在大多数组织中人事、财务通常采用集中统一管理,而一些业务部门常采用授权管理。

7. 稳定和变革相结合原则   组织内部结构要保持相对的稳定性,才能使各部门有秩序地工作。但由于组织是一个开放系统,它受到内外环境的影响,没有一种固定的组织结构是能适应一切情况变化的,所以要根据具体环境的变化作出适应性变革。组织这种特性也称为弹性原则。

8. 精简高效原则   在健全的组织结构中,各部门、各环节以至各个成员,都应该组成一个精简、高效的结构形式,从而有效地实现组织目标。评价一个组织是否有生命力,结构是否合理,要看它是否精简且高效。

9. 执行与监督分设原则   监督要公正、客观,必须不直接参与执行,对执行的结果不承担责任。执行与监督合二为一,等同于自我监督,监督的功能消失。因此执行机构与监督机构需要分开设立,赋予监督机构相对独立性,才可能发挥作用。监督的力度及有效性取决于监督机构的独立性。

(三)管理宽度与管理层次

1. 管理宽度   管理宽度(span of management)也称为管理跨度或管理幅度,即一个管理者能直接有效控制管理的下属人员数。管理者管理下属的人数增加,管理工作的复杂程度和工作量也会随之增加。法国学者格兰丘纳斯(V. A. Graicunas)曾提出一个公式:$C = N(2^{N-1} + N - 1)$,该公式中 C 为管理者需要处理的人际关系数,N 为管理宽度,即直接管理下属的人员数。当 N 以数学级数增加时,管理者需处理的人际关系数却以几何级数增加。由于管理者的时间和精力是有限的,所以必须把管理宽度限定在合适的范围。根据经验,上层管理者的管理宽度以 4 人为宜,下层管理者以 8~12 人为宜,病房护士长通常的管理宽度为 15 人左右。适宜的管理宽度取决于诸多因素:

(1) 主管人员与其下属双方的素质和能力:凡受过良好训练的下属所需的监督少,且不必时时事事都向上级请示汇报,与主管接触的次数少,从而增大管理宽度。同样素质和能力均强的主管人员能够在不降低效率的前提下,比相同层次、担负类似工作的其他主管人员管辖较多的人员。

(2) 面对问题的种类:主管人员若经常面临的是较复杂、困难的或涉及方向性、战略性的问题,则直接管辖的人数不宜过多。反之,若主管人员面临的是大量的日常事务,并已有规定的程序和解决方法,则管辖的人数宜较多一些。

(3) 工作任务的协调:工作任务相似及工作中需协调的频次较少,宽度可加大,组织层次也可减少。

(4) 授权:适当的和充分的授权可以减少主管人员与下属之间接触次数和密度,节约主管人员的时间和精力,锻炼下属的工作能力和提高其积极性。在这种情况下,管辖的人数可适当增加。不授权、授权不足、授权不当或授权不明确,都需主管人员进行大量的指导和监督,效率会不高,因而宽度也不会大。

(5) 计划的完善程度:事前有良好的计划,工作人员明了各自目标和任务,可减少主管人员指导及纠正偏差的时间,管辖的人数可以多一些。

(6) 组织沟通渠道的状况:组织沟通渠道畅通,信息传递迅速、准确,所运用的控制技术比较有效,对下属的考核制度比较健全,管理宽度可考虑加大一些。此外,工作对象的复杂性、下属人员的空间分布以及组织的稳定程度等因素也影响着管理宽度。

2. 管理层次 管理层次也称组织层次,是指从组织最高管理者到最低管理者所形成的有序系列。管理层次的产生是因为管理宽度的有限性,管理宽度越大,管理层次越少,但增加了管理者的工作量和工作的有效性;管理宽度越小,管理层次就越多,也不符合组织工作的最少层次原则。所以应该保证在有效的管理宽度内,管理层次越少越好。一般来说,从最高层到基层以 2~4 个层次(级)为宜。

3. 管理层次与管理宽度有关 较大的宽度意味着较少的层次,较小的宽度意味着较多的层次。按照管理宽度的大小及管理层次的多少,可分成两种结构:扁平结构和直式结构。所谓扁平结构(flat structure)是管理层次少而管理宽度大的结构;而直式结构(tall structure)的情况则相反。扁平结构与直式结构各有利弊:

(1) 扁平结构有利于缩短上下级距离,密切上下级关系,信息纵向流动快,管理费用低,而且由于管理幅度较大,被管理者有较大的自主性、积极性、满足感,同时也有利于更好地选择和培训下层人员;但由于不能严密监督下级,上下级协调较差,管理宽度的加大也加大了同级间相互沟通的困难。

(2) 直式结构具有管理严密、分工明确、上下级易于协调的特点。但层次越多,需要从事管理的人员数增加,彼此之间的协调工作增加,互相扯皮的事会增多。管理层次增多之后,在管理层次上所花费的设备、开支、精力和时间必然增加;上下级的意见沟通和交流受阻,最高层主管所要求实现的目标,所制定的政策和计划,下层不完全了解,或传达到基层之后变了样;上层管理者对下层的控制变困难,易造成一个单位整体性的破裂;同时由于管理严密,影响下级人员的主动性和创造性。因此,为了达到有效管理,应尽可能地减少管理层次。

(四)组织沟通

组织间信息沟通灵活是组织目标实现的前提。沟通良好可以使组织产生强大的凝聚力,激励下属,加强组织间及组织与外界的联系。在组织设计时,应考虑信息沟通的迅速、准确。

1. 组织沟通类型 组织沟通可以根据沟通渠道的不同分为正式与非正式两类。

(1)正式沟通:指通过组织明文规定的渠道进行的沟通,如召开会议、举行汇报会等。这种沟通方式是沿着组织结构的指挥链进行的,它可以使组织的指挥与参谋职能得到加强,但也因此使沟通缺乏灵活性,不能使信息及时传递。

(2)非正式沟通:指正式沟通渠道外进行的信息沟通,此种沟通的目的主要是表达情绪状态、消除内心压力,获得对方共鸣,确定与对方的人际关系。非正式沟通能更灵活、迅速地传递信息,省略了许多正式沟通所需的程序。但是这种沟通随意性强,可能传递不准确的信息,有时会阻碍组织活动的有效进行。所以非正式沟通只能作为正式沟通的补充手段。

2. 沟通的途径 在组织中,沟通的途径常有以下几种:

(1)下行沟通:指信息由上而下的沟通,沟通的内容包括上级制定的方针、政策、任务、法规等。只有及时搞好下行沟通,才能获得下级的信任和支持,使下属自觉约束自己的行为,以便与上级的指令相一致。

(2)上行沟通:指信息自下而上的沟通,如请示、汇报等。上行沟通是下行沟通的依据,应有相应的措施和制度鼓励上行沟通,提高上行沟通的质量。

(3)平行沟通:指组织内平级之间的信息传递。这种沟通有利于彼此间交流经验、资料和情报,可以增强组织的协调性和内聚力。

三、组织结构类型

(一)基本概念

组织结构(organizational structure)是指构成组织各要素之间的相对稳定的关系模式,它是由组织的目标和任务及其社会环境条件所决定的,表现组织各个部分排列顺序、空间位置、聚集状态、联系方式以及各要素之间相互关系的一种模式。组织结构在整个管理活动中起框架作用,有了它,系统中的人流、物流、信息流才能正常流通。组织结构用组织图表示,组织图是用图表形式表明正式组织整体结构、各个组织部门职权关系及主要功能。其垂直形态显示权力和责任关系,水平形态表示部门化的情况,可以为组织者提供相关的信息。常见的组织结构形式主要有直线结构、直线职能、矩阵结构等,但在现实的管理中,大部分组织不是单纯的一种类型,而是多种类型的综合体。

(二)基本类型

1. 直线型结构 直线型结构(line structure)是最简单的组织类型。职权由上层流向下层,领导与下属直线联系,领导与被领导关系简单明了,属于集权统一型的权力分配形式,其结构形式见图4-1。直线权力为管理人员提供了指挥他人、要求下属行为与组织目标保持一致的权力,使各级管理人员明确在组织内向谁发布指令,同时应该执行谁的命令。其优点在于组织关系简明,各部门目标清晰,为评价各部门或个人对组织目标的贡献提供方便。特点是权力集中、命令统一、沟通迅速。由于权力高度集中于最高管理者,需要管理者具备业务工作所需要的全部知识和经验,应当是"全能式"人物,所以直线结构只适用于组织规模小、生产技术简单的组织。当组织规模较大时,由于最高管理者的知识、时间或精力有限,易顾此失彼,难以对所有情况作出正确的决策,并且有可能造成掌权者主观专断、滥用权力。

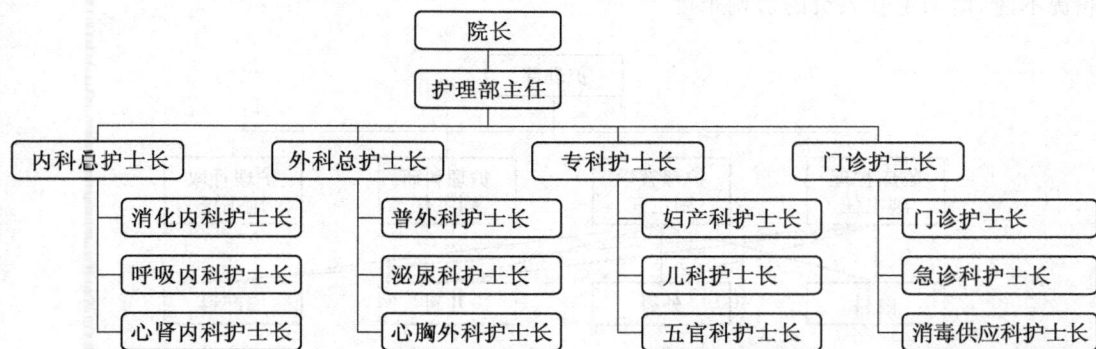

图 4-1 直线结构

2. 职能型结构 职能型结构(functional structure)又称多线型结构。主要管理层按专业分工设置管理职能部门,分管某项业务,并有一定的职权,各部门在其业务范围内有权向下级发布命令,直接指挥下属。每一级组织既要服从上级的指挥,也听从几个职能部门的指挥。其结构形式见图 4-2。

该结构类型的优点是管理分工较细,能充分发挥专业职能机构的作用,减轻上层管理者的负担,克服了直线结构要求管理者必须是"全能"的不足。如护理部、医务部门、财务部、人事部等就是按照业务的专业方向进行分工的,这样可以发挥专业技术人员的专长,做到人尽其才,使组织的人力资源得到最大的利用。其缺点是多头领导,易出现指挥冲突,造成下属工作的混乱。实际工作中此类结构较少。

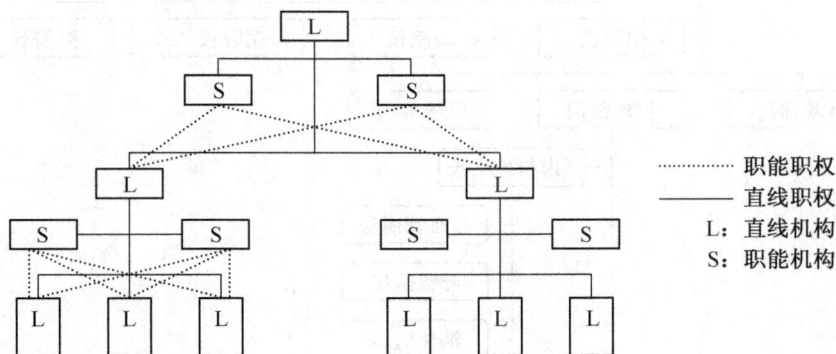

职能职权
直线职权
L:直线机构
S:职能机构

图 4-2 直线—职能型结构

3. 直线—参谋结构 直线—参谋结构(line and staff structure)是在直线结构的基础上发展起来的。当组织规模得到扩大并变得更为复杂后,直线管理者发现他们没有足够的时间、技能或方法使工作得到有效完成。为此,他们配置了参谋来提供支持、协助和建议,减少直线管理者的负担。其特点是在保证直线统一指挥的前提下,为各层管理者配备了参谋机构或人员,充当管理者的助手,对下级可以进行业务上的指导,但无权直接指挥下级部门(见图 4-3)。该结构的优点在于:克服了职能型结构"多头领导"的现象,使领导集中,职责清楚,参某部门可弥补主管人员知识结构、时间、精力的不足。其缺点在于:因权力相对高度集中,下级部门的积极性和主动性发挥受到限制,不适合于情况变化时快速作出决策;指挥部门和参谋部门可能因目标不统一产生矛盾；上一级参谋部门和下一级直线部门间易出现职责不清，增加主管人员的协调难度。

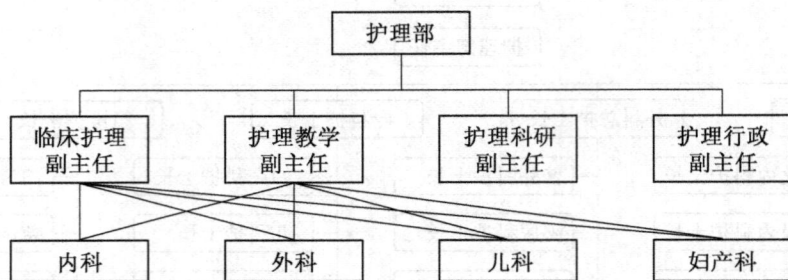

图 4-3　直线—参谋结构

4. 直线—职能参谋型结构　直线—职能参谋型结构(line and staff structure)又称 U型结构。它是以权力集中于高层为特征的组织结构。这种结构结合了直线参谋型和职能型两种结构的优点，在坚持直线指挥的前提下，设有职能部门(见图 4-4)。职能部门一般只能起参谋作用，没有直接指挥权，但根据工作需要和某些职能部门的业务特点，授予其一定的权力。这种结构既避免了"多头领导"造成的混乱，又调动了下级的积极性，使其面对突发情况时能运用授予的权力快速作出决策，及早解决问题。其缺点是高层领导者陷于日常经营活动，过多地涉入原本应是中层管理者的业务工作，疏于长远的发展战略；同时，由于行政结构越来越庞大，各部门之间的协调也越来越困难，导致体制僵化，管理成本上升。

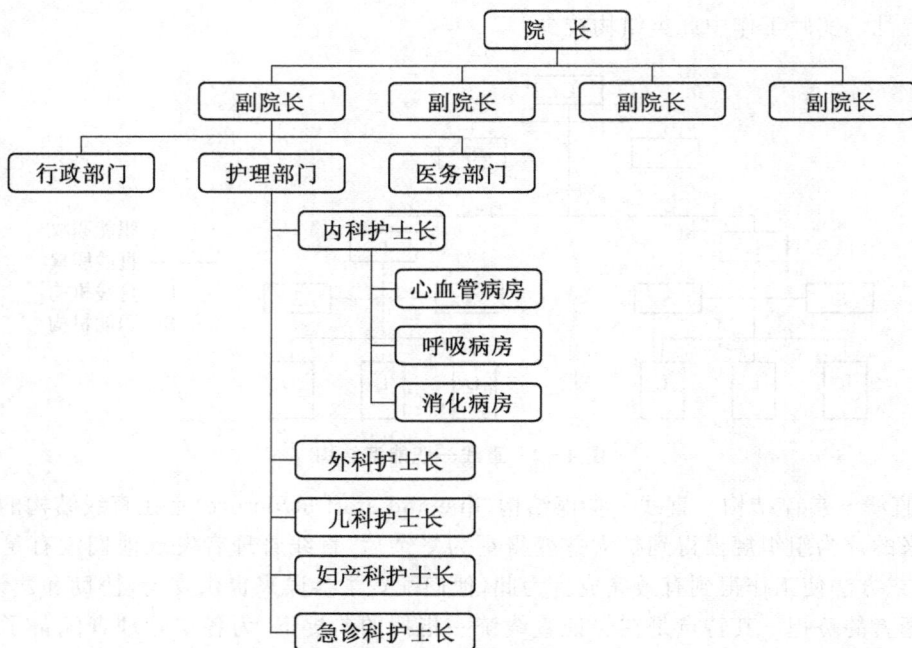

图 4-4　直线—职能参谋型结构

职能型、直线—参谋型、直线—职能参谋型三种结构有相似之处，其主要区别在于职能部门权力的大小。职能型结构中，职能部门几乎具有本职能范围的所有权力；直线—参谋型结构中,职能部门主要起参谋作用,不具备指挥权;直线—职能参谋结构中,职能部门视组织的工作需要拥有一部分的权力,同时发挥参谋功能。

5. 矩阵型结构 矩阵型结构(matrix structure)是一种按组织目标管理与专业分工管理相结合的组织结构。该结构通过把同类职业人员组织在一起,使需要的专业人员的数量降到最少,在提供不同服务时可以实现特殊资源的共享。在此种组织中,命令路线有纵横两个方面。直线部门有纵向指挥权,按职能分工的管理者有横向指挥权(见图4-5)。其优点在于:具有加强职能部门的横向业务联系,对外界变化作出灵活反应;针对特定的任务进行人员配置,有利于发挥个体优势,集众家之长,提高项目完成的质量,提高劳动生产率;集中调动资源以较高效率完成某些项目;各部门人员的不定期的组合有利于信息交流,增加互相学习的机会,提高专业管理水平等优点。但也存在一些缺点,由于项目组是临时性的组织,容易使人员产生短期行为;双重领导问题会造成工作中的矛盾,可能使执行人员无所适从、领导责任不清、决策延误等。如医院某病房的带教护士既是健康教育小组的成员,要服从该小组领导的指挥,同时又接受教学副主任的领导,当两者命令发生冲突时,会使下属无所适从。

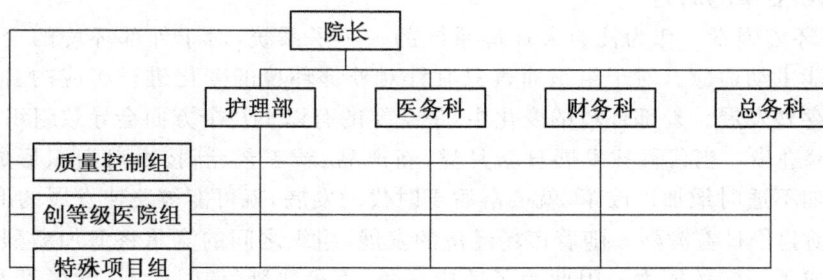

图4-5 矩阵型结构

6. 委员会 常由多个组织机构相结合发挥功能,主要起咨询、合作、协调作用,由来自不同部门的专业人员和相关人员组成,研究各种管理问题。委员会组成需考虑的因素有:① 成员应具有高度的个人意愿;② 应由具有不同工作经验及教育背景的成员组成。

委员会的优点:可以集思广益;防止权力过分集中;利于沟通;能够代表集体利益,具有一定权威性,易获得群众的信任;促进管理人员的成长。

委员会的缺点:较费时间;职责分离,有些参与讨论的人不负责,执行决议或责任少。

7. 团队 团队是由来自同一等级不同工作领域的具有技术、决策和人际技能的成员为完成某一项任务而组成的,通过其成员的共同努力能够产生积极协同作用,即其团队成员努力的结果使团队的绩效水平大于个体成员的绩效总合。团队的优点在于:可以打破部门界限快速地组合、重组、解散;能够促进成员参与决策,增强组织的民主气氛,调动积极性,使成员高度信任,为高绩效而努力工作,可以作为传统部门结构的补充。

除了以上七种类型外,常见组织类型还有事业部制、企业集团组织形式等。各类组织形式没有绝对的优劣之分,不同的环境、不同的企业、不同的管理者,可根据实际情况选用其中某种最合适的组织形式。

第三节　组织变革与创新

组织像任何有机体一样有其生命周期。格林纳（Greiner）认为一个组织的生命周期大致可以分为创业、聚合、规范化、成熟、再发展或衰退五个阶段。在每个阶段上，组织的结构、领导方式、管理体制和员工心态都不相同，每个阶段的发展后期都会遇到管理难题，导致组织发展危机。因此，都需要进行组织变革来解决这些危机，以达到组织不断发展的目的。

一、组织变革

组织经过合理的设计并实施以后，并不是一成不变的，必须随着客观环境和内部条件的变化而不断地进行调整和改革，从而提高组织的效能。推动组织变革的根本原因在于组织的外部环境因素和内部环境因素。外部条件的变化一般会引起组织大的变动，内部因素的变化一般只引起内部组织结构的局部变动。

（一）组织变革的动力

1. 外部环境因素　作为社会大环境系统的一个子系统，对于外部环境的变化，组织无力控制而只能主动适应。对于组织而言只有针对外部环境的变化进行相应的自身变革，才会更好地生存和发展。外部环境的变化中，最主要的有以下几个方面会导致组织的变革：

（1）技术进步。当代科技发展日新月异，新产品、新工艺、新技术对组织形成了强大的冲击。组织如不适时地加以改革，就会落后于时代的发展，就可能被飞速发展的形势淘汰。

（2）市场竞争日益激烈。随着市场经济的发展，组织之间的竞争将愈加激烈，这对每一个组织都形成了一定的压力。因此为了适应竞争、力争取胜、增强活力，不得不对组织进行变革。

（3）一般社会因素包括：① 国家有关法律、法规的颁布与修订；② 国家宏观经济调控手段的改变；③ 国家产业政策的调整与产业结构的优化；④ 国际经济形势的变化；⑤ 国内经济形势及政治制度的变化；⑥ 国际外交形势及本国外交形势的变化；⑦ 国际、国内市场需求的变化及市场竞争激烈程度的加剧。

2. 内部环境因素　组织内部条件的变化如：① 管理技术条件的变化；② 管理人员的调整与管理水平的提高；③ 组织运行政策与目标的改变；④ 组织规模的扩张与规模的发展；⑤ 组织内部运行机制的优化；⑥ 组织员工对工作的期望与个人价值观念的变化；⑦ 当前的组织无效率，主要表现为决策效率低下，信息沟通受阻，职能部门失误频繁，对外部环境缺乏适应性等，都将促使组织进行变革。

（二）管理者在组织变革中的任务

1. 结构变革　组织有多个维度：工作专门化、部门化、指挥链、管理跨度、集权与分权、正规化。管理者可以对这些结构要素的一个或者多个进行变革。比如：精简某些层次、拓宽管理跨度、减少官僚机构、使组织扁平化等；提高组织正规化程度，通过制定更多的规章制度，提高分权程度，加快决策执行的过程。

2. 技术变革　技术变革通常涉及新的设备、工具和方法以及实现自动化与计算机化等。变革的目的是提高生产效率，增加产量。

3. 物理环境变革 对组织在空间结构、内部设计、设备布局及其他事项等方面的变革应考虑工作的需要、正常交往的需要和社会需要等因素。新建的现代化医院要充分考虑患者的需求,考虑便于人流、物流、信息流的畅通,考虑护理人员的休息场所等。

4. 人员变革 通过改变员工的态度、期望、认知和行为而改革人员。管理者可通过沟通和交流决策和问题的解决过程来改变成员的态度和行为,达到提高组织绩效的目的。要注意帮助组织工作中的个人和群体有效地工作。现代企业组织强调:尊重人的人格,重视人的需求,给予信任和支持,开放,参与。组织发展就是侧重于改变人员以及人际间工作关系来进行变革。

5. 组织文化的变革 文化变革是指价值、态度、期望、信念、能力、员工行为的改变。文化变革涉及员工思考方式的改变,它更是一种头脑中的变革,而不是技术、结构或产品的改变。

(三)组织变革的阻力

阻力是人们反对变革、阻挠变革甚至对抗变革的制约力。在组织内,任何变革都会不同程度地遭遇到组织和成员的抵制。从本质上说,组织问题是错综复杂、相互关联的,但某一期间的变革通常只能针对有限的一些问题而展开,这样就不可避免地会形成系统内部各要素相互牵制的制约力。变革的阻力可能来源于个体、群体,也可能来源于组织本身甚至外部环境:

1. 个体阻力 个体对变革的阻力可能因习惯难以改变、安全需要、经济收入变化、对未知状态的恐惧以及对变革的认知存有偏差等而引起。个体抵制变革的因素有习惯、安全、经济因素、对未知的恐惧和选择信息加工等方面。

2. 组织阻力 来自组织方面的变革阻力包括现行结构的束缚、组织运行的惯性、变革对已有权力关系和资源分配格局造成的威胁和破坏以及系统内部间及与外部之间固有的联系等。组织对变革的抵制主要有六个方面:

(1)结构惯性:组织习惯于原有的结构和工作模式。

(2)有限的变革点:组织由一系列相互依赖的子系统组成,一个子系统的变革必然会影响其他的子系统,其他子系统为维护其稳定性而成为阻碍因素。

(3)群体惯性:即使个体想改变他们的行动,群体规范也会成为约束力。

(4)对专业知识的威胁:组织中的变革可能会威胁到专业群体的专业技术知识。

(5)对已有的权力关系的威胁:任何决策权力的重新分配都会威胁到组织长期以来形成的权力关系。

(6)对已有资源分配的威胁:组织中控制一定数量资源的群体常常视变革为威胁,对资源分配中已获利的群体,会因此感到忧虑。

3. 管理者阻力 管理层对组织变革的积极参与是组织变革成功的关键。但管理者可能本身观念陈旧,不愿意轻易改革,或者对变革的认识不够,或者对组织变革的前景没有信心时,会阻碍变革。同时,变革要精简机构,会影响某些领导者的地位和权力,因而会阻挠变革或对变革持消极态度。

(四)组织变革的理论模式

1. 科特的八阶段变革理论 领导研究与变革管理专家科特(Kotter)认为,组织变革失败往往是由于高层管理部门犯了以下错误:没有建立变革需求的急迫感;没有创设负责变革过程管理的有力指导小组;没有确立指导变革过程的愿景,并开展有效的沟通;没能系统计划,而只获取短期利益;没有对组织文化变革加以明确定位等。Kotter 为此提出了指导组织变革规范发展的八个步骤:建立急迫感,创设指导联盟,开发愿景与战略,沟通变革愿景,实施授权行动,巩固短期得益,推动组织变革,定位文化途径等。Kotter 的研究表明,成功的组织变革有 70%～90% 由于变革领导的成效,还有 10%～30% 是由于管理部门的努力。

Kotter 八个阶段变革过程:① 形成紧迫感:研究市场,了解竞争程度,发现危机或重大机遇,商讨对策。② 建立联合指导委员会:建立委员会,同心协力。③ 构思设想:制定相应对策—提出设想,帮助指明改革方向,确立实现目标的战略。④ 传播改革思想:利用传媒传播新的设想和战略,委员会以自己的言行告诉员工怎么做。⑤ 授权各级员工采取行动:消除障碍,改变破坏改革设想的体制和结构,鼓励冒险和反传统观念。⑥ 创造短期收益:制订取得收益计划,创造短期收益,大张旗鼓奖励给企业带来收益的人。⑦ 信息反馈:利用已得到加强的信誉改变不相容的制度、结构和政策,雇佣、提拔、培养实施改革的人,以新计划、新观念和革新人物给这一程序注入活力。⑧ 不断完善:使新方法在企业文化中形成制度化,采取面向客户;提高生产力;加强领导;改善领导工作作风。通过有效管理改善经营,明确新行为同成功之间的关系,加强对领导人培养和解决接班人的问题。

2. 勒温变革理论　勒温(Lewin)于 1951 年提出一个包含解冻、变革、再冻结等三个步骤的有计划组织变革模型(见图 4-6),用以解释和指导如何发动、管理和稳定变革过程。

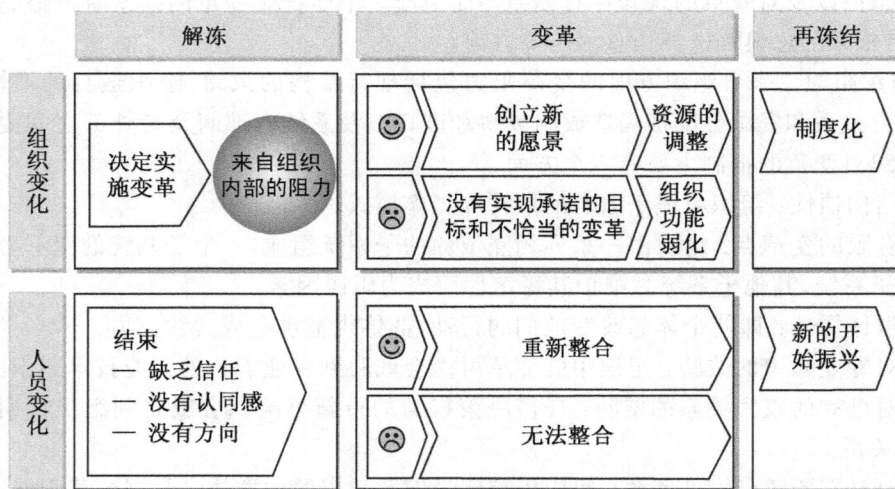

图 4-6　Lewin 变革模型

(1)解冻:这一步骤的焦点在于创设变革的动机。鼓励员工改变原有的行为模式和工作态度,采取新的适应组织战略发展的行为与态度:一方面,需要对旧的行为与态度加以否定;另一方面,要使员工认识到变革的紧迫性。可以采用比较评估的办法,把本单位的总体情况、经营指标和业绩水平与其他优秀单位或竞争对手加以一一比较,找出差距和解冻的依据,帮助员工"解冻"现有态度和行为,使员工迫切要求变革,愿意接受新的工作模式。此外,应注意创造一种开放的氛围和心理上的安全感,减少变革的心理障碍,提高变革成功的信心。解冻是变革前的心理准备阶段。

(2)变革:变革是一个学习过程,需要给成员提供新信息、新行为模式和新的视角,指明变革方向,实施变革,进而形成新的行为和态度。注意为新的工作态度和行为树立榜样,采用角色模范、导师指导、专家演讲、群体培训等多种途径。Lewin 认为,变革是个认知的过程,它日获得新的概念和信息得以完成。变革是改革过程中行为转换阶段。

(3) 再冻结:在再冻结阶段,利用必要的强化手段使新的态度与行为固定下来,使组织变革处于稳定状态。为了确保组织变革的稳定性,需要使干部员工有机会尝试和检验新的态度与行为,并及时给予正面的强化;同时,加强群体变革行为的稳定性,促使形成稳定持久的群体行为规范。再冻结是改革后的行为强化阶段。

3. 系统变革理论　　系统变革理论是在更大的范围里解释组织变革过程中各种变量之间的相互联系和相互影响关系。这个模型包括输入、变革元素和输出三个部分。

(1) 输入:输入部分包括内部的强项和弱项、外部的机会和威胁。其基本构架则是组织的使命、愿景和相应的战略规划。组织用使命来表示其存在的理由;愿景是描述组织所追求的长远目标;战略规划则是为实现长远目标而制订的有计划变革的行动方案。

(2) 变革元素:变革元素包括目标、人员、社会因素、方法和组织体制等元素。这些元素相互制约和相互影响,组织需要根据战略规划,组合相应的变革元素,实现变革的目标。

(3) 输出:输出部分包括变革的结果。根据组织战略规划,从组织、部门群体、个体等三个层面,增强组织整体效能。

4. 巴斯和本尼斯的理论　　管理心理学家巴斯(Frank M. Bass)认为,按传统方式以生产率或利润等指标来评价组织是不够的,组织效能必须反映组织对于成员的价值和组织对于社会的价值。他认为评价一个组织应该有三个方面的要求:① 生产效益、所获利润和自我维持的程度;② 组织对于组织成员有价值的程度;③ 组织及其成员对社会有价值的程度。著名的领导力大师沃伦·本尼斯(Warren G. Bennis)则提出,有关组织效能判断标准应该是组织对变革的适应能力。当今组织面临的主要挑战是能否对变化中的环境条件作出迅速反应和积极适应外界的竞争压力。组织成功的关键是能在变革环境中生存和适应,而要做到这一点,必须有一种科学的精神和态度。这样,适应能力、问题分析能力和实践检验能力,是反映组织效能的主要内容。在此基础上,Bennis 提出有效与健康组织的标准:

(1) 环境适应能力:解决问题和灵活应付环境变化的能力;

(2) 自我识别能力:组织真正了解自身的能力,包括组织性质、组织目标、组织成员对目标理解和拥护程度、目标程序等;

(3) 现实检验能力:准确觉察和解释现实环境的能力,尤其是敏锐而正确地掌握与组织功能密切相关因素的能力;

(4) 协调整合能力:协调组织内各部门工作和解决部门冲突的能力,整合组织目标与个人需求的能力。

二、组织创新

(一)组织创新的概念

"创新"(lnnovation)一词源自拉丁语"lnnovare"。其涵义包括"引入新东西、新概念"和"制造新变化"的意思。组织创新是指组织系统在结构、制度、运作等方面的否定与变革,淘汰不合时宜的旧的组织观念、组织形式、组织体制和组织制度,创造适应新形势、新任务要求的新的组织观念、组织形式、组织体制和组织制度,以开拓组织管理工作的新局面。

（二）组织创新的特点

1. 先进性　对护理组织提出的变革研究是处于领先地位。

2. 新颖性　指所做的组织变革是指过去没有的不平凡的新的观点、新的方法和新的措施。

3. 实用性　指所进行的组织变革在临床护理实践中能加以运用，并效果明显。

（三）组织创新的内容

1. 经营理念创新　现代医院企业化经营是时代趋势，不论是国有医院、外资医院还是个体医院，企业化经营是根本之道。医院是一种服务性机构，患者是我们服务的顾客，如何满足顾客的需求是医院企业化经营最重要的目标。因此护理组织经营理论创新上要体现患者至上、护理质量最优、市场竞争的理念。

2. 社会服务理念创新　医疗卫生事业是社会主义事业单位，在追求经济效益的同时更应该注重社会效益，除了将患者的病症作为自己的服务对象之外，更应该将全社会所有正常人的健康作为自己应当承担的责任。

3. 人才资源管理创新　坚持"以人为本"，充分发挥护理人员的各项潜能，实现医院的长期发展。未来医院的生存和发展不仅仅靠技术、设备、资金、信息等资源，而关键是靠那些能有效地掌握并能很好地利用这些资源、具备高智慧的护理人才。因此，护理组织创新应坚持"以人为本"，实施"育人兴院"，最大限度地发挥护士的积极性、主动性和创造性，增强医院的凝聚力、向心力和整体竞争力，更好地服务于患者。

4. 组织结构创新　护理组织机构是护理服务活动的支撑体系，它不再是刚性的，应该是柔性的、可变的、扁平化、功能集成化的组织机构，在这个护理组织机构中信息沟通应非常顺畅，领导指挥应有力，决策应科学，人员职责应明确，组织结构应有效运转。

第四节　卫生组织体系与护理组织系统

一、我国的卫生组织体系

我国的卫生组织体系是制定和贯彻执行国家的卫生工作方针政策，领导全国和地方卫生工作，组织卫生专业人员和人民群众，运用卫生医疗科学技术，推行和实施卫生工作的专业组织，是以保障和提高我国人民健康水平为目标的组织体系。按照工作性质和职能，我国卫生组织体系包括卫生行政组织、卫生事业组织和群众卫生组织。

（一）卫生行政组织

卫生行政组织是贯彻实施我国的卫生工作方针政策，领导全国卫生工作，制订卫生事业发展规划和医药卫生法规，监督检查医药卫生服务质量的机构系统。卫生行政组织的构成为：中央设有卫生部、国家中医药管理局、国家计划生育指导委员会和国家药品监督管理局等，下设省、市、县、区等相应的次级机构。

（二）卫生事业组织

卫生事业组织是开展具体卫生工作的专业机构，包括：

1. 医疗机构　以治疗疾病为主要任务，结合预防、康复和健康咨询等，是我国卫生人员最集中、任务最繁重的机构。

2. 卫生防疫机构　以预防疾病为主要任务,对影响健康的危险因素进行调查、监测,普及卫生知识,是服务对象非常广泛的机构。

3. 妇幼保健机构　承担妇女、儿童的预防保健任务,包括计划生育技术指导、优生教育、儿童健康监测等。

4. 医药用品的检验机构　包括药品检验所、生物制品研究所等。主要任务是保证医疗用品的质量和用药的安全。

5. 医学教育机构　包括各层次医学院校,是培养卫生服务人员和提供继续教育的组织。

6. 医学研究机构　包括医学科学院、预防医学中心等。

(三)群众卫生组织

1. 由政府牵头、人民团体中的代表参与组成的卫生组织　如爱国卫生运动委员会、地方病防治委员会。

2. 由卫生专业人员组成的学术团体　如中华护理学会、中华医学会、中华预防医学会、中华药学会、中医学会等。其中,中华护理学会是我国卫生系统中由护理科技工作者组成的专业学术性群众团体,是全国性的护理学术组织。学会在为促进我国护理学科的繁荣和发展,加强护理队伍的建设,促进世界护理交流等方面作出了积极的贡献。

3. 由广大群众、卫生积极分子组成的基层卫生组织　如红十字会。

二、医院卫生服务

医院是当今社会中医疗卫生机构的主体,我国医护人员主要集中在医院里。随着医院在社会发展、人类生存繁衍和进步中的作用日益明显,医院的概念和功能也在发生着重大变化。

(一)医院的概念

医院是以诊治疾病、照顾患者为主要目的的医疗机构。其概念为:医院是对群众或特定的人群进行防病治病的场所,备有一定数量的病床设施、相应的医务人员和必要的设备,是通过医务人员的集体协作,以达到对住院或门诊患者实施科学的和正确的诊疗、护理为目的的医疗事业机构(摘自卫生部《医院工作条例》)。

医院应具备以下基本条件:

(1)医院以实施住院诊疗为主,并设有门诊部。

(2)应有正式病房和一定数量(按医院分级管理标准不得少于 20 张)的病床设施,应具备基本的医疗、休养环境及卫生管理设施。

(3)应有能力对住院患者提供合格的护理和基本生活服务,如营养饮食服务等。

(4)应有基本医疗设备,设有药剂、检验、放射、手术及消毒供应等医技诊疗部门。

(5)应有相应的、系统的人员编配。包括医务人员和行政、后勤人员,构成整体医疗功能。

(6)应有基本的工作制度,如查房、病历书写、各种技术操作、消毒隔离等医疗护理制度,以保证医疗质量和患者的安全。

(二)现代医院概念

随着医学模式的转变、健康观念的更新及医疗保健时代的发展,需要用新的观念去理解医院。现代医院是以收容住院为主要形式,按照防治结合的原则,实施综合治疗,开展对人群生沽的全面指导、监督和保护,从而提高人的健康素质为目的的医疗卫生机构。

医院对患者的治疗还有门诊、家庭病床等形式,对人群有集体检诊、卫生指导等;防治结合标志着医院职能的扩大。综合治疗包括技术的、心理的、社会的各方面,这是根据联合国世界卫生组织(WHO)关于"健康不只是没有疾病或缺陷,而且是身体、精神和社会的完好适应状态"而提出。

(三)医院的特点

医院的特点主要是反映医院工作的规律性。其工作特点主要是:以服务对象为中心,组织医务人员运用医学知识与技能,诊治、预防疾病,为患者提供护理,为人民的健康服务,是医疗系统区别于其他系统的本质特点。现代医院不仅要为患者服务,还应具有对人群和个人提供增进健康、预防疾病、促进康复等长期服务多种职能的特点。

1. 医院工作必须以患者为中心,以医疗工作为主体　医院工作对象是人,医疗活动经常涉及人体健康甚至生命。医院的一切部门都要围绕服务对象进行工作,要保证服务对象的安全,强调医疗质量和医疗效果,如预防医院内感染、减少并发症等。医院的医疗、护理、医技、后勤等各部门相互配合协调,共同完成。为使患者在诊疗过程中获得全面的良好服务,除提高医疗技术水平外,还应提供患者的基本需要,如为患者创造舒适、和谐的环境,身心安全的护理,合理营养的膳食等。

2. 医院要重视医疗护理质量,提高医疗技术水平　要树立良好的医疗作风和具备高尚的职业道德,对于患者的诊疗处置和护理,应树立"质量第一、安全第一"的思想。

3. 医院工作科学性、技术性强　医院是以医学科学为服务手段,而患者是一个复杂的有机整体,因此要求医务人员既要有全面的理论知识,又要有熟练的技术操作能力和丰富的临床经验,还要熟悉人文科学、社会科学、心理学和流行病学等方面的知识,重视人才培训和技术建设,重视发挥仪器设备的效应,注意设备的装备、更新和管理。

4. 医院工作随机性大、规范性强　医院各科的病种复杂繁多,患者病情千变万化,必须强调对患者病情应严密观察,及时处理,并具有应对意外的能力。在工作程序、技术操作上严格规范,一丝不苟。同时,医院突发事件和难测性灾害等抢救任务很重,必须具有随机应急能力。另外,医院的医疗行为关系到人的生命安全,医院要有严格的规章制度、明确的岗位责任制,在医疗护理工作程序、技术操作上达到规范化,符合质量标准。

5. 医院工作时间性强、连续性大　诊治、抢救既要求及时性,又要求连续性。患者疾病的转归往往取决于诊断、治疗的及时与否,特别是急重症患者的抢救更刻不容缓;对疾病进行观察治疗不能间断,医疗护理活动及其他相关部门支持、配合不能间断。医院的各种工作安排(如值班方法、节假日工作安排等)必须适应医疗工作连续性的要求。

6. 医院工作社会性、群众性强　医院工作面对整个社会,包括各行各业、男女老少,他们的生活习惯、文化修养、精神状态等各不相同,医院应根据不同情况,满足患者不同的社会、心理需求。医院工作又受到社会条件的制约,医院工作离不开社会的支持,需调动各方面因素为医疗服务,坚持面向群众,以社会效益为主,同时搞好医院的经营管理。

7. 医院工作是脑力和体力劳动相结合的复合型劳动　医院医疗工作需要掌握医学知识和技能的脑力与体力相结合的劳动来完成,是一项创造性的劳动。要提高科学技术水平,发挥医院卫生技术人员的积极性,管理者们要重视人才培训和技术建设,并注意设备的更新和管理,调动医务人员的积极性、主动性和创造性,发挥医务人员的内在动力。

8. 医院要多学科合作,对患者提供多方面服务　医院应具有多种专科技术人员,医护、医技分工协作配合,发挥整体协调与合作功能。提供诊疗的同时,要科学地、全面地照顾患者,如生活护理、精神心理护理、临床营养治疗,安排整洁、安静、优美、舒适、安全的休养环境等。医院工作首要的是强调医疗效果,即社会效益,同时也要讲究经济效益,防止片面追求经济效益而忽视社会效益的倾向。

(三)医院的种类

根据不同划分条件,可将医院划分为不同类型。

1. 按收治范围划分

(1)综合医院:综合医院是指设有一定数量的病床,有内科、外科、妇产科、儿科、五官科、皮肤科等各种专科及药剂、检验、放射等医技部门,并有相应的人员和设备的医院。现代医疗需要多专科协作进行诊疗,综合医院具有综合整体治疗、护理能力,通过医护人员协作,解决急、难、危、重患者的健康问题。

(2)专科医院:专科医院是为诊治各自的特种疾病而设立的医院,如收治法定传染病的传染病医院、收治精神患者的精神病院以及结核病医院、口腔医院、眼科医院、肿瘤医院、胸科医院等。设立专科医院有利于集中人力、物力,发挥技术设备优势,开展专科疾病的诊治、预防和护理。

2. 按特定任务划分 有军队医院、企业医院、医学院校附属医院等。它们各有特定的任务和特定的服务对象。有些医院过去由于过分强调特定服务对象和任务,容易造成人、财、物的浪费,并影响医院自身的发展。近几年来由于实行对外开放,横向联合办医院,扩大医院管理自主权,上述缺陷已大有改善。

3. 按经营目的分 有非营利性医院和营利性医院。非营利性医疗机构不以营利为目的,收入用于弥补医疗服务成本,实际运营中的节余只能用于自身的发展,如改善医疗条件、引进技术等,可免税,并享受政府补贴等一系列优惠政策,但必须在挂号、手术、检查等收费项目上执行政府定价。营利性医疗机构在依法纳税的前提下,医疗服务所得利益,则可用于投资者的经济回报,其各项医疗价格可依法由市场进行调节。

4. 按所有制划分 有全民所有制医院、集体所有制医院与个体所有制医院。

5. 按地区划分 有城市医院(省、市、区、街道医院)、农村医院(县、乡、镇医院)等。

6. 按功能和任务划分 1989年开始,我国试行医院分级管理制度。医院按功能、任务不同划分为一、二、三级,各级医院经过评审,按照《医院分级管理标准》确定为甲、乙、丙三等,其中三级医院增设特等,因此医院共分三级十等。

(四)医院的基本功能

医院的功能即医院的任务。卫生部颁发的《全国医院工作条例》指出,医院的任务是“以医疗为中心,在提高医疗质量的基础上,保证教学和科研任务的完成,并努力提高教学质量和科研水平。同时做好扩大预防、指导基层和计划生育的工作”。医院的基本功能有以下一些:

1 医疗 这是医院的主要功能。医疗工作以诊疗和护理两大业务为主体密切配合,形成一个医疗整体,为患者服务。

2 教学 任何医院均有此功能,即培训医务人员和其他人员。医学教育的一个显著特点是:学校教育只是教学的一部分,必须经过临床实践教育才能培养成为一个合格医护人员。随着医学的发展,医护人员的终身在职教育也使医院必须具有培训教育功能。

3. 科研 这是医院提高业务水平的需要,也是发展医学科学的需要。临床医疗实践中蕴藏着无数的科研课题。

4. 预防和社会医疗服务 医院不仅治疗患者,而且要进行预防保健工作,开展社会医疗服务,成为人民群众健康服务的活动中心。要扩大预防,指导基层,还要进行健康咨询、门诊和体检、疾病普查、妇幼保健指导、卫生宣传教育等。医院必须通过临床预防医学工作对社会保健作出贡献。

以上四项功能是相互联系、相辅相成的。医院应以医疗为中心,医疗与其他三项功能相结合,围绕医疗工作统筹安排,全面完成各项任务。

(五)医院的组织系统和机构

1. 医院的组织系统 我国医院的机构设置已逐步形成模式,不同级别的医院所承担的社会职能和服务功能虽有所不同,但医院的机构设置基本相同。

随着现代医院管理的发展,医院的组织机构设置应考虑减少管理层次,使管理层次清晰,职责分工明确,强化院长与各层次间的直接和间接管理关系,保证最高管理层人员的宏观高效管理。

(1)按结构的层次分:医院是一个完整的人为的客观存在的复杂技术系统,医院系统的结构按各自的层次分为医院总系统、分系统、子系统三个层次。

(2)按结构的职能作用分:根据医院组织中不同的职能作用,医院组织系统分为:① 党群组织系统,包括党委、工、青、妇、宣传、统战、纪检、监察等部门;② 行政管理组织系统,包括院长、院长办公室、医务、科教、护理、设备、信息、财务、总务、膳食等部门;③ 临床业务组织系统,包括内、外、妇、儿、五官、皮肤、麻醉、中医、传染等科室;④ 护理组织系统,包括病房、门诊、供应室、手术室及有关医技科室的护理岗位;⑤ 医疗辅助系统,包括药剂、检验、放射、理疗、特检、营养等部门。

2. 医院的组织机构

(1)一级医院:指直接向一定人口的社区提供预防、医疗、保健、康复服务的基层医院、卫生院。主要负责社区内居民多发病、常见病的门诊、住院和家庭病床的诊治,抢救一般急诊患者及社区预防保健工作。一级医院数量大,是城乡三级医疗网的基层卫生机构,住院床位总数 20～99 张。

(2)二级医院:指向多个社区提供综合医疗卫生服务和承担一定教学、科研任务的地区性医院。其任务除收治部分常见病、多发病患者外,还应负责重点专科疑难重症诊疗与危重患者的抢救工作,承担基层医疗单位医士、医师以上各类技术人员的进修和培训;可承担部分科研项目。住院床位总数 100～499 张。

(3)三级医院:指向几个地区提供高水平专科性医疗卫生服务和执行高校教学、科研任务的区域性以上医院。主要包括全国、省、市直属的城市大医院及医学院校的附属医院,是医疗、科研、教学相结合的技术中心。住院床位总数 500 张以上。

三、社区卫生服务

(一)概念

1. 社区 指由若干社会群体或社会组织聚集在某一地域内所形成的一个生活上相互关联的大集体。典型的社区面积约 0.5～1 平方公里,人口 10 万～30 万。我国社会学家费孝通对社区下的定义是：若干社会群体(家庭、氏族)或社会组织(机关、团体)聚集在某一地域里所形成的一个生活上相互关联的大集体。

2. 社区卫生服务(community - based health care) 指在政府领导、社区参与、上级卫生机构指导下,以社区为基础、基层卫生机构为主体、全科医师为骨干,合理使用社区资源和适宜技术,以人的健康为中心、家庭为单位、社区为范围、社区人群的卫生服务需求为导向,以妇女、儿童、老年人、慢性患者、残疾人等为重点,以解决社区主要卫生问题,满足基本医疗卫生服务需求为目的,融预防、医疗、保健、康复、健康教育、计划生育技术服务等为一体的,由社区卫生服务机构提供的有效、经济、方便、综合、连续的基层卫生服务。社区卫生服务是社区发展(建设)的重要组成部分。与医院服务相比较,社区卫生服务具有的不同点包括：① 以群众为中心,考虑集体和一些人群的健康。社区卫生服务的对象包括个人、家庭、群体、社区,服务重点倾向于集体。② 以促进健康和预防疾病为主要任务。需要对社区卫生状况进行测量和分析,分析社区的主要问题及影响因素。③ 社区卫生服务需要良好的组织管理,社区有许多独立的卫生机构分担不同的任务,需要共同协调才能更好地为社区健康服务。同时要组织社区的力量,共同参与,促进社区的健康。

3. 社区医学 指运用流行病学和卫生统计学方法进行社区调查,通过社区诊断,发现社区居民的健康问题以及社区居民在医疗保健方面的需求,制订出社区健康计划,并利用社区卫生资源,通过社区医疗预防保健工作,改善群众的健康,并对实施的社区健康计划进行评估,以达到预防疾病、促进健康的目的。或者说,社区医学是一门利用社区卫生资源,确认和解决有关社区群众健康问题,突出社区特点,满足社区卫生需求的医学。

4. 社区卫生服务管理 指综合运用管理学理论、方法和技术,对开展社区卫生服务的人、财物、信息、时间和空间等资源进行的科学管理。其通过组织、计划、协调和控制等职能的活动,使社区所拥有的卫生资源充分运用起来,使其发挥最大效率,取得最大效益,实现社区卫生服务的目标。

(二) 社区卫生服务的内容

1. 社区预防 全科医疗通过对居民的全面了解及细致观察,随时为居民提供有关三级预防的针对性意见。主要方式包括患者教育、咨询服务、预防接种、筛检和发现病例、周期性健康体检等。社区预防是贯彻"预防为主"的卫生工作方针的有效途径。

2. 社区医疗 社区卫生机构是社区居民与国家卫生服务体系联系的第一环节。社区医生负责社区居民常见病与多发病的诊治,包括在二级以上医院明确诊断后适宜在社区和家庭进行医疗护理的疾病。社区卫生机构还开展家庭出诊、设立家庭病床等。

3. 社区特殊人群保健 特殊人群包括妇女、儿童和老年人。妇女保健和儿童保健要针对妇女和儿童不同生理阶段提出相应的保健措施,使保健工作既有阶段性又有连续性。老年人保健的重点在于通过对老年人的健康教育和健康指导,提高老年人的自我保健能力,针对老年人的重点疾病,指导用药和饮食营养以及健身活动。

4. 社区康复 患者与伤残者经过临床治疗后,为促进他们的身心健康,社区卫生服务机构可提供进一步的医疗保健服务,使其在社区或家庭通过一定的治疗和康复训练促进疾病好转和痊愈,生理功能得到康复,心理障碍得到解除,尽可能获得生活和劳动能力,重返社会。社区康复对象包括残疾人、老年人、慢性患者、精神患者等。

5. 社区护理　　以社区人群为服务对象,向个体或家庭提供协调和连续性的、动态的、全科性质的整体卫生服务。主要职责是视群体为整体,以健康促进、健康维护和健康教育为目的,管理、协调和提供连续性的照顾,直接对社区中的个体、家庭和群体进行护理,达到全民健康。社区护理包含预防(防止疾病或伤害的发生,如早期对健康人群的体检、筛选或对某些疾病提供康复措施以减少后遗症)、保护(保护群体免受环境中有害物质的侵袭,如公共场所禁止吸烟、饮水,食品卫生规定等)和促进(安排一些有意义的活动,以促进健康,如社区活动站开展的健身活动等)三个方面的内容。

6. 社区健康教育　　社区医生经常对居民开展健康教育、健康咨询和以家庭为中心的卫生指导,主要包括:普及生理卫生知识,日常生活卫生、食品及营养卫生知识,预防常见病、流行病及传染病知识,精神卫生知识,心理卫生知识,有利于健康的行为等知识以及特殊人群的保健知识。

7. 社区计划生育技术服务　　这是落实我国基本国策,提高人口素质的重要保证。社区医生有责任做好优生优育的宣传咨询服务、计划生育技术指导服务、出生缺陷监测等工作。在开展计划生育技术服务工作中要严格遵守技术规程,保证质量及安全有效。

8. 社区家庭卫生服务　　针对家庭对个人健康的影响,为个人及其家庭提供连续、综合、协调的卫生保健服务,其目的是维护和促进个人及其家庭的健康,促进社区和社会精神文明建设,建设健康、文明的家庭和社区,从而提高社区居民的生活质量和健康水平。主要包括家庭环境卫生指导、家庭健康教育、家庭咨询(家庭遗传学咨询、婚姻咨询、家庭关系问题咨询、性生活咨询、子女教育问题咨询、患病成员照顾咨询、家庭发展咨询)、家庭治疗、家庭病床、家庭临终关怀、家庭援助。社区家庭卫生服务是以公共卫生为核心的最基本的卫生保健服务,要求个人及其家庭积极参与,通过开展群众性的卫生活动,鼓励个人及其家庭主动承担起维护和促进自身健康的责任。

(三)社区卫生服务特点

1. 可及性或方便性　　可及性或方便性是社区卫生服务的显著特点。这种特性包括时间上的方便性、经济上的可接受性和地理位置上的接近性。社区卫生服务应向居民敞开大门。社区居民在任何时间都能够在自己的社区内得到经济而周到的医疗保健服务。

2. 持续性服务　　社区卫生工作人员对所在社区居民的健康有长期和相对固定的责任,对人生的各个时期、疾病的各个阶段、各种健康问题提供全程卫生服务。

3. 综合性服务　　社区卫生服务的主要目标是通过服务提高人群的健康水平,而非单纯的治疗疾病。社区卫生服务体现一个"全"字,服务对象不分年龄、性别、疾病类型;服务范围包括个人、家庭、社区;服务内容包括医疗、预防、康复和健康促进并涉及生理、心理、社会文化各方面。

4. 协调性服务　　社区卫生服务不可能包罗万象,不可能代替专科医疗服务。随着医学的发展,分工越来越细,社区卫生工作人员需要掌握各级各类医疗机构和专家以及社区内外各种资源,为社区居民提供会诊、转科、联系资源等协调性服务。

5. 基层卫生保健性服务　　社区卫生服务以基层卫生保健为主要内容,在充分了解社区居民健康问题的基础上,提供基本医疗、预防、保健、康复服务。三级预防是社区卫生工作人员在工作中遵循的主要原则。

四、护理组织结构

护理组织系统是指以保证和提高护理质量为目标,运用系统论的概念和方法,把护理管理的各个阶段、各个环节的职能组织起来,形成一个既有明确任务、职责和权限,又能互相协调、互相促进的有机整体。护理组织系统的作用在于能够从组织上、制度上保证医院长期稳定地为社会提供满意的高质量的护理。通过建立护理组织体系,可以把全院的护理人员组织起来,明确各部门、各科室、各环节的护理职能,使护理工作制度化、标准化、程序化,有效地保证各项护理工作的完成。

(一)各级卫生行政组织中的护理管理机构

我国卫生行政组织中的护理管理组织系统近些年才逐步建立并完善,对改进护理管理工作起到了重要作用。

1. 卫生部护理管理机构　卫生部医政司设护理处,是卫生部内主管护理工作的职能机构。其主要职员和任务是:负责全国城乡医疗机构制定和组织实施有关护理工作的政策、法规、人员编制、规划、管理条例、工作制度、职责和技术质量标准等;配合教育、人事部门对护理教育、人事等进行管理,通过卫生部护理中心,进行护理质量控制和技术指导、专业骨干培训和国际合作交流。

2. 各省、自治区、直辖市及下属各级卫生行政部门的护理管理机构　各省(市)、自治区卫生厅(局)均有一名厅(局)长分管医疗护理工作。除个别省市外,地(市)以上卫生厅(局)在医政处(科)配备一名具有一定临床护理经验和组织管理能力的中(或高)级技术职称的护理人员全面负责本地区的护理管理,并根据需要和条件,配备适当的助手。部分县卫生局也配备了专职护理管理干部。他们的职责和任务是:在各级主管护理工作的管理者领导下,根据实际情况,负责制定并组织贯彻护理工作的具体方针、政策、法规和护理技术标准;提出并实施发展规划和工作计划,检查执行情况;组织经验交流;负责听取护理工作汇报,研究解决存在问题;与中华护理学会各分会互相配合,加强护理专业指导和质量控制。

(二)医院护理组织系统

在我国,医院护理组织系统有过多次变更。20世纪50年代初期,医院实行科主任负责制,取消了护理部,削弱了对护理工作的领导。60年代初期,总结了经验教训,恢复了护理部,加强了领导和管理;"文革"期间,护理部再度取消,严重影响了护理质量,直到1978年卫生部发布《关于加强护理工作的意见》后才重新恢复。1986年卫生部召开全国首届护理工作会议,认真总结了经验教训,明确提出了护理管理体制只能加强,不能削弱的要求。会后国家卫生部发布的《关于加强护理工作领导,理顺管理体制的意见》,对医院护理管理作出了"护理部垂直领导体制"的明确规定,随之各地医院逐步健全护理组织系统,进一步加强和改善了领导和管理。根据1986年卫生部规定,县和县以上医院及300张床以上医院都要设护理部,实行在分管医疗护理工作或专职护理副院长领导之下的护理部主任、科护士长、护士长三级负责制;300张床位以下医院实行总护士长、护士长二级负责制。护理部主任或总护士长曰院长聘任,副主任由主任提名,院长聘任。规模大、任务繁重的医院可配备专职的护理副院长,并兼任护理部主任,另设副主任两名。100张床位或三个护理单元以上的大科以及三级医院中任务繁重的手术室、急诊科、门诊部设科护士长,由护理部主任提名聘任。科护士长在护理部主任的领导下,全面负责所负责科室的护理管理工作。护士长是医院病房和其他基层单位(如门诊、手术室、供应室、产房等)护理工作的管理者。病房护理管理实行护士长负责制,在护理部主任(或总护士长)、科护士长领导和科主任业务指导下进行工作,负责本病房的护理管理工作。根据管理宽度原则,病房一般设30~50张病床为宜,在其他独立的护理单元有5位以上护理人员时,应设护士长1名;护理任务重、人员多的护理单元,设副护士长1名。

1. 护理部的地位与职责

(1)护理部的地位和作用:改革开放后,护理部从医务部独立出来,成为医院的一个管理职能部门,是医院护理指挥系统的中枢,职权不断扩大,在医院管理中相对独立,自成体系。护理部主任进入医院领导层,参与整个医院的管理活动,并具有相应的责任和权力。护理部与医院行政、医务、医技、后勤等部门处在并列的地位,相互配合共同完成医疗、护理、预防、教学、科研等工作。护理部在护理副院长或业务副院长的直接领导下负责计划、组织、指挥、协调、控制全院的护理业务、行政管理、在职教育、科学研究等工作,在医院护理全过程中始终起着主导作用。

(2)护理部的组织结构:为保证各项任务的完成,护理部的组织结构和人员配置必须科学、合理,以体现高素质、高效率为原则。护理部设主任一人,助理员(干事)若干人。根据医院的规模与任务,护理部可设副主任。理想的护理部,除主任、副主任外,应设2~3个科,每科编配科长1人,助理员(干事)1~2人。

(3)护理部的管理职能:护理部在医院管理中的地位决定了它的主要工作职能有以下内容。

① 在院长、分管护理工作的副院长的领导下,负责全院护理工作,拟定护理工作的近、远期计划,具体组织实施,并定期进行检查及总结。

② 制定全院护理管理标准,包括护理常规、质量标准、规章制度、工作职责、排班原则等,督促检查各级护理人员的执行情况。

③ 制定护理技术操作规程和护理文书书写标准(含护理病历、各种记录单、表格、交班报告等),做好护理资料的登记工作。

④ 加强对护士长的领导与培养,提高他们的业务水平和管理能力,对重、危、难患者的护理过程进行技术指导。

⑤ 调配院内护理力量,合理使用护理人员,发挥护理人员的积极性;协调处理与科主任、医技、后勤等部门的关系。

⑥ 负责全院护理人员的业务培训、技术考核、教学、进修等工作,建立护士技术档案;提出晋升、任免、奖惩意见;组织全院护理查房;领导护理人员学习先进护理经验,积极鼓励护理人员钻研业务,有计划地造就一支高素质的护理队伍。

⑦ 负责领导护理科研工作,选定课题,提出措施,抓好落实;根据实际情况有计划地开展护理新业务、新技术,不断提高护理质量。

⑧ 组织护士长定期分析护理质量,采取措施减少护理差错,严防护理事故发生,并负责护理方面的医疗纠纷与事故的处理。

⑨ 负责提出有关护理物品、仪器、设备等的增配意见。

2. 护理部的工作特点及要求

(1)政策性:护理部是贯彻医院方针、政策,制定护理规章制度和质量标准的重要部门,承担着反映情况、传递信息、处理事务、答复问题等政策性很强的工作。所以护理部人员要有很强的政策观念,在办事情、处理问题时,必须严格遵守国家的政策法令和医院的规定。

(2)专业性:护理部承担医院护理学科技术建设与管理的责任,不仅本身专业性很强,而且管理的对象也具有不同的专业特点。因此,必须按专业工作的特点和规律,采用科学的管理思想、手段和方法,才能保证管理目标的实现。

(3)广泛性:为临床第一线服务是对护理部工作的基本要求,也是护理部工作的显著特点之一。临床护理工作所需保障涉及的范围相当广泛,包括物资保障、技术保障、生活服务保障、病区环境保障、安全保障等,这些都需要护理部统筹和安排。

(4)随机性:医院护理工作的服务对象是伤病员,由于病情常常瞬息万变,再加上难以预料的突发灾害和事件,这就决定了护理工作随机性大。护理部要加强工作的预见性,在制订计划、安排工作时一定要留有余地,以保证一旦遇到突发事件时能应付自如,不影响正常工作的顺利进行。

(5)事务性:护理部承担着大量来自医院内外的繁杂事务的处理任务,如来信来访、纠纷事故的处理等,这些事务处理费时费力,有些还十分棘手。因此,护理部必须提高处理事务的能力与效率,尽量从事务里解脱出来,集中精力抓好临床护理工作。

3.护理部主任的职责 护理部主任是医院护理系统最高层管理者,具体负责全院护理组织管理工作和业务技术管理工作。其基本职责为:

(1)行政管理:参与高层管理者会议;根据医院总目标制订护理工作的长远规划和具体计划,并组织实施、检查和总结。

(2)业务管理:负责制定全院护理规章制度、疾病护理常规和护理技术操作规程及质量标准,并督促执行及定期检查和完善;参加重大手术、急危重症、疑难病例的会诊和抢救,并组织实施护理;定期进行护理查房,检查和指导临床护理、护理文书、消毒隔离、病区管理及物资保管工作;定期召开护士长会议,分析护理质量,组织全院护士长到各科室互相检查和互相学习。

(3)人事管理:掌握各科室护理工作量情况,负责护理人员的临时调配;与人事部门合作做好护理人员的奖惩、晋升、任免、调动及培训工作。

(4)员工管理:巩固护理人员的专业思想,关心他们的工作和生活,充分调动积极性,维护医院护理队伍的稳定性;经常检查了解科室护士长工作能力、水平及质量,并指导其工作。

(5)专业建设:组织开展新业务、新技术和护理科研,提高整体护理水平;组织全院性护理学术活动,评审护理论文及科研成果。

(6)教学管理:负责组织护理人员的业务训练、人才培养和技术考核;组织领导护生的临床教学工作,完成教学与实习计划。对进修人员也负有一定的业务技术指导的责任。

4.科护士长职责

(1)在护理部主任领导和科主任的业务指导下,负责本科护理、教学和科研及护理管理工作。

(2)深入本科各病房参加晨会交接班,检查危重患者的护理,并做具体指导,对复杂的护理技术或新开展的护理业务,要亲自参加实践。

(3)教育全科护理人员加强工作责任心,改善服务态度,认真执行医嘱、规章制度和技术操作规程,严防差错事故。

（4）随同科主任查房，了解护理工作中存在的问题，加强医护联系。

（5）组织本科护理人员学习护理业务技术，并注意护士素质的培养。

（6）组织拟定本科护理科研计划，督促检查计划的执行情况，及时总结护理经验。

（7）了解本科患者的病情、思想及生活情况。督促检查各病房的护理工作，提出改进意见和措施。

（8）负责安排护生在本科各病房的临床教学及实习工作。

（9）确定本科护士的轮换和临时调配。

5. 病房护士长的职责　护士长是医院基层科室护理工作的具体领导者与组织者。其职责包括：

（1）负责本病房护理业务的组织领导和科研、教学、病房管理和病房内外的联系工作。

（2）有计划地安排病房重点工作。

（3）督促检查及保证各项规章制度的贯彻落实，了解各班护士执行医嘱、治疗、临床护理及消毒隔离情况，发现问题及时处理，防止差错事故的发生。

（4）参加并组织危重患者的抢救工作及病历讨论，定期参加科主任或主治医生查房，了解对护理工作的要求，紧密医护关系。

（5）组织领导护理查房、护士业务学习及护理临床教学，不断提高护士业务水平及带教质量，并定期考核。

（6）做好病房护士的思想工作，加强病房管理。

（7）负责病房的药品、医疗器械、医疗文件等物品的领取，合理使用、保管，定期检查，及时维修。

（8）每周核对医嘱，定期召开患者代表座谈会，征求意见，改进工作。

（9）定期与科主任及病房领导小组讨论研究工作，汇报成绩和存在的问题，表扬先进与批评后进，按时布置和总结工作。

6. 护士的职责

（1）在本科主任、护士长领导和上级护师的指导下进行护理工作。

（2）负责完成各班、各项护理工作，正确执行医嘱和技术操作规程，严格查对制度和消毒、隔离制度，预防事故、差错和医院感染。

（3）严密观察患者的病情变化，做好危重患者的护理。协助医师进行各种诊疗工作，负责采集各种送检标本。

（4）在上级护师的指导下，制订护理计划，书写护理病历。

（5）参加护理查房，参加护理教学，承担进修、实习护士的临床带教工作。

（6）学习护理先进技术，开展新业务、新技术学习；参加护理科研，总结经验，撰写学术论文。

（7）宣传卫生知识，介绍住院规则。了解患者的心态，开展心理护理。

（8）做好病房管理，办理患者入院、出院、转科、转院手续等。

【思考题】

1. 设计组织结构应考虑哪些基本原则？

2. 请举例说明为什么要重视非正式组织的作用？
3. 分析你所了解的组织进行变革时所遇到的阻力有哪些？
4. 宽的和窄的管理幅度，你认为哪一种更有效？
5. 如何选择恰当的组织结构类型以高效地实现组织目标？

（周　瑾）

第五章　组织环境与文化

在管理活动中,组织环境调节着组织结构设计与组织绩效的关系,影响组织活动的有效性,是组织活动重要的内在与外在的客观条件。护理工作环境复杂多变,无论是组织内部环境还是外部压力,管理者要善于在不同的环境中应对环境变化、解决复杂问题。

管 理 故 事

变色蜥蜴

森林里,住着三只蜥蜴。其中一只看一看自己的身体和周围的环境大不相同,便对两只蜥蜴说:"我们住在这里实在太不安全了,要想办法改变环境才可以。"说完,这只蜥蜴便开始大兴土木起来。另一只蜥蜴看了说:"这样太麻烦了,环境有时不是我们能改变的,不如我们另找一个地方生活。"说完便提着包袱走了。第三只蜥蜴看看四周,问道:"为什么一定要改变环境来适应我们,为什么不改变自己来适应环境呢?"说完,它便借着阳光和阴影,慢慢改变自己的肤色,不一会儿,它就渐渐在树干上隐没了。

启示:在竞争激烈的市场环境中,有不同的适应环境方法,那些以自我为中心,不愿改变自己的个体或组织,只能逐渐被环境淘汰。

第一节　组织环境的概述

组织环境可以从静态与动态两个方面来理解。静态组织环境是指组织结构,即人、职位、任务以及它们之间的特定关系的网络;动态组织环境则指维持与变革组织结构,以完成组织目标的过程。

一、相关概念及意义

任何组织都存在于一定的环境之中,组织是一个与环境相互作用、相互依存的系统,环境变化对组织发展产生重大的影响。

（一）　组织环境

1. 环境（environment）　环境是相对于某一中心事物而言,是指与某一中心事物有关的周围事物。通常所称的环境就是指人类的环境,因而,环境是指人类进行生产和生活活动的场所,是人类生存和发展基础。人类环境分为自然环境和社会环境。

自然环境亦称地理环境,是指环绕于人类周围的自然界,包括大气、水、土壤、生物和各种矿物资源等。自然环境是人类赖以生存和发展的物质基础,通常把构成自然环境总体的因素,分为大气圈、水圈、生物圈、土圈、岩石圈等五个自然圈。

社会环境是指人类在自然环境的基础上,为不断提高物质和精神生活水平,通过长期有计划、有目的的发展,逐步创造和建立起来的人工环境,如城市、农村、工矿区等。社会环境的发展和演替,受自然规律、经济规律以及社会规律的支配和制约,其质量是人类物质文明建设和精神文明建设的标志之一。

2. 组织环境（environmental organization）　指所有潜在影响着组织运行和组织绩效的因素或力量,它对组织的生存和发展起着决定性作用。组织存在于由外部各种因素构成的环境中,在与环境中其他组织和人员之间的相互作用过程中,组织谋求自身发展和目标实现。

3. 组织与环境关系

（1）组织与环境表现为相互依存的关系:犹如自然界中的生物链一样循环往复,环境是组织生存与发展的土壤,一个组织是否能够生存并获得成功,在很大程度上取决于是否很好地处理了组织与环境的关系。

（2）组织与组织环境的作用方式为投入—转换—产出:投入,指外部环境对组织的要求、支持和反对;转换,指组织根据外部环境的输入信息、能量等,进行调整、改变,使之与组织环境相协调;产出,即组织经过转换之后,重新向外部环境输出各种信息和产品。为了向社会提供产品和服务,组织需要从环境中获得投入,包括原材料、劳动力、能源和信息等多方面的投入,然后借助组织的功能将投入因素转换成产出过程,再把产出投入环境中。这种产出又可以成为其他组织的投入,如产品、服务、信息等组织的产出。在这种连续不断的投入、转换和产出过程中,组织与组织环境相互影响、相互制约、相互作用,见图5-1。

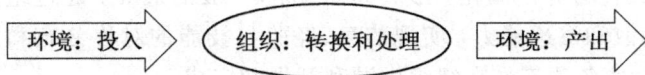

图5-1　组织与环境的关系

（二）组织界线

组织界线（boundaries of organization）是维持组织相对独立性的有形和无形的壁垒。组织是通过组织界线将组织的内部与外部环境区隔开来。在组织界线的作用下,一个组织成为相对独立的整体。组织界线可以分为有形组织界线和无形组织界线。

有形组织界线指可以识别的,有明显的组织标志。如医院的围墙、家庭的防盗门、学校的门及一些单位、机构对外公布的规定等。有形组织界线提示了该组织不同于其他组织的特征。

无形组织界线则指那些从外部特征难以识别,但能影响其组织成员的行为和思想等内容。其主要包括组织或行业的行为规范、文化、管理风格、规章制度等。

每个组织都需要组织界线,借助组织界线,可以把组织与外部环境分离开来,防止外部环境可能带来的各种干扰,保证组织内的管理和业务工作得以正常进行。通过组织界线,如标准化等措施,可以对外部众多环境的投入进行筛选,即根据组织需要的内容,进行选择和处理外部环境中的诸多因素。例如,医疗机构制定的患者住院收治标准,是医疗机构制定关于住院患者管理的内容,通过标准制定,可以更好对住院患者进行管理。

(三)无边界组织

随着市场竞争的日益激烈、信息技术的快速发展以及全球化的到来,组织间不再是单一的区域内竞争,而是以全球化为背景的舞台。组织外部环境也由原来稳定的转变为多变的和不可预测的,于是新的组织管理概念,如扁平化组织、多功能团队、战略联盟、网络组织、学习型组织等应运而生。这些概念发展的共同特点,就是将组织边界模糊化和可渗透,整合各种资源和不断地创新,来提高组织的综合竞争能力和适应能力,我们将这些组织统称为无边界组织。

1. 无边界组织概念

无边界组织(boundaryless organization)是指组织横向的、纵向的或外部的边界超越传统组织设定的组织结构限定或定义设计。

组织结构一般包括四个方面:即垂直边界,水平边界,外部边界,地理边界。

垂直边界是组织内部的层次或职业等级,主要指传统金字塔式组织结构引起的内部等级制度,组织按各自的职权划分为层次机构,各个机构都界定了不同的职责、职位和职权。

水平边界是组织按各个组成部分的职能不同而划分的职能部门。由于各职能部门都依据自身的特点行事,往往与其他部门易发生矛盾和冲突。

外部边界是组织与服务对象、供应商、管理机构、社区等外部环境的隔离,使组织与外部环境之间形成一种内外有别的关系。有形组织界线是外部边界特征之一。

地理边界是指组织的不同文化、国家、市场的界限。地理边界往往使得传统文化、新方法、新思想局限于某一范围或地域而难以传播和学习。

2. 无边界组织的特征

(1)无边界组织是以边界组织为基础:无边界组织并不意味着组织原来的界限的消失,而是将传统组织的四种边界模糊化,形成如同"隔膜"般的边界。通过组织协调,提高整个组织的信息传递、扩散和渗透能力,实现信息、经验与技能的对称分布和共享,达到激励创新和提高工作效率,使各项工作在组织中顺利开展和完成。

(2)无边界组织使得信息、资源的渗透扩散更容易:生物有机体中存在各种隔膜,使其外形具有一定的结构强度。借助于生物膜现象,无边界组织将传统组织的边界模糊化,形成了既能使组织具有外形和界线,又使信息、资源、能量能够快捷、便利地穿越组织的"隔膜",促进各项工作在组织中顺利展开。可见,无边界组织的目标在于让各种边界更易于渗透扩散,更利于工作在组织中顺利完成。

(3)无边界组织更强调组织的整合、弹性和创新:传统组织结构非常注重组织规模、职责、专业化和控制。通过扩大组织规模来降低生产成本,同时通过明确职责和高度专业化分工来提高内部的生产管理效率,但是这种模式常因快速变化的外部环境而出现难以适应现象。无边界组织则强调速度、弹性、整合和创新,根据外部环境的变化进行及时应对。如工作人员的弹性制工作,工作岗位的变换,新技术的开展和学习,都是根据特定的环境变化需要,整合不同工作人员和部门,合作和创新而不是单独的专业化。

（4）无边界组织的技术基础是计算机网络化:推动无边界组织开展的技术力量是计算机网络化。通过网络化使得人们超越组织的内外界限进行交流,共同分享信息和交流信息,并使组织能在全球范围内进行经营活动。

（5）无边界组织的形式具有多样性和动态性:根据边界模糊化过程中边界的种类不同,无边界组织常有以下几种形式和变化。例如,扁平化组织是组织垂直边界模糊化的结果,可以减少管理层而提高组织工作效率;多功能团队是根据组织特定目的将职能部门以某种特定的方式重新汇合而跨越了组织的水平边界;战略联盟、网络组织是根据不同需要将组织外部边界模糊化,将组织和供应商、顾客、竞争者、政府机构、社区等外部组织形成基于合作伙伴关系的各种跨组织联盟或跨国界组织。

3. 无边界组织对护理管理工作的启示

（1）开展组织扁平化管理,打破组织的垂直边界:无边界组织管理中,各个层级之间是互相渗透的,打破组织的垂直边界其实质就是组织扁平化的过程。

管理故事

无边界组织

通用电气公司(GE)CEO杰克·韦尔奇被誉为全球第一CEO。在20年里,韦尔奇使通用电气的市值从250亿美元升到了4500亿美元,增长了30多倍,排名从世界第10位升到第2位。韦尔奇成功的关键就于他创造了"无边界组织"的管理模式,希望这一理念把GE与其他世界大公司区别开来。他将各个职能部门之间的障碍全部消除,工程、生产、营销以及其他部门之间能够自由流通,完全透明;"国内"和"国外"的业务没有区别;把外部的围墙推倒,让供应商和用户成为一个单一过程的组成部分;推倒那些不易看见的种族和性别隔离;把团队的位置放到个人前面。无边界组织管理思想渗透到GE管理的各个方面,使得GE不断创新,如所推行的"六西格玛"标准、全球化和电子商务等,均走在其他公司的前面,始终保持充沛的活力,取得了惊人的成就。

在医院护理管理体系中,护理部主任—科护士长—病区护士长—护士的职责系统,使得决策由上层做出,然后由下层程序化地执行,这种高度集中的决策方式在相对稳定的环境中运行似乎良好,但是一旦遇到突发紧急事件,往往难以作出迅速的反应。例如医院护理工作人员的调配主要由护理部负责,如果某病区应收住大量患者而出现护理人员短缺,病区护士长必须上报科护士长、护理部主任,护理部要经过调查决定护理人员的调配,这种程序化过程使得决策和执行之间的时间延长。目前,医院管理中,提出在护理人力资源中,建立"计时护士",利用部分护士的休息时间或兼职工作使医院在工作高峰期提供护理服务,不但节省了医院的人力成本支出,且能保证护理质量,护士综合能力亦得到了提升和发展。

（2）提倡医疗资源的整合,打破组织的水平边界:传统的水平边界是指组织按其组成部分的职能不同而划分部门,虽然各部门注重专业性建设,但往往与其他部门难以融合,甚至因利益问题发生矛盾。

无边界组织的建设打破了组织的水平边界,通过建立多功能团队的方式来实现不同思想、不同专业和部门的员工进行组合,以新业务、新领域的形式达到资源共享。在医疗卫生服务中,越来越多的医疗服务进行资源综合,如医院介入治疗中心将内、外科医疗资源进行组合,提供系统化服务,最终达到优化组织各种资源的运用,增进其应变能力和提升整体竞争能力。

(3)以患者为中心,打破组织的外部边界:无边界组织要求把组织外部的围墙推倒,让组织与顾客、供应商、竞争者、政府管制机构、社区等外部环境融合,成为一个创造价值的系统。

无边界组织要求内部员工理解服务对象的需求,加强与外部组织的关系。例如,医院发展战略联盟管理,医院与其他有着对应的社区卫生服务中心或基层卫生服务组织建立合作,通过签订协议、契约而结成优势相长、风险共担、双向转诊或多向流动的松散型组织,以达到共同拥有市场、共同使用资源等战略目标。

(4)提倡多元合作,打破组织的地理边界:组织地理边界常使得新方法、新思想局限于某一组织或某一市场及区域内而难以传播。无边界组织打破了地理边界,使得不同文化、不同技术在不同组织之间进行多元交流和学习,取长补短。例如,由于我国是个多民族国家,各民族都有各自的文化和风俗习惯,如果护理管理人员忽略这种差异性,就很难利用不同民族文化的差异性,建立起先进的护理经验和方法,并促使其向其他组织推广和传播,使得护理服务局限于疾病护理而忽略了人文关怀。

无边界组织是基于层级结构组织,并在基本边界组织的基础上进行运作,使整个组织成为一个灵活的系统。在无边界管理中,组织的各部分职能和边界仍旧存在,有位高权重的领导、承上启下的中层管理者以及各类技术员工,使各个边界能够自由沟通、交流,实现最佳的合作。

二、组织环境特点

管理的组织环境具有不稳定性并对管理工作产生复杂的影响,这就给管理者认知、适应和改变外部环境带来困难。所以,管理者不仅要了解外部环境的内容,还要了解其性质和特点。

1. 客观性 组织环境是客观存在的,它不随着组织中人们的主观意志为转移。作为组织环境基础的自然的和社会的各种条件是物质实体或物质关系,它们是组织赖以存在的物质条件,对组织来说是一种客观存在的东西。

2. 系统性 组织环境是由与组织相关的各种外部事物和条件相互有机联系所组成的整体。组成这个系统的各种要素,如自然条件、社会条件等相互关联,形成一定的结构,表现出组织环境的整体性。组织所处的社会是一个大系统,组织的外部环境和内部环境构成了不同层次的子系统。任何子系统都要遵循它所处的更大系统的运动规律,并不断进行协调和运转。

3. 动态性 组织环境的各种因素是不断变化的,各种组织环境因素又在不断地重新组合,不断形成新的组织环境。组织系统既要从组织环境中输入物质、能量和信息,也要向组织环境输出各种产品和服务,这种输入和输出的结果必然要使组织环境发生或多或少的变化,使得组织环境本身总是处于不断地运动和变化之中。这种环境自身的运动就是组织环境的动态性。

组织环境的客观性、系统性、动态性等特征说明了组织环境本身就是一个有着复杂结构的运动着的系统,正确分析组织所面临的环境中的各种组成要素及其状况,是任何一个管理者进行成功的管理活动所不可缺少的前提条件。

三、组织环境的意义

组织环境是相对于组织和组织活动而言的,组织环境的变化可以为组织的发展提供有利条件,对组织发展和管理起到积极的促进作用,但也可能阻碍和影响组织的发展。例如计算机技术的出现导致了现代信息技术的迅速发展,但是如果组织未能掌握计算机应用技术,就不可能获取最新信息以适应环境的变化。在当代和未来社会,组织的目标、结构及其管理等只有变得更加灵活,才能适应环境多变的要求。

1. 组织环境制约着组织活动 组织的机构建立、目标设置、运行机制、活动方式和管理手段的确定,是组织自觉的、有意识选择的结果,但是组织的选择不是主观的和随意的,既要受制于一定的环境,又要随环境的变化而不断加以调整。组织只有主动适应环境,满足社会的需求,才能更好地生存。在现代社会中,医疗机构组织要主动地了解国家医疗卫生政策与法规,了解医疗卫生制度改革方向等外在环境状况,获得及时、准确的环境信息。通过调整医疗卫生机构内部环境服务的目标,选择适合发展的策略,控制不利的环境变化,才有可能不断促进自身的完善与发展。

2. 组织对环境具有能动的作用 组织对环境的能动作用,显示出环境对组织的决定和制约并不意味组织只是完全被动、消极地去适应环境,而是既可以表现为改造环境,促进社会的发展,但也可以表现为消极、被动作用,阻碍社会的发展。现实中,一些组织活动和生产对环境产生严重的影响和破坏,如空气污染、水污染、热效应等就是组织活动对环境的消极作用,这不仅危害到人类的生存和健康,还可以因此导致企业组织的停产、关闭,影响组织的正常活动和发展。

四、南丁格尔的护理环境理论

在护理理论发展中,护理环境理论是最早产生的理论,该理论特别强调医院环境对维护健康的重要性,由护理学创始人南丁格尔提出。在《护理札记》中,南丁格尔将物理环境中的各个部分进行了详细的描述,着重强调了物理环境中通风、空气清洁、水等这些因素对患者健康的影响。

南丁格尔护理理论的核心是环境,提出所有外界因素都是影响着生命和有机体的发展,这些因素能够缓解或加重疾病和死亡的过程。"环境"这一术语虽然未在南丁格尔的著作中出现,但她使用了通风、温暖、光线、食物、清洁和噪音等概念,提出物理环境对社会和心理影响是相互关联的,物理环境的洁净程度直接影响医院和社会环境及患者的心理状况。护理的目标是把患者放置在最佳的环境中使得健康成为一个自我恢复的过程。南丁格尔认为护理工作本身并不是一种治疗活动,而是让患者处在一个合适的环境中,帮助患者恢复健康,强调这些因素互相影响。由于历史的局限性,她强调了物理环境的重要性,虽然也注重到了患者的心理、精神因素对疾病影响，但未上升到理论高度，相对忽视了心理和社会环境对健康的影响，后人将她早期对环境护理的认识确认为是环境护理学说，并引发了学者们对环境护理的关注和研究。

第二节 组织环境类型与特点

一、组织环境类型

环境是由众多因素交错而成的整体。组织面对的环境是复杂而且难以预测的，因此，把环境区分成不同的部分，有利于识别组织和预测环境的影响。以组织界线来划分，可以把组织环境分为内部环境和外部环境，见图 5-2。

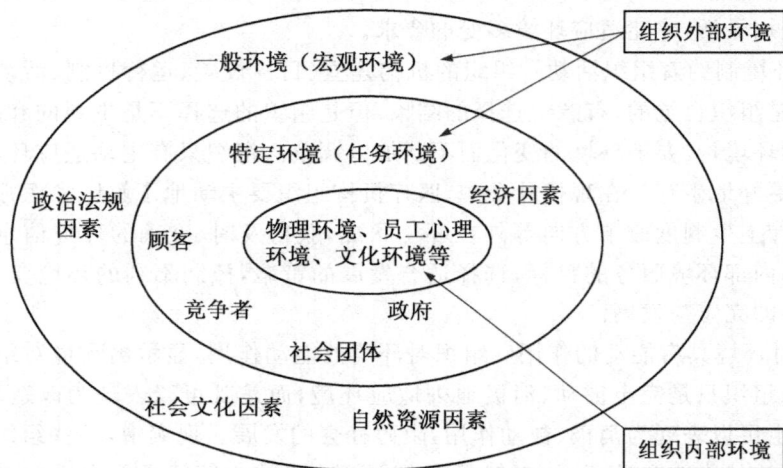

图 5-2 组织环境

（一）组织内部环境(internal environment)

组织内部环境是指管理的具体工作环境，主要包括影响管理活动的相关因素，如物理环境、心理环境、文化环境等。

1. 物理环境 物理环境指工作环境，如空气、光线和照明、声音(噪音和杂音)、色彩等，它对于员工的工作安全、工作心理和行为以及工作效率都有极大的影响。物理环境因素对组织设计提出了人本化的要求，防止物理环境中的消极性和破坏性因素，努力创造一种适应员工生理和心理要求的工作环境，这也是实施有序而高效管理的基本保证。

2. 心理环境 心理环境指的是组织内部的精神环境，对组织管理有着直接的影响。心理环境制约着组织成员的士气和合作程度的高低，影响着组织成员的积极性和创造性的发挥，进而决定了组织管理的效率和管理目标的达成。心理环境包括组织内部和睦融洽的人际关系、组织成员的责任心、归属感、合作精神和奉献精神等。

3. 文化环境 组织文化环境包括两个层面的内容，一是组织的制度文化，包括组织的工作流程、规章制度、操作规程、考核奖励制度以及健全的组织结构等；二是组织的精神文化，包括组织的价值观、信念、经营理念以及精神风貌等。良好的组织文化是组织生存和发展的基础和动力。

在市场经济发展初期,人们之间相互关系松散,对组织环境的研究主要集中于组织内部,很少考虑外部环境对组织内部各要素的影响。随着经济发展,组织受周围环境影响的增加和组织管理理论的深入研究应用,人们的视野从组织内部环境拓展到对组织外部环境的关注,认识到外部环境是组织生存的条件,同时它也对组织的活动起着重要制约作用。

(二)组织外部环境(external environment)

组织外部环境是指组织所处的社会环境,是影响组织生存和发展的主要因素。组织在进行活动时必须考虑到外部环境提供资源的可能性和接受组织产品的客观性来筹划组织的活动。外部环境包括两大类:宏观环境和微观环境。

1. 宏观环境(macro-environment) 宏观环境又称一般环境,指各类组织赖以生存的共同空间,并对所有组织均能产生影响的外部环境。其主要包括:政治环境、经济环境、社会文化环境、技术环境四个方面,它们各自独立又相互作用,对组织产生间接的、长远的影响。当外部环境发生剧烈变化时,会导致组织发展的重大变革。外部宏观环境的分析主要包括政治(political)、经济(economic)、技术(technological)、社会(social)因素,称之为 PETS 分析,这四大因素影响着组织的外部宏观环境。

(1)政治环境:指国家或地区的政治制度、体制、法律法规、政策等,这些因素主要影响组织的长期行为或国际化经营,政治和政策的稳定是组织生存和发展的必要前提。其中法律作用特别重要,因为政治环境中的许多政策和制度都是以法律的形式出现,以便制约和限定组织的管理经营活动。如我国政府医疗卫生体制改革的目标和方向,不仅决定着医疗机构医疗卫生服务的经营活动和服务方向,而且决定和影响着农村基层卫生服务和社区卫生服务的开展。国内的政治因素主要有党和国家的路线、方针、政策、法律法规;国际方面的政治因素主要有各国的国体和政体、进口控制、国内法和国际条约等,这些政治因素对组织来说都是不可控的,具有强制性,组织管理者必须去适应。

(2)经济环境:经济环境是构成组织生存和发展的整个社会经济状况,在影响组织活动的诸多因素中,经济环境因素是最基本和最直接的因素,也是组织面临的产业环境和竞争环境。其主要包括经济发展水平、市场因素以及竞争势态等。市场因素是商品经济条件下组织最为关注的环境因素,市场容量越大,越有利于扩大生产规模、采用自动化技术而降低成本;市场竞争越激烈,企业提高质量、增加品种、降低成本、改进服务的压力也越大。

(3)技术环境:技术环境因素包括科学技术和自然资源两个方面。① 科学技术是指一个国家和地区的科技水平、政策和科技转化能力。对于一个组织,应该关注所在职业或行业的科技发展动态和竞争对手技术开发,使其组织处于竞争优势。技术创新还能为管理提供更有效的工具,促进组织管理创新,提高管理效率。② 自然资源是指原材料和能源等的供应,与产品输出设备和生产技术的应用等众多方面都有着紧密的关系。相对于其他环境因素而言,自然资源环境是相对稳定的。随着经济和技术的发展,自然资源环境不论是从法律上还是从组织的社会责任角度来说,都是必须关注的问题。对于任何组织来说,不仅要有效地利用、开发自然资源环境,更要很好地保护环境。

(4)社会文化环境:指一个社会民族特征、社会价值观、生活方式、社会结构等的总和。社会文化环境因素包括风俗习惯、文化传统、教育水平、价值观念、道德伦理、宗教信仰、商业习惯等,并构成组织所处的社会环境。社会环境中最为重要的是文化传统和教育水平。不同的国家(或地区)和民族,其社会文化传统和教育水平往往不同,这些因素影响和改变着人们消费习惯和价值观念,而且对医疗护理服务的产品和内容提出不同要求。管理的实质是对人的管理,社会文化环境对管理的重要程度是显而易见的。风俗习惯、文化传统、道德价值观念等对人们的约束往往比法律的约束更有力量。不同文化背景的地区和人群,对健康的认识,乃至就医习惯都有很大的差别,例如,关于烟草或酒精对健康影响的问题,不同文化背景下可能有着不同的认识。

2. 微观环境(micro-environment) 微观环境又称具体环境,指组织赖以生存的特殊空间,是由宏观环境引发后,通过其自身运动所形成的结构特征对组织产生作用。微观环境主要包括:顾客、供应商、竞争者、公众等。

(1)顾客:顾客是指那些购买企业产品或服务的个人或组织。有些组织虽然不生产实物产品,如政府、学校、医疗机构等,但这些组织的存在为公众(顾客)提供了服务。美国著名管理学家彼得·德鲁克在《管理——任务、责任、实践》一书中指出:"顾客是一个企业继续存在的基础,只有顾客才能提供就业。正是为了满足顾客的需求和需要,社会才把物质生产资源托付给企业组织。"

具体环境对组织的影响是直接的,迅速的。在医疗卫生服务体系中,顾客主要指患者及有健康需求的人,也是最重要的医院具体环境。如同企业一样,医疗机构要面对众多顾客,如患者、亲属、健康者等,这些顾客会因受教育水平、收入水平、生活方式、地理条件等众多方面的不同,而对医疗机构的服务提出不同的要求,医疗机构在医疗质量管理、战略发展决策等方面必须充分关注其服务对象——顾客需要。

(2)竞争者:竞争者是指与组织竞争顾客和各种资源的其他组织。组织面对的是整个竞争市场,组织的竞争不仅局限于提供同类服务或生产同类产品的各企业之间,有时两个不相关的企业亦会因为获得某些利益而彼此竞争。同样,医疗卫生服务组织之间也存在竞争关系,如在同一地区,医疗机构在吸引患者或设备投资时相互竞争;同一个部门医护人员的服务质量也存在一定竞争关系。

竞争过程中反映竞争实力的指标主要有三类:① 销售增长率,指销售额(如医院的总收入)与上年相比较的增长幅度,反映组织的竞争实力;② 市场占有率,指市场总容量中组织所占的份额(医院在当地医疗消费市场的所占比重),这是横向比较指标,反映组织综合竞争能力;③ 销售利润率,指利润占销售额的比率,是反映组织持续竞争力的指标。医疗机构可通过三类指标的综合分析,找出组织的主要竞争对手,分析其实力及变化动向,以应对组织的主要威胁与影响因素。

(3)供应商:供应商是指为其他组织提供服务、原材料、设备、人力资源等组织。对于组织来说,供应商可以是一个组织,也可以是个人。组织从供应商处获得资源、劳动力、信息、能源等,由此供应商所提供的产品和服务的质量、价格直接影响到企业组织产品和服务的质量及成本水平。如提供医疗机构人力资源的医学高等院校,其人才培养的质量和数量可影响着卫生服务的水准。因此,许多组织对供应商有许多要求,同时也给予供应商一定的支持,甚至将其纳入到自己的组织体系之中。

(4)公众:公众通常是指所有实际上或潜在的关系,是影响一个组织达到其目标的社会组织。这些社会组织通常是具有特殊利益的集团,如患者、社会媒体、社区居民、医学专业学术团体、教育文化组织等。他们时刻关注组织的行为,并通过向组织施加压力,迫使组织改变其决策。组织与周围公众的关系直接或间接地影响组织行为,管理者应意识到公众对他们决策影响的力量,保持在公众中良好的声誉和形象。

二、护理组织环境

护理工作环境是指影响、制约护理活动的各种内部、外部环境因素,是对医疗卫生组织内外环境会产生很大影响的组合系统。

(一)护理组织的政治、经济环境

政治环境是指国家政治制度、经济形势、国际关系、国家法律和政策等因素的影响。其中最重要的是法律和经济因素,制约和限定了医疗卫生组织的生产经营活动。

医疗卫生组织担负着实现社会利益和满足人民群众日益增长的卫生服务需要,管理者应全面了解与医疗机构经营活动有关的各种法律政策,依法并运用法律保护医疗机构的合法利益。同时,要求管理者不仅能对法律作出迅速的反应,而且要能有一定的预见力,预见到可能获得通过的法律,及时调整自身的管理政策和方法。如 2008 年 5 月 12 日国务院颁布实施的《中华人民共和国护士条例》就是一项保护护士合法权益、规范护士执业行为的法律性政策条文,中华护理学会作为全国护士专业学术团体组织迅速作出响应,制定了我国第一部《护士守则》以适应我国护理管理的需要,有利于促进护理事业的进一步发展。

经济环境是指组织运行所处的经济系统运行情况,包括国内外的经济形势、政府财政和市场状况等。经济环境是组织赖以生存和发展的最深层次结构,也是诸多外部环境中最基本的因素。医疗机构的经济环境是指在政府宏观调控和管制下,通过价格、供求状况等市场运行机制以及政府对卫生领域的投资,保障人民群众的基本医疗卫生服务需求,提高全民健康水平。

政治经济环境对组织影响是通过社会生产力水平和生产关系来制约和促进组织的发展,主要体现为经济体制、利益关系和政府职能三大要素关系,其中经济体制是最为重要。

(二)护理组织的科学技术环境

科学技术是第一生产力,技术对组织及其管理工作一直具有重要的影响,任何组织为了达到其预定目标,都会进行与技术密切相关的生产性经营活动。医疗机构是一个技术含量极高的组织,护理技术和创新对于护理组织的发展至关重要。

技术创新(technical innovation)是指经济实体为了适应技术进步和市场竞争的变化,把一种从来没有过的关于生产要素的"新组合"引入生产体系,包括创新思想的形成和创新成果被广泛应用的全过程。

管 理 故 事

蛹和蝶

蛹看着美丽的蝴蝶在花丛中飞舞,非常羡慕,就问:"我能不能像你一样在阳光下自由飞翔?"蝴蝶告诉它:"第一,你必须渴望飞翔;第二,你必须有脱离你那非常安全、非常温暖的巢穴的勇气。"蛹就问蝴蝶:"这是不是就意味着死亡?"蝴蝶告诉它:"从蛹的生命意义上说,你已经死亡;从蝴蝶的生命意义上说,你又获得了新生。"

这个故事告诉我们要有勇气打破我们赖以成功的基石去寻找新的发展思路,这就是创新能力。

科学技术创新是形成医疗卫生组织核心竞争力,其长期的成功必须依赖于不断技术创新的核心竞争力,通过技术创新,形成和发展自己的核心技术,并以此为关键形成自己的医疗特色。护理技术的含义很广,它既包括医疗卫生服务技术,如护理方法的改进和完善,新技术、新设备、新材料的应用等;也包括管理技术,如护理管理方法、组织方法、服务模式的改进;另外还包括生活技术、服务技术创新等内容。

在竞争激烈的医疗机构市场中,竞争实质上是技术的较量。随着时间的推移,一个富有竞争力的创新技术会演化为一般技术。因此护理组织要不断进行技术创新,开发成本低、高质量的新技术、新疗法,保证其竞争力的构建。护理技术创新并不指单纯的技术,也指以患者需求为导向的观念、体制和管理方法创新。

(三)护理组织的服务环境

服务环境是组织的管理者从事经济活动的总体,不仅包括组织的一切对外活动,而且包括组织内部经济活动。医疗机构经营管理不同于单纯的经济管理,它是医疗机构经济管理与医疗服务管理的有机结合,使社会效益管理与经济效益管理相统一的医疗机构经营管理。

1. 护理服务产品 产品是指人们为了生存的需要,通过有目的的生产劳动所创造的物质资料。市场营销概念中认为产品是指提供给市场,能够满足消费者或用户需求和欲望的任何有形物品和无形物品。卫生服务产品的存在形式有两种:一种是以实物形式存在的物质载体,如治疗仪器以及作为某些活动或服务结果的使用价值,如医生处方;另一种是以“活动”形式提供的无形产品,是卫生服务机构为广大人民的身体健康提供的各类卫生服务,它们既不可触摸到,也不能与提供这些服务的医护人员分开存在。可见,卫生服务产品包括实物、技术、服务、药品、氛围等诸多内容。因此,护理服务产品可以定义为卫生服务机构提供给服务对象用于满足其健康需要的任何事物。

由于护理服务产品大部分是无形的,服务对象在接受护理服务过程中,其实质是感知和享受护理服务的过程。因此,提供护理服务工作时,必须将服务对象感知到的服务和产品(主要指健康相关的结果)同护理人员所提供的服务内容连接起来,由此形成一个从服务接受者利益、服务观念、基本服务组合及服务传递体系的护理工作服务链,可以更好地理解和提供护理服务产品。

2. 护理服务的特点 护理服务是以人为主体,帮助其解决疾病及其相关健康问题的服务,护理服务的每一项措施都是针对每一个体对象。人是一个复杂的组织系统,个体不仅存在着差异,而且需求和欲望也不尽相同。由此决定了护理服务除具有上述一般服务的基本特点外,还具备有别于其他服务行业的特殊性。

(1)专业性和技术性:由于护理服务对象的特殊性,提供护理服务就必然需要有相应的专业知识和技术水平。护理服务的提供,受护理教育的规模、水平和效率的影响,也受到行业准入等条件的限制。因此,护理专业人力资源具有替代性小、培养周期长、使用滞后和供需不平衡等特点。当护理专业技术人员的培养过少,将会导致在较长的时期内卫生服务的提供数量不足,护理服务的质量和效益将下降,居民的健康将会受到影响。相反,护理服务的人力如果培养过多,则将在一定的时期内,出现卫生服务的供给量大于需求量的情况,从而使诱导需求的现象加重。所以医疗卫生主管部门应制定合理有效的护理人力资源政策,注重专业技术人员的合理培养与发展。

（2）相对垄断性：医护人员服务的高度专业性和技术性是导致其垄断性的主要的原因。由于其他人不能替代护理人员来提供护理服务,因此,医院管理者可利用护理专业的标准和行业要求限制护理人员准入和数量上的增加,导致护理服务的低质量和低效率,进而导致护理服务资源不能有效利用和卫生资源的配置不合理。

（3）高质量性和无误性：护理服务的供给涉及人的健康和生命,其最终目的是为了维护和促进人的健康,因此对于护理服务提供的质量应该有较高的要求力求杜绝差错事故。任何低质量服务的提供,都会给人的健康带来不利的影响,甚至危及生命。

（4）供给者的主导性：由于患者及家属对于医疗护理服务信息掌握的不对称,导致其不拥有主导的地位,对护理服务难以做出理性的选择。在护理服务利用的选择上,护理人员是需求者的代理人,处于主导的地位。由此,护理人员的决策和技能将成为能否合理选择护理服务项目的关键,若过度提供护理服务,不仅浪费和消耗护理服务资源,也增加消费者的经济负担,甚至成为诱导消费者的消费需求。

护理作为一种专业技术性服务,不能像其他服务行业一样一味地推销服务,而是应该根据服务对象的需求选择适合的、适度的、能满足消费者需求的服务。因此,护理人员在卫生服务过程中既代表医疗机构的供方利益,又代表服务对象的需方利益,只有这样才能满足服务对象的需求,与服务对象保持良好的关系,不断地进行信息交流,从而保证护理质量,提高服务对象满意度及医疗机构的声誉。近年来卫生服务的改革成功经验显示,管理者对环境变化的认识程度越高,改造完善内部小环境的行动越早,适应变化了的大环境越快,则越容易受到政府的支持和服务对象的欢迎,也越能获得良好的社会效益与经济效益。

（四）护理组织的文化环境（见第三节）

三、护理组织环境分析

护理组织是一个多层次、多要素和多重关系的组织系统。护理组织中的各个部门都必须以医疗机构的发展规划来规范局部的行为。护理组织的发展是动态的、系统的过程,需要各级管理者认真分析,协调各部门发展。

（一）组织环境 SWOT 分析

SWOT（斯沃特）分析是一种常用于组织内、外部环境分析方法。SWOT 是指对组织环境的机会(opportunities)、威胁(threats)、优势(strengths)、劣势(weakness)分析的简称,由美国哈佛商学院著名教授安德鲁斯于 20 世纪 60 年代首先提出来的。他把战略构成区分为制定和实施两大部分,把组织机构外部环境的机会(O)、威胁(T)、内部环境的优势(S)、劣势(W)列在同一张十字图形表中,形成环境分析矩阵,称为 SWOT 矩阵,见图 5-3。

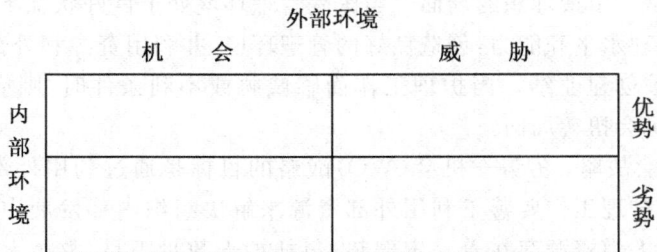

图 5-3 SWOT 分析矩阵

SWOT方法可以全面分析组织内部的优势与劣势、外部的机会与威胁的相互制约因素。在组织机构中,组织发展的计划与其外部环境和内部条件之间应该是平衡的。也就是说,当制订一个护理发展的计划时,既要反映护理组织的外部环境要求,又要适合医疗机构的护理内部条件,成功的计划应使三者关系在新的情况下保持平衡。

(二)护理组织环境的SWOT分析

在护理工作的计划制订过程中,用SWOT分析法可通过对护理专业内外因素的分析,辨识自身的优势和劣势以及环境所蕴含的机会和威胁,并利用自身优势扬长避短,最终实现护理专业的战略目标,推动医疗机构的发展。SWOT分析将护理组织的外部环境的威胁与机会、内部条件的优势和劣势同列在SWOT矩阵表,护理管理者比较对照护理内、外环境条件的联系,可据此做出深入的分析评价(见表5-1)。

表5-1　护理组织环境的SWOT矩阵分析

内部因素　　外部因素	优势(S):逐条列出优势,例如管理、人才、设备、科研和信息发展等方面优势	劣势(W):逐条列出劣势,例如在左侧"优势"格中所有领域中的劣势
机会(O):逐条列出机会,例如目前和将来政策、经济、新技术、疾病谱及医疗市场等	SO战略 发挥优势 利用机会	WO战略 利用机会 克服劣势
威胁(T):逐条列出威胁,例如上面"机会"格中所列范围的威胁	ST战略 利用优势 回避威胁	WT战略 清理或合并组织,走专、精、特之路

1. SWOT矩阵分析步骤　SWOT矩阵分析的目的是根据组织各项业务经营面临的优势、劣势、机会和威胁四要素来选择业务战略。其理论依据是有效的战略能够最大程度地利用业务优势和环境机会,同时使业务的劣势和环境的威胁作用降至最低。

制作SWOT矩阵过程包括8个步骤:① 列出医疗机构护理发展的关键外部机会;② 列出医疗机构护理的关键外部威胁;③ 列出医疗机构护理发展的关键内部优势;④ 列出医疗机构护理的关键内部劣势;⑤ 将内部优势与外部机会相匹配,将结果填入SO表格;⑥ 将内部劣势与外部机会匹配并记入WO战略;⑦ 将内部优势与外部威胁相匹配并填入ST战略;⑧ 将内部劣势与外部威胁相匹配并填入WT战略。

2. SWOT矩阵分析结果分类

(1)优势—机会战略:优势—机会(SO)战略是一种发挥护理内部优势而利用护理发展的外部机会战略,是一个最理想的局面。当医院管理环境处于良好状况下,医院的护理管理者应该提高护理管理水平和能力,创造良好的管理环境,并利用资源和外部环境所提供的机会,在医疗服务领域创建业绩。当护理工作面临威胁或不利条件时,则应努力回避这些威胁,集中精力利用机会扭转局面。

(2)劣势—机会战略:劣势—机会(WO)战略的目标是通过利用外部机会来弥补内部劣势。该战略要求护理工作要善于利用外部资源来解决组织内部发展中存在的一些弱点。如目前医院的护理人力资源存在着一定弱势,包括护士数量不足、整体素质不高、医院主管不重视护理工作等,但外部环境是非常有利于护理的发展,如社会需求和健康服务水平的提高,尤其是 2008 年国务院颁布实施《护士条例》的颁发。护理人员要充分利用外部环境的优势和机会,建立护理人力资源管理的规划和发展,使得医院各个层面护理工作得以发展,通过补充护士数量,加强护士继续教育培训等,弥补自身不足,创造良好的执业环境。

（3）优势—威胁战略：优势—威胁(ST)战略是利用医疗机构护理的优势回避或减轻外部威胁的影响。如声誉良好的三级甲等医院可能会使用自身护理人才、技术、设备、管理和信息方面的优势,去克服护理人才流失、其他医院竞争等外部环境带来的威胁。

（4）劣势—威胁战略：劣势—威胁(WT)战略是一种旨在减少内部劣势的同时,回避外部环境威胁的防御性战略。一个面对大量外部威胁和具有众多内部劣势的护理管理无疑是步履艰难的。摆脱这种困境的办法,一是"与巨人同行",即与其他实力较强的护理组织联合,如某市将区级医院挂靠省属三级医院经营,使护理部门联合,从而减少劣势获得优势互补;二是走自我发展之路,通过引进优秀护理人才、开展护理新技术等提高护理质量和专业声誉,改变劣势状况。

3. SWOT 的优点及意义

（1）优点：① 它能把内、外部环境有机地结合起来,进而帮助护理管理者认识和把握内、外部环境之间的动态关系,及时地调整护理管理策略,谋求更好的发展机会;② 它能将错综复杂的内、外部环境关系用一个二维平面矩阵反映出来,直观而且简单;③ 它促使护理管理者辩证地思考问题。优势、劣势、机会和威胁都是相对的,只有在对比分析中才能识别;④ 它的分析可以组成多种行动方案供管理者选择,由于这些方案是在认真的对比分析基础上产生的,因此可以提高决策的质量。

（2）意义：① 护理组织外部环境的分析意义：对于护理组织外部环境因素,如政治、法律、经济、社会、文化、人口以及技术和创新等外部因素的分析,可以使医疗机构受益的机会增加和回避不利因素的威胁。外部环境并不是所有的因素都会影响护理组织经营。因此,只要经过分析确认哪些是关键的、应做出反应的变化因素,并通过可以利用的外部机会或制定减轻潜在威胁的战略,护理组织就能够对这些因素作出进攻性或防御性的反应。② 护理组织内部环境分析意义：护理组织内部环境因素分析可分为三类,一是护理组织资源状况,包括人员素质、护理服务用房、信息资源、学科发展状况等;二是护理与医疗科研、教学等联系以及护理人员思想状况;三是各级领导状况、管理水平、护理组织发展状况等。分析的目的是：① 了解哪些因素对护理组织未来活动产生影响;② 认清这些影响因素的性质。

第三节　护理组织与文化

医疗卫生组织是社会的组成部分,医护人员与患者及其亲属之间,构成一个特殊的社会人际环境。在这个环境中,医生与护士具备必要的、良好的文化素养和品德,对于维持医疗机构的正常秩序,促进各项工作的有效运行,具有积极的意义。

一、医院文化

（一）文化及其相关概念

1. 文化　文化广义概念是指一个社会或群体成员所特有的物质和精神文明的总和。具体来说,文化是在某一特定群体或社会的生活中形成的,并为其成员所共有的生存方式的总和,包括价值观、语言、知识、信仰、艺术、法律、风俗习惯、道德、生活态度及行为准则以及相应的物质表现形式。

文化一词来源于拉丁文"culture",原意为耕作、耕耘。自近代以来,无论是东方还是西方,不同学科对文化有不同的定义。凡是人类不是凭生物本能而进行的行为,及由这些行为所产生的任何有形和无形的产物,都可以称为文化。自然界本无文化,自从有了人类,凡经人"耕耘"的一切形式均为文化。

2. 医院文化　医院文化是指在一定的社会经济条件下,通过社会实践所形成的并为医院及全体成员遵循的共同意识、价值观念、职业道德、行为规范和准则的总和。从广义上讲,医院文化是医院在经营和管理活动中创造的具有本院特色的价值观念、规章制度、医疗特色、行为习惯、精神风貌,是具有相对稳定性的文化氛围,是医院两个文明建设的综合体现。

当前,人们更多地倾向于把医院文化理解为医院在长期的医疗、科研、教学、管理中形成的一种管理理论和管理方式,其核心是规范和引导医护人员的自主行为,着眼于形成巨大的凝聚力和向心力,在医院内部代代相传,形成医院特有的风格和传统,在外部形成医院自身形象,发挥品牌效应。

(二)医院文化的特征

1. 从形式上,医院文化属于思想范畴的价值理念　医院文化从属于人的思想范畴,是人的价值理念,这种价值理念和社会道德属于同一种范畴。医院管理除了靠制度管理外,还需要医院文化的约束。医院文化和社会道德一样,都是一种内在的约束,即人们在思想理念上的自我约束,因而都是对外在约束的一种补充,只不过发生作用的领域不同而已。社会道德对全社会有作用,而医院文化则对医院有作用。

2. 从内容上,医院文化反映医院的价值观、精神　医院文化是医院的价值、精神、宗旨、风尚以及员工共同遵守的道德行为规范的体现,医院文化是与反映医院活动有关的价值理念,是对医院的现实运行过程展示。医院的相关活动都会反映到人的价值理念上,从而形成了医院文化。

3. 从性质上,医院文化是价值理念付诸实践的表现　随着社会的发展、科技的进步,医学模式已经从"以疾病为中心"转变为"以人的健康为中心",这不仅仅是一种观念的转变,更需要在实践中得到实现。因此,医院文化是在实践中真正起作用的价值理念,而不仅仅是一种倡导或者信奉的价值理念。例如,医院文化对全体人员的思想性格、情趣产生潜移默化的作用,使每个人自觉地融合到集体中,产生凝聚力。这种被倡导或者信奉的价值理念一旦形成并被广泛认同,就像无形的黏合剂,从各个方面、各个层次把医院员工凝聚起来,使全体人员对医院产生目标、原则、观念的"认同感",实现医院目标的"使命感",对本职工作的"自豪感"及对集体的"归属感",把自己的思想和行为与医院整体联系在一起。

4. 从属性上,医院文化是科学管理的价值理念　作为管理科学属性的医院文化是为提升医院管理水平而服务的,这就要求我们的文化建设必须紧紧围绕医院管理工作的实际,服从于医院的各项中心任务,推动医院整体建设和发展,促进医院社会效益、经济效益双丰收。文化建设如果脱离了医院管理的实际必将成为无源之水,无本之木。

5. 从作用上,医院文化是规范医院行为的重要理念　医院文化是对医院真正发挥作用的价值理念,医院文化中的精神、道德、制度对每一个医务人员的行为都起着一种规范作用,以实现自我管理,保持良好的职业道德。

因此,医院文化从形式上看是属于思想范畴的;从内容上看是反映医院的现实运行过程的价值理念,是医院制度安排和医院战略选择在人的价值理念上的反映;从性质上看是属于付诸实践的价值理念;从属性上看是属于科学管理的价值理念;从作用上看起到了规范医院行为以及员工行为的作用。医院文化从深层次上体现了医院的综合实力,直接关系到医院的生存和发展,这也是需要重视医院文化建设的根本原因。

(三)医院文化的构成

医院文化的构成分为四个层面,即精神文化层、制度文化层、行为文化层和物质文化层。

1. **精神文化层** 又称医院精神文化,是指医院在长期医疗实践中,受一定的社会文化背景、意识形态影响而形成的一种精神成果和文化观念。医院精神文化是医院的灵魂和支柱,决定着医院文化的性质和方向,其内容包括医院价值观、医院哲学、医院道德、医院风尚等。相对于医院物质文化、行为文化和制度文化来说,医院精神文化是一种更深层次的文化现象,在整个医院文化中它处于核心地位。其主要包括以下内容:

(1)医院价值观:指医院经营管理在追求成功的过程中,所推崇的基本信念和奉行的目标,是医院全体员工一致赞同的对医院行为的价值判断。价值观是医院文化的核心,统一的价值观使医院内成员在判断自己的行为时具有统一的标准,并以此来选择自己的行为。当代医院价值观最突出的特征是以人为中心,以尊重人、依靠人、发展人、服务人的人本主义思想为精神导向,以救死扶伤、廉洁行医、乐于奉献、全心全意为人民服务为价值取向。此外,医院还应树立社会互利的价值观,即医院的价值在于追求最大的社会效益和良好的经济效益。

(2)医院哲学:指医院在管理过程中提炼出来的世界观和方法论,是医院在处理人与人、人与物关系上形成的意识形态和文化现象。作为现代医院哲学,主要包含系统观念、动态观念、效率效益观念、风险竞争观念和市场观念等。

(3)医院道德:指调整医护关系、医患关系的行为规范的总和。它是医院的一种特殊行为规范,是医院行为法规的必要补充,其具体表现为医院的医德医风。医院文化建设可以帮助医护人员树立良好的医德医风,因为只有文化才能穿越内心的任何障碍,普照人生的价值和尊严。

(4)医院风尚:指医院员工的感情、趣味、传统和习惯等心理和道德观念的具体行为表现,是受医院精神和医院道德影响而形成的。医院一旦具有创新、求实、平等、友爱和全心全意为人民服务的精神,就会形成一种积极向上、民主、和谐的氛围和风尚。

2. **制度文化层** 又称医院的制度文化,是指具有医院文化特色的各种规章制度以及这些规章制度所遵循的理念。它既是人的意识与观念形态的反映,又具有一定物的形式,是塑造精神文化的主要机制和载体。其主要包括以下内容:

(1)医院领导体制:指医院领导方式、领导结构、领导制度的总称,其中主要指医院领导制度。医院领导体制是医院制度文化的核心内容,受生产力和文化双重制约。领导体制不仅影响着医院组织机构的设置,还制约着医院管理的各个方面。一个有卓越制度文化的医院,首先会建立一个统一、协调、顺畅的医院领导体制。

(2)医院组织机构:指医院为了有效实现目标而建立的医院内部各组成部分及其关系。不同的医院文化对应着不同的组织结构。目前,由于通讯手段的飞速发展和个人素质的提高,医院的组织机构趋向于扁平化,增加了管理幅度。

（3）医院管理制度：指医院为求得良好的社会效益和经济效益，在各项管理活动中制定的各种规定或条例。医院的各项管理制度是医院进行正常的日常经营管理所必需的。优秀的医院文化管理制度必然是科学化、人文化管理方式的体现。例如，医疗操作规程、首诊负责制度、急救绿色通道制度、便民服务制度、健康教育制度、服务质量监督制度、服务承诺制度等。

3. 行为文化层　也称医院的行为文化，是医院全体人员在履行各自职责过程中产生的动态文化，集中反映人的觉悟、素质和教养。它包括医疗过程中的医疗行为、科教、文体娱乐及人际关系活动中产生的文化现象。从人员结构上划分，医院行为包括医院领导及管理者的行为、医院模范人物的行为及医院员工的行为等。

（1）医院领导者行为：医院的经营决策方式和决策行为主要来自医院领导层。成功的医院领导者应具有丰富的想象力、判断能力和坚忍的意志，善于创新、善于把握时机做出具有战略意义的重大决策。

（2）医院模范人物的行为：医院模范人物是从实践中涌现出来，并在各自岗位上作出了突出贡献的佼佼者。模范人物是医院价值观的人格化，是医院员工学习的榜样。他们的一言一行、一举一动都体现了医院的价值观，常常被医院员工视为效仿的行为规范，是振奋人心、鼓舞士气的重要力量。模范人物在医院中的影响可持续相当长的一段时间，并能通过自己的行动告诉员工成功是可望且可及的。

（3）医院员工行为：医院员工是医院的主体，医院员工的行为决定医院整体的精神面貌和医院文明的程度。医院应激发全体员工的心智、向心力和勇往直前的精神，鼓励员工把自己的工作和人生目标联系起来，使每个员工意识到医院文化是自己最宝贵的资产，是个人和医院发展必不可少的特殊财富。

4. 物质文化层　也称医院的物质文化，是一种以物质形态为主要研究对象的表层医院文化。物质文化层是医院文化的基础，主要包括医院的院容院貌、医疗技术设备和医院标志、文化传播网络、文化基础设施等硬件。

由此，医院的精神层为物质层和制度层提供思想基础，是医院文化的核心；制度层约束和规范精神层和物质层的建设；而医院的物质层又为制度层和精神层提供物质基础，是医院文化的外在表现和载体。以上四者互为关联、互相作用，共同形成医院文化的全部内容。

（四）医院文化的重要性和作用

医院制度的制定、医院经营战略的选择最终都会体现在人的价值理念中，并以医院文化的形式表现出来。因此，医院文化是一个涉及医院能否高效发展的极其重要的问题。

1. 医院文化是医院的灵魂、员工的精神支柱　任何医院都会倡导自己所信奉的价值理念，并希望员工在实践中认真实施，使自己所信奉的价值理念成为指导医院及员工的灵魂。加强医院的文化建设可以增强凝聚力，激发创造力，使全体员工发扬团队精神，拼搏进取，从而提高医院核心竞争力。每个成功的医院都有着具有自身特色的医院文化，这种其他医院难以移植和模仿的特有的医院文化建设能够使员工自觉主动地接受医院理念，树立正确的价值观，执行医院制度，贯彻医院经营战略。事实证明，在医院发展的不同阶段，先进的医院文化的塑造始终是推进医院前进的核心力量，是医院发展的灵魂。

2. 医院文化是实现医院发展战略的重要思想屏障　医院实际上是人的组合体，而人又是有思想的，任何人的行为都会受到自身思想的指导和约束。医院文化作为一种内在约束力,必然会对员工的行为产生影响,使其能自觉主动地执行医院制度、贯彻医院经营战略。因此,医院文化是实现医院发展战略的重要思想屏障。

3. 医院文化是医院理念创新的基础　医院要在激烈的市场竞争中取胜,就必须找到促使自己不断发展的途径。医院在发展过程中,经营创新、技术创新和制度创新等因素都是非常重要的,但是,这一切都必须以理念创新为基础。医院文化的创新,会带来员工价值理念的创新,而这种价值理念的创新,又会推动医院发展过程中其他各方面的创新。因此,医院文化在医院的经营战略创新、制度创新和技术创新上,是具有非常重要的意义的。

4. 医院文化是医院活力的内在源泉　医院文化作为医院制度和经营战略在人的价值理念上的反映,是作为医院活力的内在源泉而存在的。医院活力最终来自于人,来自于人的积极性,只有人的积极性被调动起来了,才能使医院最终充满活力。人的积极性的调动,往往受到其价值理念的支配。只有人在价值理念上愿意去干某件事的时候,才会有内在的积极性。如果人对某件事在价值理念上不认同,即使他被动地执行命令,但由于没有内在的积极性,最终也不一定会做好。所以,要让医院中的每一个人能够积极地去从事某项活动,首先要让他在价值理念上认同这件事,这样员工才能树立积极的工作价值观,才能真正感受到成功的乐趣,才能体会出人格的被尊重,也才能表现出敬业爱岗的精神,真正热爱医院。

5. 医院文化是医院行为规范的内在约束　在医院管理、医疗服务过程中,所有员工的行为都应该遵守和贯彻医院的制度及医院的经营战略,有自我约束力,这种内在约束力就来自于医院文化。医院文化作为医院制度和医院经营战略在员工价值理念上的反映,从内在性上约束、规范医院员工的行为,从而保证医院制度和经营战略的顺利实施。

二、护理组织文化

(一)护理文化概念

护理文化是护理人员在长期的护理实践活动中形成的能约束自己思想和行为、凝聚其归宿感的共同的理想信念、价值观念、传统习惯、道德规范和行为准则等精神因素的总和。它是一种精神生产力,以一种柔性形态出现,通过其作用创造和谐环境,并以"患者为中心"的服务理念提供优质护理。作为文化的一种载体,护理文化形成特定的专业价值氛围,可以使无形资产转变为有价值的生产力,使医疗机构护理人员的整体素质得以提高,有益于塑造当代护理人员的专业形象。护理文化包括价值观、道德行为、知识技能、行为协调、人际关系、技能水平等。

(二)护理组织文化环境组成

1. 患者及消费者　患者及消费者作为卫生服务对象,对医疗卫生服务的利用可表现为多种形式。在医疗卫生服务过程中,患者及消费者到医疗机构就诊,往往带有求助心理,对医护人员形成一种依赖,希望通过医护人员所提供的服务来维护和增进健康。同时患者及消费者对于疾病相关信息比较缺乏,在卫生服务的提供和选择上,医护人员拥有为患者服务的主动地位;而患者往往只是被动地接受医护人员为他们所选择和提供的服务。

在评价日常生活的各种需要时,人们总是将健康作为第一位需要,但在日常行为中,大多数人并没有将健康作为第一位选择。医疗卫生服务的消费或利用取决于服务客观存在的需要和患者及消费者可能利用的需求。消费者个体认识到的需要和医护专家判定的需要,有时两者是一致的,有时是不一致。这种认知可以有四种情况:专家和个人都认为没有卫生服务的需要;专家和个人都认为有卫生服务的需要;个体认为有健康问题,需要利用卫生服务,但医护专家认为没有卫生服务的需要;个体实际存在健康问题,尚未被个体所认知,但从医学的角度该个体需要利用医疗卫生服务。消费者认为必要或医护人员从专业的角度认为有必要提供的卫生服务,是医疗服务的主体;但是对于那些已经出现健康问题,但个体没有认识或察觉到,或者个体认识到需要,但因种种原因没有去利用医疗卫生服务的,就构成了医疗卫生服务的潜在需求,社会和医护人员要关注这类人群,并采取措施满足他们的需求。

2. 护理人员　医疗机构卫生服务活动依靠医疗机构的医务人员与服务对象的协作实现的,医务人员的态度、技能、知识和行为对服务对象的消费卫生服务产品的满意度有极大的影响。医疗卫生机构中的医生、护士以及患者可以接触的所有服务人员,均作为医疗机构的代表与其服务对象接触,其言行和工作表现都直接影响医疗机构的服务质量。因此,医疗卫生机构对其工作人员的服务态度、技能水平、仪容礼仪、气质行为、品德修养都应有一定明确的要求。在医疗机构中,其他非直接与患者接触的工作人员,如电工、仪器设备管理人员等,他们的工作如果出现问题,也同样会影响医疗机构服务工作效果和质量。

3. 服务设施与服务设备　医疗机构卫生服务设施和服务设备包括建筑物、设施布局等有形服务环境和其他用于卫生服务的各种诊断、治疗等仪器设备。服务实施是伴随着无形服务的有形展示,无论服务对象是患者还是其家属或探视者,都会体验医疗机构的服务设施资源。随着医疗技术的进步,使用设备服务替代人员服务趋势越来越明显,设备服务虽可保证卫生服务的一致性,方便服务对象,但是缺乏服务的灵活性和人性化服务。如果医疗卫生服务机构的有形展示给患者带来舒适、安全的感觉,将会对影响患者的就医心理产生很大影响,消除患者不良的心理情绪,提高患者对医疗机构的信任度。

4. 非人员沟通　非人员沟通指医疗机构的相关广告、标志、大众媒体报道、宣传资料等产生的影响。卫生服务机构应该积极营造良好医疗机构的文化氛围,与大众媒体建立良好的互动关系,多进行对医疗机构发展有益的正面报道,宣传医务人员对社会服务的强烈责任感和信任感,使医疗机构的服务对象不仅感受到医疗机构的良好服务环境,也要让他们从报道和宣传中感知医疗机构的优良服务。

(三)护理组织文化作用

合适的护理组织文化有利于取得竞争优势,它对护理领导活动的方向有很重要的影响。护理管理者的主要职责之一是塑造、管理和控制组织文化,并在与护士共同工作中,以护理组织文化塑造不同层次护士的工作态度和价值观。虽然护理组织文化是一个"软"概念,但它有许多"硬"影响,其作用表现为:

1. 优化护士专业形象,创新服务理念　护士所呈现的群体与个体形象,在很大程度上影响服务对象及公众对医疗机构服务、医疗机构护理质量水平的看法。护理管理者应坚持质量、患者利益、社会信誉并重的原则,增强护理组织的凝聚力和竞争力,给护理人员以自信心和自豪感,创建成功的护理组织形象,提高护理专业的学术性和权威性,树立"以人为中心"的整体护理观念,针对服务对象的不同需求,给予个性化的服务。

2. 提高护理人员的组织认同感　护理文化建设是护理团队中人与人之间的关系重要体现。护理文化的行为主体是全体护理人员,通过激励护理人员的自我实现需要,指导和引导他们对组织认同感,为同一个目标努力。护理目标不仅是一定时期内所预期达到的质量和数量指标,而且是护理服务的最佳效益和护理组织文化的期望结果。作为护理组织文化的象征,护理组织精神文化促使护理人员对医院护理发展方向、未来趋势等充满关注、理想和期望,这是对护理组织的认同和前途的寄托。护理组织精神文化不仅规范护理组织行为而且提高护理组织凝聚力。

护理文化是组织在长期的经营活动中逐步形成的价值观,护理组织的价值观是在护理组织运转中为使护理组织获得成功而形成的基本信念和行为准则。这种护理文化和价值观在日常护理工作中通过各种形式渗透到护理人员的思想中,成为他们工作的动力。

【思考题】

1. 组织界线的作用体现在哪些方面?
2. 外部环境与组织之间的关系是怎样的?
3. 内外部环境的内容和特征是什么?
4. 练习运用 SWOT 分析技术进行护理环境的分析。
5. 医疗机构文化和价值观对护理管理有哪些影响?
6. 如何建立良好的护理工作环境?

(姜丽萍)

第六章　人力资源管理

【学习要点】
　　1. 护理人力资源管理的主要内容
　　2. 护理人员编配的原则与方法
　　3. 护理人员的职业发展
　　4. 护理绩效考核的原则、内容与方法

　　当今社会,"人"已成为生产要素中的核心。正如管理大师彼得·德鲁克所说:"企业只有一项真正的资源——人。"20 世纪 60 年代以来,人事管理逐步向人力资源管理过渡而逐渐成为现代组织管理的核心内容,是社会组织发展的动力源泉。在医院管理中,护理人员占职工总人数约 1/3,做好护理人力资源管理,充分调动护理人员的工作积极性,也是医院人力资源管理的核心。

管 理 故 事

用人之道

　　去过寺庙的人都知道,一进庙门,首先是笑脸迎客的弥勒佛,而在他的北面,则是黑口黑脸的韦陀。但相传在很久以前,他们并不在同一个寺庙里,而是分别掌管不同的寺庙。

　　由于弥勒佛性格开朗、待人热情,常常顾客门庭若市,但因为他缺乏精打细算和严格的账务管理,所以经济上依然入不敷出。而韦陀虽然管账是一把好手,但成天阴着个脸,太过严肃,搞得人越来越少,最后香火断绝。

　　佛祖在查香火的时候发现了这个问题,就将他们俩放在同一个庙里,由弥勒佛负责公关,笑迎八方客,于是香火大旺。而韦陀铁面无私,锱铢必较,则让他负责财务,严格把关。经过人力合理组合,庙里一派欣欣向荣的景象。

第一节　人力资源管理概述

一、人力资源相关概念及特征

(一)概念

　　资源是指一切可被人类开发和利用的物质、能量和信息的总称,它广泛地存在于自然界和人类社会中,具有价值增值性。它可以分为自然资源和人力资源,有形资源和无形资源,现实资源和潜在资源等。随着知识经济时代的到来,人力资源和知识资本已成为知识经济的核心。

"人力资源"(human resource)这一概念最早是美国管理学家彼得·德鲁克在《管理的实践》一书中提出的。人力资源有广义和狭义之分。广义的人力资源是指在一定区域内具有劳动能力的人口总和;狭义的人力资源是指依附于劳动人口的知识、技能、经验、素质等的总称。

而关于卫生人力资源(human resource for health)的概念,世界卫生组织曾于2006年将其定义为:所有为了增进健康而投身其中的人,包括诊断和治疗疾病的医护人员、卫生行政人员和辅助工作者。其中,护理人力资源(nursing human resource)是指从事护理工作,具有一定护理知识技能和服务素质的各层次护理人员的总称。

(二)特征

人力资源不同于其他生产要素,普遍具有以下特征:

1. 能动性　指人不仅为被开发和被利用的对象,且具有自我开发能力,对自己的价值创造过程具有可控性。

2. 两重性　指人同时具有生物属性和社会属性。

3. 差异性　自然资源和物质资源为同质性资源,它们的基本性质是一致的。而人力资源是一种特殊的资源,人与人之间存在性格、知识水平、工作经验与经历、个人能力、外貌与体力、家庭、信仰等因素的影响,存在着较大的个体差异。

4. 再生性　首先是指人口的再生产,其次是人的体能消耗后,可以通过休息和补充能量得以恢复,最后是人力资源的开发和利用过程是一个可持续的不断再生的过程。

5. 开发性　指人力资源使用过程就是在岗培训过程,通过经验、知识的积累和技能的提升,使人力资源不断得到持续的开发。

6. 时效性　指人力资源的开发和使用都受时间制约。从个体角度看,人力资源的开发和使用受生命周期的影响;从社会角度看,人力资源的成长也有培养期、成长期、成熟期和老化期。

7. 组合性　对于大多数物质资源来说,它的作用是随着数量的增加而递加,而人力资源则不一定遵循这一规律。我们在人力资源配置时要考虑每个个体的特性、能力、相互配合度等,合理的配置可以使1+1>2,不合理的配置会使1+1<2,导致人力资源损耗。

护理人力资源除具有上述一般特征外,还具有培养周期长、知识结构复杂的特点。由于实践是护理人员成长的基础,而经验的升华需要一个长期的过程;做好护理工作除了专业知识外,还要有人文科学、心理学、伦理学、行为学、美学等多学科的知识。

二、护理人力资源管理概念及内容

(一)概念

人力资源管理(human resource management),是在经济学与人本思想指导下,通过招聘、甄选、配置、培训、考核、激励等管理形式,满足组织当前及未来发展的需要,保证组织目标实现,从而对组织内外相关人力资源进行有效运用与管理的过程和活动。简言之,是指以科学的方法将人与事进行适当的匹配,最大限度地发挥人力的作用,促进组织的发展,包括对组织中的成员进行规划、培训、开发和利用的过程。相应地,护理人力资源管理(nursing human resource management),是医院为提高医疗护理服务质量,对组织中的护理人员进行规划、培训、开发和利用的过程。

(二)内容

人力资源管理的内容覆盖了工作分析、人力资源战略规划、招聘与配置、职业生涯管理、培训与开发、绩效管理、薪酬管理、劳动关系管理及社会保障等一系列活动。从护理管理的角度出发,护理人力资源管理的主要内容包括以下几个方面:

1. 护理人力资源规划 指在护理岗位工作分析和评估护理人力资源现状的基础上,根据医院发展战略和外部人力资源市场的情况,预测护理人力资源供求的发展趋势,论证、确定该护理人员的需求,并做出规划决策的过程。护理人力资源的规划,是在整个医院的人力资源规划框架下,由该组织的人力资源主管部门和护理管理部门共同根据护理岗位人员更新、调动、退休或晋升,预测护理人员的数量和质量的计划。

2. 护理人员招聘与配置 指医院内的护理管理部门和人力资源主管部门协作,根据护理人力资源规划,制订、实施招聘计划,合理调配招聘人员的过程。在这个过程中,为获得护理人员的知识、技能、素质等方面的信息,需依靠履历分析、面试、理论测试、心理测验、情景模拟、评价中心技术等人才测评方法。

3. 护理职业生涯管理 指医院帮助护理人员制订职业生涯规划和帮助其职业生涯发展的一系列管理活动。护理人员是一个知识技能型的群体,有着较强的自我发展需要。护理管理者应充分重视这一特点,引导护理人员将个人发展目标与医院的发展目标相结合,帮助个人发展计划的制订和实施。

4. 护理人员的教育与培训 根据组织和个人的发展需要,制订培训计划,包括岗前培训和在岗培训。培训内容有职业道德培训,护理基础理论和技能培训,专科护理理论和技能培训,管理、教学、科研能力培训,外语能力培训等。通过组织内外部的工作指导、业务学习、人文知识传播等方式,使护理人员在职业态度、知识水平、业务技能和工作能力等方面得到不断提高和发展,帮助护理人员保持理想的职业水平,实现其个人的自我价值及组织目标。

5. 护理人员的绩效管理 指各级管理者和员工为了达到组织目标共同参与绩效计划制订、绩效辅导沟通、绩效考核评价、绩效结果应用、绩效目标提升的持续循环过程。绩效管理的目的是持续提升个人、科室和组织的绩效。具体而言,护理人员的绩效管理,就是通过管理人员和护理人员的双向沟通,对护理人员在实现工作目标过程中的工作效率、效果、效益进行评价、诊断,提出改进措施,并将绩效结果与奖惩、培训、升迁、离退等挂钩的过程。随着社会经济的发展和医药卫生体制改革的深入,绩效管理的作用日益重要。

6. 护理人员的薪酬管理 指一个组织根据其发展战略规划,对员工薪酬支付原则、薪酬策略、薪酬水平、薪酬结构进行确定、分配和调整的动态管理过程,以激励员工的工作积极性。合理的护理人员薪酬体系,应建立在对各级护理人员的岗位、资历、工作能力、工作表现和绩效等内部因素及外部薪酬环境的综合分析基础上。合理、具有吸引力的薪酬标准和制度,对护理人员流动、发展等具有非常重要的正面作用。

三、护理人力资源规划

护理人力资源规划(nursing human resource planning)是指在医院总的发展规划指导下

进行护理人员的供需平衡,提供符合质量和数量要求的护理人员,以满足医院不同阶段的发展需求。一份人力资源规划应该包括人员配置计划、人员提升计划、培训开发计划、薪酬激励计划、员工关系计划和退休解聘计划等。人力资源规划的流程包括:

1. 人力资源现状分析　对医院内外现有护理人力资源进行分析,测算出现在和未来某阶段可能提供的护理人员的实际情况。这过程要收集各种信息:① 外部信息,指大的医疗卫生背景、卫生改革、国家对卫生人力资源的要求和整个医院外部人力市场供需关系;② 内部信息,包括医院总的发展战略、组织框架、经营计划、新技术发展等;③ 医院内部人力资源状况,了解人力资源的数量、质量、结构、教育培训和发展潜力等。

2. 人力资源的预测　它是人力规划中的关键环节。在人力资源现状分析的基础上,进行人力资源有效预测,确定人力资源的数量、质量、结构。人力资源预测的方法有专家预测法、现状预测法、趋势预测法、回归预测法和卫生需求预测法。

3. 编制人力资源发展规划　在人力资源预测的基础上制订规划方案。具体步骤:① 制订职务编制计划;② 制订人员配置计划,计划未来组织中人员的数量和质量;③ 预测人员需求;④ 确定人员供给计划;⑤ 制订培训计划;⑥ 调整修订人力资源管理制度,包括人员招聘制度、绩效考评制度、薪酬福利制度、激励政策、职业生涯规划等;⑦ 编制医院人力资源的费用预算;⑧ 相关风险分析及对策。

4. 人力资源规划的执行与评价

将编制好的人力资源规划付诸实施,最后还要对人力资源规划的执行结果进行评价,为下一阶段人力资源工作的改进提供参考和依据。

第二节　护理人员招聘与分工

人员招聘是指选择科学的方法吸引具备资格的人员来医院应聘,从中选择合适的人选予以录用的过程。

一、护理人员的素质要求

以"人的健康"为中心是新的医学模式对护理学的基本要求。因此,医疗机构在选择护理人员时,除了要求专业知识、专业操作技能、沟通交流能力等"硬件"达标,还要职业道德素质、心理素质、综合人文素质等"软件"达标。

1. 业务素质　护理人员应具备合理的知识结构、系统完整的专业理论知识和较强的实践技能,具有敏锐的观察和综合分析判断能力,具有较强的护患沟通能力,树立整体护理观念,能用护理程序解决患者的健康问题,具有开展护理教育和护理研究的能力。

2. 道德素质　护士应拥有正确的人生观、价值观和高尚的医德情操;应具有较强的进取心,不断汲取知识丰富和完善自己;保持心理健康,乐观、开朗、情绪稳定,胸怀宽容豁达;具有高度的责任心和同情心、较强的适应能力、良好的忍耐力及自我控制能力,灵活敏捷;具有良好的人际关系,同事间相互尊重,团结协作。

3. 文化素养　护理人员应具有较高的文化素养和综合的人文知识,对社会学科知识要有所关注和了解,并在护理实践中高度关注患者的文化差异和生活体验,收集不利于患者健康的潜在信息,制订合理的护理方案,满足患者多元化的需求。

二、护理人员的招聘

(一)护理人员招聘程序

1. 招聘准备阶段　明确招聘需求,制订招聘计划,安排招聘具体工作,如确定面试专家、时间、场地、设施、材料等。

2. 招聘阶段　根据招聘计划,公开发布招聘信息,接收应聘申请。

3. 甄选阶段　对应聘者进行招聘测试、严格选择。

4. 人事决策　指岗位定员、岗位定额、薪酬决策、职务决策、培训计划等,办理录用手续、签订劳动合同、进行岗前培训、上岗前试用、正式录用。

5. 评估阶段　对整个招聘过程进行评估,以便提高招聘工作质量。

(二)招聘测试的方法

目前常用的招聘方法有面试、知识及技能考试、心理测试。

1. 面试　要求被试者口头回答提问,以了解被试者心理素质和潜在能力。根据面试标准化程度,面试的提问有结构型面试、非结构型面试和混合型面试。① 结构型面试:指面试前已规定好面试官构成、面试题目、评分标准和面试程序等,是较常用的方法;② 非结构型面试:指事先对面试的模式、程序、面试提问等没有统一规定,面试官在面试时随机提问,这种面试互动性较好,但问题往往不够全面,容易忽略某些方面,效度较低,目前较少应用;③ 半结构型面试:又称混合型面试,是将上述两种面试类型结合一起。这种面试方法也较常用。

2. 心理测试　通过心理学方法和技术来测量被试者智力水平和个性方面差异的一种方法。常用的心理测试方法有:一般能力测试、特殊能力测试、人格测量方法等。

3. 知识考试　由卫生行政部门或医院人力资源部统一出卷考试。

(三)面试的内容

1. 面试内容　根据招聘岗位的不同,面试内容侧重有所不同,主要内容包括:仪态仪表、个人兴趣爱好、个性特征、语言表达能力、综合分析和应变能力、求职动机、价值观、工作态度、业务知识和实践经验等。

2. 面试问题的类型　根据面试内容的不同,提问可以不同,面试问题主要有以下几类:

(1)背景性问题:通过面试者自我介绍的形式,了解应聘者教育背景、学校的学习生活、工作经历、家庭情况等。

(2)意愿性问题:了解应聘者的求职动机、工作态度、价值取向等。通常提问:你为何来应聘这个岗位?

(3)知识性提问:了解应聘者业务知识、技能、实践经验等的掌握情况。通常提出某个具体患者的护理问题。

(4)智能性问题:了解应聘者的逻辑思维和分析问题能力。通常需要结合自身经历提出自己对某问题的看法和建议。

(5)情景性问题:通过设置一个场景,让应聘者以特定的角色回答处理意见。

(6)行为性问题:从应聘者谈过去工作或学习中遇到的事例来了解其是否具有某种能力。

3. 面试提问方式　面试中常用的提问方式有：开放式提问、封闭式提问、引导式提问、假设式提问、重复式提问等。

三、护理人员的分工

护理人员的分工是提高工作效率,保证工作质量的基础。科学的分工可以满足患者的需要,调动每个护理人员的积极性,保证完成医院的中心任务,实现总体目标。目前,我国医院内的护理人员分工主要有按职务分工和按工作分工两种。

1. 按职务分工

通常医院采用的职务分工方法有行政管理职务和专业技术分工,但各岗位职责和任职条件,常因不同等级医院、综合医院和专科医院而略有区别。按职务分工包括：① 行政管理职务分为护理副院长、护理部正副主任或总护士长、科护士长、护士长;② 专业技术职务分为主任护师、副主任护师、主管护师、护师、护士。

2. 按工作分工

按工作分工包括按工作内容和岗位分工以及按护理工作模式分工。

按工作内容和岗位分工,有病房护士、监护室护士、手术室护士、急诊护士、门诊护士、ICU 护士、营养护士、供应室护士等。

按护理工作模式分工,是随着护理专业和护理管理的发展,为适应患者需要、医疗单位的医疗情况和护理人员情况而发展出的不同护理服务模式(care delivery model)。常见的护理服务模式有：

(1) 整体护理(integrated nursing)：指以现代护理观为指导,以护理程序为核心,将护理临床业务和护理管理的各个环节系统化的模式。整体护理模式明确以服务对象为中心,将患者视为一个整体,提供包括生理、心理、社会、精神、文化等方面的帮助和照护。整体护理要求有护理哲理、护士职责与评价、人员组织结构、标准护理计划、标准教育计划、各种护理文书书写的保证等,以护理程序为框架,环环相扣,协调一致,以确保护理服务水平的全面提高。为适应这种服务理念,医院必须设计以患者为中心的管理体系,合理配置和利用护理人力资源。

(2) 责任制护理(primary nursing)：患者从入院到出院的全过程,由一名护理人员负责提供整体、系统、连续和个性化的护理。责任护士实行 8 小时上班,24 小时负责制;责任护士不在岗时,由辅助护士或其他责任护士代为护理。这种护理模式要求护士按护理程序工作,即收集患者主客观资料,评估患者的主要健康问题,制订、实施护理计划,评价护理效果,体现了更多的独立性和专业性。责任制护理服务的目标是：① 连续护理;② 周全服务;③ 协调性护理;④ 个性化服务;⑤ 以患者为中心。

(3) 个案护理(case nursing)：指一名患者所需要的全部护理工作,主要由一名护理人员完成。这种一对一的护理方式,也称"特别护理"或"专人护理",一般用于监护病房、急危重症、大手术后等病情复杂,要求提供高质量、连续护理的患者。

(4) 功能制护理(functional nursing)：指以工作为中心的护理分工方式,以护士的基本护理业务为分工基础,根据护理项目和服务内容将护理工作进行分类,患者所需的全部护理由各护理人员协作完成。按功能制护理,临床护理工作可分为主班、治疗班、护理班、小夜班及大夜班等。它的特点是能节省人力资源。

（5）小组护理（team nursing）：护理人员分成若干组，每组由一位业务水平和组织能力较强的护理人员任组长，领导 2～3 名不同等级的护理人员，共同负责 10～20 名患者的护理服务。组长负责协调小组成员的工作，制订护理计划并组织实施，评估护理效果，小组成员积极参与并互相协作。

（6）综合护理（modular nursing）：一种融入了整体护理和责任制护理思想，并集合了整体护理和责任制护理优点的小组护理形式。通常一组护理人员负责一组 8～12 名患者的整体护理。责任护士为组长，负责计划、安排、协调和实施本组患者的护理活动；辅助护士参与制订护理计划，并执行计划；护士长与各小组的关系如同责任制护理，发挥咨询、协调及激励作用，负责组织本病区内 3～4 个分工合作的护理小组，按照护理程序为患者提供整体护理。

（7）临床护理路径（clinical nursing pathway）：是一种近年来才发展起来的诊疗标准化方法，也是一种新的医疗护理质量管理方法。它指由对服务对象的健康负责的所有人员，包括临床专家、护理专家、药学专家、心理专家、营养师、检验人员以及行政管理人员等，联合为某一特色的诊断、处理（治疗）而制订的一套"最佳"的、标准的服务与管理模式。

第三节　护理人力资源配置

人力资源配置是指将合适的人放到适宜的岗位，也就是将人与事进行科学合理的匹配。为了解决护士短缺问题，近年来，由于卫生部多措并举使得护士数量激增，截止 2009 年底，我国共有注册护士人数 218 万人（2006 年为 142.6 万人），医生与护士的比例为 1∶0.87（2006 年为 1∶0.7148），每千人注册护士数为 1.4 人（2006 年为 1.1 人），但注册护士人数仍然短缺，同时也有很多护士流失或在从事非护理岗位工作。为此，我们要努力探讨适应中国护理发展的人力资源管理和配置模式。

一、护理人员编配原则

护理人员编配是护理人力资源管理的重要组成部分，在护理管理中占有重要地位。人员编配是否正确合理，是否比例合适，直接影响到工作效率、护理质量、服务水平、成本消耗，甚至影响护理人员的流动及流失率。因此，护理管理者要在有限条件下，合理配置护理人力资源，最大限度地满足患者的需要，同时要保护护理人员的工作积极性。

1. 满足患者需要原则　满足患者需要和临床工作需要是人员编配的基本原则。虽然各级医院的性质、等级、规模、任务不同，对所需求的服务人员也不尽相同，但医院的服务目标均是"一切为了患者"。因此，进行人员编配时，医院均应结合自身情况和护理工作的科学性、社会性、持续性和个体生理特点等，配置满足患者护理需要的护理人员数量、质量、结构（学历、职称、护龄）等，以利于护理目标的实现。

2. 结构合理原则　护理人员编配应注重系统效应，不仅要看个人的素质和能力，还需要特别注重整体和系统的效应，只有这样护理人员个人的潜能才可能在各岗位上发挥出来。结构合理主要包括不同职务管理人员与不同职称的专业技术人员，老、中、青不同资历的护理人员，不同学历护理人员的比例等，以形成稳定的塔式结构或梯队，实现各取所长，优势互补。

3. 优化组合原则 医院内有了一定数量和层次结构的护理人员,在人员配置上要视科室工作内容的特殊性以及护理人员的年龄、性格、智能、素质、能力等特点,进行人才组合结构优化,发挥个人潜能,做到优势互补,产生"1+1＞2",发挥护理人力资源的最大作用。例如,在一般情况下,普通病房从事基础护理技术操作的人员,以初级护理人员为主;特殊科室如 ICU,需配备较多较高学历,有临床护理经验,实践能力较强,专科知识扎实的人员;来自同一个学校的护士,最好不要分在同一科室工作;新调入的年轻护士最好分配在年龄差距较大的科室;性格好强的护士最好与胸怀广阔的人一起工作;业务能力强的护士应分散在各个不同科室。

4. 能级对应原则 不同护理人员在知识及能力等方面存在差异,而各级护理工作岗位的难易程度、责任大小、任职条件等也有所不同,因此配置护理人员时,必须与工作岗位相结合,选择合适的人去担任所规定的各项合理任务,做到人员的资历、能力、思想品德与所担负的工作职务相适应。

5. 动态调整原则 随着医疗及护理专业的发展,服务需求的变化,医院体制、制度、机构等方面的变革,在客观上对护理人员编配的动态管理提出了要求;护理人员的成长,护理人员对自身职业生涯的调整,护理人员的不断流动,主观上也需要进行动态调整。因此,护理管理者要有预见能力,重视和落实在编人员的继续教育,有计划地打造人才梯队,发挥对护理人员的筛选、调配、选用、培养的作用,使护理人员素质和结构适应社会和医院的需要。

6. 经济效能原则 护理人员的编配不仅要考虑患者和护理工作的需要,也要考虑医院的经济效益。护理管理者应根据预算中的人力成本,制订合理的人员编配计划,优化组合有限人员,较大限度地发挥人力资源的效能。

二、影响护理人员编配的因素

护理人员的编配总是在特定组织中,并且在一定环境下进行。管理者在遵循上述原则的基础上,还要充分考虑影响编配的因素,才能使护理人员合理编配有基本的保证。影响编配的因素主要有以下几个方面:

1. 工作任务 工作量大小与工作质量要求是影响护理人员编配的主要因素。一般而言,工作量大、质量要求高、任务重,则需人员数量多、素质高。工作量主要受开放病床数、床位使用率及周转率、门急诊患者人次、手术开展率等因素影响;质量要求主要与患者的护理等级、护理工作模式等因素有关。

2. 人员素质 人员素质也是直接影响护理人员编配的因素之一。护理人员的素质主要体现在其身体、心理、知识、技能等各方面。护理人员素质高、能力强,则可充分发挥其个人积极作用,提高工作效率,实现编制少而精;反之,人力需求则较大。

3. 人员结构 医院各类卫生技术人员的比例是否合理(特别是医护比例)以及护理人员年龄、学历学位、技术职称等结构,都对护理人员的编配有重要影响。医院各类卫生技术人员的构成比例,直接影响护理人员的工作量,从而使护理质量受到影响。护理人员的年龄、学历学位、技术职称等结构,会影响护理工作的科学性、服务性、连续性等,从而影响护理人员的正常班次的安排。

4. 管理水平 管理水平是指护理管理和整个医院的管理运作能力都会影响护理人员

的编制。因此,科学、合理地组织、使用人力资源,有效激励护理人员工作积极性,并能有效地协调好各部门的关系,可以有效提高工作效率。

5. 工作条件 工作条件主要指信息化程度及医院的建筑、设备、后勤保障等。有现代化医院信息系统支持,集中式建筑,同时配备机械化、自动化程度高的仪器设备,后勤供应及时等,则可以节省人力、提高工作效率。

6. 政策规定 从卫生部到地方各级医疗机构的相关政策、法规,对护理人员的编制提出了要求和建议,特别是医改政策、护士条例等的出台均会影响护理人员编配;同时也受人力资源部的政策和制度影响,如公休日、产假、病事假、职工培训等。

三、护理人员编配的计算方法

护理队伍是医院工作人员中占编最多的,合理编配护理人员是实现医院护理目标和医疗服务目标的基本保证。但由于医院工作环节多,人员组成复杂,服务对象多样以及社会、经济、医疗系统的不断发展和改革,因而人员编配的准确计算难以实现。下面介绍几种常用的方法。

(一) 按《编制原则》计算法

卫生部于 1978 年颁布了《关于县及县以上综合性医院组织编制原则(试行)草案》(简称《编制原则》),对我国综合医院的组织结构和人员编制做了具体规定。

1. 人员总编制 根据《编制原则》,按照医院规模和所担负的任务要求,综合医院床位与工作人员之比为:

≤300 张床位,工作人员:床位按 1∶1.30~1∶1.40 计算。

300~450 张床位,工作人员:床位按 1∶1.40~1∶1.50 计算。

≥450 张床位,工作人员:床位按 1∶1.60~1∶1.70 计算。

表 6-1 各级护理人员编配基本标准

项目	标准		
	一级医院	二级医院	三级医院
#护理人员占卫技人员比例(%)	/	50	50
*医师与护理人员之比	1∶1(含医士)	1∶2	1∶2
#病床与病房护理人员之比	/	≥1∶0.4	≥1∶0.4
#护师及以上业务技术职称人员占护理人员总数(%)	≥10	≥20	≥30
#护理员占护理人员总数(%)	≤33	≤25	≤20
#大专以上护理专业毕业的护理人员占护理人员总数(%)	/	≥10	≥20

注:① *引自《综合医院分级管理标准(试行草案)》。
② #引自《综合医院评审标准》。

2. 各类人员比例 行政管理和工勤人员占总编制的 28%~30%,其中行政管理人员占编制的 8%~10%;卫生技术人员占编制的 70%~72%,其中医师占 25%,护理人员占 50%,药剂人员占 8%,检验人员占 4.6%,放射人员占 4.4%,其他卫技人员占 8%。具体情况参照表 6-2。

表6-2 综合医院编制表

适用范围（床）	计算基数（床）	病床与工作人员之比	工作人员总数	卫生技术人员							行政工勤人员
				总数	医师	护理人员	药剂人员	检验人员	放射人员	其他卫技人员	
80～150	100	1：1.3～1.4	130～140	91～98	23～24	46～49	7～8	4～5	4	7～8	39～42
151～250	200	1：1.3～1.4	260～280	182～196	45～49	91～97	15～16	8～9	8～9	15～16	78～84
251～350	300	1：1.4～1.5	420～450	298～320	74～80	149～160	24～26	14	13～14	24～26	122～130
351～450	400	1：1.4～1.5	560～600	403～432	101～108	201～216	32～35	19	18～19	32～35	157～168
451 以上	500	1：1.6～1.7	800～850	576～612	144～153	288～306	46～49	27～28	25～27	46～49	224～238

注：① 综合医院病床数与门诊量之比按1：3计算,不符合1：3时,按每增减门诊100人次,增减5～7人。

② 医师数包括中医师、医士。放射医师包括放射人员;理疗医师、病理医师、营养医师、麻醉医师包括在其他卫生技术人员之内。

③ 护理人员内包括助产士名额。

④ 病产假预备额已计入总编数内。

⑤ 病床较少的医院,由于相近科室可以合并,卫生技术人员可以兼任。

⑥ 综合医院承担的医药科研和教学任务所需要的人员,已于总编数内增5％～7％;医学院校附属医院和教学医院另增12％～15％。

⑦ 新仪器、新设备。如心电、脑电、超声、各种窥镜、同位素、激光等工作人员按3％～5％配备,已计入总编数内,包括在其他卫生技术人员中。

⑧ 担当院外任务,如组织医疗队下农村、下厂矿、下基层、出国医疗以及外出体检、会诊、抢救等临时医疗任务所抽调的脱产人员,按10％配备,已计在总编数内。

⑨ 县医院编制比例与城市医院采用同一标准,是考虑到县医院在帮助社区卫生院提高业务、培训农村基层卫生人员等方面任务较重,需要在人力和物力上给予加强,以便在今后10年左右使其成为全县医、教、研的技术指导中心。

3. 护理人员编配

（1）护理人员包括护士和护理员,护士和护理员之比以3：1为宜,各科室护理人员的人员确切比例如下：

1）门诊护理人员与门诊医师之比为1：2。

2）急诊室护理人员与医院总床位之比为1～1.5：100。

3）婴儿室护理人员与婴儿床之比为1：3～6。

4）注射室护理人员与病床之比为1.2～1.4：100。

5）供应室护理人员与病床之比为2～2.5：100

6）观察室护理人员与观察床之比为 1∶2～3。

7）手术室护理人员与手术台之比为 2～3∶1。

8）助产士与妇产科病床之比为 1∶8～10。

9）住院处护理人员与病床之比为 2～2.5∶100。

以上各科室，每 6 名护理人员（助产士）增加替班 1 名。

表 6-3　每名护理人员承担的病床工作量

科　别	每名护理人员担当病床数		
	日班	小夜班	大夜班
内、外、妇产、结核、传染科	12～14	18～22	34～36
眼、耳鼻喉、口腔、皮肤、中医科	14～16	24～26	38～42
小儿科	8～10	14～16	24～26

注：病房护理人员负责的工作量不包括发药和治疗工作，发药及治疗工作每 40～50 床位配备护士 3～4 名。

（2）各职称护士比例。卫生部《医疗机构专业技术人员岗位结构比例原则》中规定了医院高级、中级、初级员工的比例：一级医院为 1∶2∶8～9，二级医院为 1∶3∶8，三级医院为 1∶3∶6。

护师以上职务比例的要求按照卫生部 1985 年在试行专业技术职务聘任制中规定，对护师以上专业技术职务的岗位设置及配备比例做了如下规定：

1）一般病区：① 护师：每 15～20 张病床设 1 名；② 主管护师：每 30～40 张病床设 1 名；③ 正、副主任护师：在医、教、研任务较重，护理专业技术要求较高，具有 3 种专业和床位在 150 张以上的大科，设 1～2 名。

2）手术室：① 护师：每 2 张手术台设 1 名；② 主管护师：在开展 4 种以上专科的手术室，每 6～8 张手术台设 1 名；③ 正、副主任护师：在开展专科手术种类多，技术复杂（如体外循环），8 张手术台以上者，设 1 名。

3）特殊护理单元（ICU、CCU、血液透析、烧伤等）：① 护师：每张病床设 1～2 名；② 主管护师：每 4 张病床设 1 名；③ 副主任护师：重症监护中心设 1 名。

4）急诊室（科）：因任务、条件不同，以与护士的比例计算。① 护师：每 5 名护士设 1 名；② 主管护师：在有内、外、妇、儿等 4 科以上的综合急诊室，每 2～3 名护师设 1 名；③ 正、副主任护师：急诊科设 1 名。

5）护理部：① 正、副主任护师 1～3 名；② 主管护师若干名。

（3）护理行政职位编配。卫生部在 1986 年颁发的《关于加强护理工作领导，理顺管理体制的意见》中，对不同规模医院护理行政职位的设置，有明确的定员要求。

1）护理部：县和县以上医院均设护理部，500 张床位以上的医院应配专职护理副院长，并兼任护理部主任，另设护理部副主任 2 名；300～500 张床位的医院，或病床虽不足 300 张，但医、教、研任务繁重的专科医院，设护理部主任 1 名，副主任 1～2 名；其他病床不足 300 床位的医院设总护士长 1 名。

2）科护士长：100 张床位或设置 3 个以上护理单元的科室以及手术室、急诊科、ICU 等护理任务繁重的科室可以设科护士长。科护士长在护理部主任和科室主任领导下负责本科室工作。

3）护士长：独立的护理单元有5名以上护理人员时，应设护士长1名；护理任务重、人员多的护理单元，设副护士长1名。

（二）按工作量编配

按工作量编配是以医院各科室工作岗位的实际工作量和员工的工作效率、工作班次、出勤率为依据，确定人员编配的方法。护理工作量与护理工作模式、护理需求、床位的数量及使用率等密切相关。

1. 工时测定法　工作量的衡量常采用工时测定法，即对完成某项工作任务全过程的每一环节必须进行的程序和动作所耗费时间的测定。工时测定应取被测定者在不同患者上的多次操作的平均值，同时需区分护理工作的类别。

护理工作包括直接护理（direct care）、间接护理（indirect care）及相关护理活动。直接护理是指直接为患者提供的身体、心理照顾及健康教育等护理活动。间接护理是指为直接护理所做的计划、准备、记录与沟通协作等护理活动。相关护理是指与患者照顾无直接相关性的必要活动，如工作中允许的休息、饮食等活动。直接护理时间随患者的病情严重度（patient acuity）而增加；间接护理时间一般不受病情严重度或对护理的依赖程度的影响，而与病房硬件设备、环境布置、护理方式、文书工作、护理人员组成等因素相关；相关护理时间一般设为某一定值。因此，在测定工时时，应分别对直接护理、间接护理和相关护理测定时间。每名患者日均所需护理时间＝直接护理时间＋间接护理时间＋相关护理时间，其中相关护理时间一般直接折算到护士每日工作时间内。

2. 工时测定的方式

（1）直接测量：直接测量可通过自我记录与观察员直接观察记录两种方式进行。

1）自我记录法：由护理人员自行记录所做的护理活动及起止时间。优点是比较经济，且记录完整；缺点是记录时间不够准确，且会遗漏某些工作。

2）观察法：由经过专门训练的观察员直接观察并记录护理人员的护理活动及起止时间。优点是资料准确；缺点是观察员需经过训练，人力成本高。

（2）工作样本测量：工作样本测量主要通过随机抽取工作中的活动加以记录、整理、分析，以测定工作中直接、间接、相关护理活动，护理人员个人时间的时数及比例。工作样本测量前，需先将护理活动做合理的归类，设定观察人员数、观察时间、观察频率、观察记录单、每次观察的人员数。优点是资料易收集，成本低；缺点是准确性较差。

3. 工时测定的步骤

（1）确定被测定者：所选的被测定者应具有代表性的技术水平，能规范、熟练地进行测定项目操作技能，且数量上要有一定的覆盖面。

（2）列出所测项目的所有操作步骤和环节。

（3）测定工时：用秒表测定每一操作步骤所耗费的时间，累计之后得出该项操作的总工时。

工时单位用来表示完成某项工作所消耗的平均工时，通常以"分"计算。每人每小时完成的工时单位为工时单位值。最理想的工时单位值为每小时45个工时单位值，即认为每名护理人员每小时的相关护理时间应为15分钟，有效劳动时间为45分钟。因此，每名护理人员日有效工时单位值为360个工时单位，即每天的实际有效工作时间为360分钟。

工时测定可以在本医院按上述步骤进行，也可参照国家规定标准工时表或其他单位已测定的平均工时表间接推算工作量。至今多数医院参照比较多的是,南京护理学会1980年对7所医院测定的分级护理时数:一级护理为4.5小时/日;二级护理为2.5小时/日;三级护理为0.5小时/日;间接护理40张床日均护理时数为13.3小时。各护理活动所需的时间具体见表6-4、表6-5、表6-6。但随着医学科技的发展、整体护理观念的推行和患者服务要求的提高,护理工作的内容在这20多年里已发生了很大的变化,因此上述的分级护理时数也面临着重大的挑战。

表6-4 一日直接护理的内容及所需时间(以一名患者计算)

常规护理内容	一级护理所需时间(分)	二级护理所需时间(分)	三级护理所需时间(分)
洗脸、梳头	12	6	
床头交班(3次)	2×3=6	2×3=6	
晨间护理(包括皮肤、会阴护理)	30	20	
口腔护理(4次)	5×4=20	5×2=10	
饭前洗手(3次)	2×3=6	2×3=6	
开饭、喂饭	16×5=80	5×3=15	3
送水	2×3=6	2×3=6	
大小便护理	25	12	
输血、输液	10	10	
肌内注射(2次)	2×2=4	4	4
送药、喂药	2×3=6	6	4
测量体温、脉搏、呼吸(4~6次)	3×5=15	3×2=6	6
接待新患者或术后患者	10	10	5
晚间护理	10	8	2
巡视患者	30	15	4
卫生宣教	—	10	2
总计	270分=4.5小时	150分=2.5小时	30分=0.5小时

注:① 一级护理每半小时巡视患者一次,每次2分钟,一昼夜96分钟。除治疗、护理接触患者时间外,尚需30分钟。

② 一级护理的卫生宣教、精神护理等可利用晨、晚间护理和喂饭时间进行。

③ 本表所示数字,系根据1980年江苏省调查7所医院非传染患者成人病房的工作量求出的平均数。

表6-5 一日直接护理(机动、抢救、特殊护理)的内容及所需时间

护 理 内 容	所需时间
气管切开护理(一日4次)	10×4=40
导尿	10
膀胱冲洗(一日4次)	3×4=12
插胃管、鼻饲管	10
胃肠减压	3
观察各种引流(伤口引流、胸腔引流、T形管引流、脑室引流及留置导尿)	8×2=16
抽血化验	3

续 表

护 理 内 容	所需时间
临时注射(包括皮试)	3
备皮	20
灌肠	10
热湿敷	20
标本收集	5
尸体料理	30
给氧	10
测量血压	5
总计	197 分＝3 小时 17 分

注：① 本表所列虽属直接护理(机动、抢救及特殊护理)内容,但由于其中若干项目都有随机性,不易控制,因此未计算在病房直接护理项目之内。在计算护理工作量时,除每日常规直接护理所需时数外尚需考虑机动、抢救及特殊护理所需时数。

② 应视病房具体情况,如机动项目的多少、抢救人次及时间长短,另外增设护士。一般每一监护患者昼夜需 3 名护士。

表 6-6 一日间接护理项目及所需时间

项 目	时 间(分)
晨会、口头交班	15
随同医生查房	60
护理查房(每周 1 次 60 分钟)	10(平均每天)
抄写及处理医嘱	75
核对、整理医嘱	45
取口服药、针剂并核对	30
输液前准备工作	120
体温单的绘制	60
肌注前准备工作	30
书写交班报告(日班、小夜班、大夜班)	70
书写护理记录单	15
健康教育	20
清点被服、敷料	15
清领物品(外用药、医疗器材、用品,每周 30 分钟)	5(平均每天)
护理病例讨论(两周一次)	5(平均每天)
患者拍片、检查或手术准备	40

续　表

项　　目	时　间（分）
指导及带教工作（实习、进修）	60
联系工作（营养室、药房、检验、后勤等）	15
工休座谈会（两周一次）	5（平均每天）
检查维修医疗用品（每周一次）	10（平均每天）
冲洗输血、输液皮管	15
记录 24 小时出入量	15
消毒各种导管（包括气管切开的内套管）	10
消毒各种治疗用物	15
检查急救药、用品	15
查阅病史和病程记录	15
重点消毒、灭菌（每周一次）	10（平均每天）
总　　计	800（分）＝13.3 小时

注：按一个病房 40 张床位计算，平均每一个患者约可得到 20 分钟的间接护理。

4. 人员编配计算公式

（1）$护士人数 = \dfrac{各级护理所需时间总和}{每名护士每天工作时间（分）} \times 机动数$。

（2）$护士人数 = \dfrac{床位数 \times 床位使用率 \times 每名患者平均护理时间}{每名护士每天工作时间（分）} \times 机动数$。

$床位使用率 = \dfrac{占用床位数}{开放床位数} \times 100\%$。

$每名患者平均护理时间 = \dfrac{各级护理所需时间总和}{该病房患者总数}$。

卫生部 1978 年的《编制原则》中提出：每名护理人员担当病床数（见表 6-3）；床位使用率一般按 93% 计算；机动数一般按 17%～25% 计算，包括例假及婚、丧、探亲、病、事、产假、公休假等因素。由于近年来实行了双休日，因此在确定机动数时，可酌情高于 25%，或以实际测算的结果确定。在实际工作中，各级医院也应根据自身的情况，确定每名护理人员担当病床数、床位使用率的计算值。

例如：某医院外科病房 40 张病床，平均床位使用率为 93%，机动数按 25%，每名患者平均护理时数为 170 分钟，该病房应配置护理人数？

那么根据公式（2），应编护理人员 $= \dfrac{40 \times 93\% \times 170}{360} \times (1 + 25\%) = 21.96（人）$

该病房应编护理人员数为 22 人。

（三）按"患者分类系统"编配

患者分类系统（patient classification system）是根据患者在特定时间内所需护理活动的

多少为标准对患者予以分类,而患者所需护理活动的多少,往往取决于患者的病情严重度。根据患者的病情严重度确定患者的分类后,即可预测患者的护理时间,计算护理人员编配。

1. 患者分类方法

(1)原型分类法(prototype classification):根据患者病情轻重进行分类的方法。我国按分级护理标准也属于原型分类法。

(2)因素分类法(factor type classification):将与护理相关的因素分为几大范围,每个范围内包含反映患者所需的护理活动,如将因素分为"患者情况"、"基本护理"、"治疗需求"三个范围。

2. 患者分类量表

患者分类量表是对患者进行分类的常用工具。国际上现有许多不同的患者分类量表,罗斯麦迪可斯量表(Rush Medicus Tool)是较常用的一种。

四、护理人员的排班

排班(scheduling)是指护理管理者根据工作要求,以每天及每班为基础,分配护理人员的过程。为使患者得到连续、完整、高质量的护理服务,同时保证护士工作、学习和休息的需要,护理管理者必须根据护理模式、护理工作任务、护理人员的数量和群体结构特点等,进行合理排班,最大限度地降低换班对护理服务质量造成的影响,尽可能平衡护理人员的工作和个人生活。

(一)护理人员排班原则

1. 满足患者需要的原则 排班必须以患者的护理需要为中心,按照护理工作 24 小时连续工作的特点,保证各个班次之间工作相互衔接,保证护理工作的连续性、安全性。

2. 搭配合理的原则 应充分掌握工作规律和特点,了解每名护理人员的水平与能力,以便根据工作的主、次、缓、急和岗位的要求,做到因人择事、按职上岗、新老搭配、优势互补。

3. 工作量均衡的原则 护士工作量一般以白天多、夜晚少,工作日多、节假日少为特征,同时各科患者数量也有一定的规律性,因此应根据病房内患者需求的护理人数,均衡安排各班次的工作量,确保患者随时可得到安全、全面、及时的治疗和护理。

4. 稳定性和机动性相结合的原则 排班时,应在一定时间内保持各班护理人员的相对稳定,但为应对各种突发事件和紧急情况,应常备机动人员或二线值班护理人员,以供随时调度。

5. 公平原则 排班时,应对所有护理人员一视同仁,以使护理人员产生公平感和满意感。

(二)护理人员的排班方法

护理人员排班的方法因各医院组织结构、工作目标及管理方式不同而不同。

1. 周期性排班 将 24 小时内预定的各科班次上班时间作出规定,然后将各种班固定轮回,根据护理单元人员配置情况决定轮回周期。此排班优点为:① 达到有效的人力需求,提供连续性的护理服务;② 护理人员熟悉排班规律和休假时间,既能加强对工作默契配合,又便于个人安排;③ 减少排班时间,人员获得公平而预知的休假时间;④ 上班人员固定,班次与时间变化少。

2. 每日三班或两班制排班 一般每日工作可分为三班或两班。三班为日班、小夜班、大夜班;两班为日班和夜班。各种班次的上下班时间应根据护理模式、患者数量、护理人员数量及患者病情等因素而定。这种排班的优点是比较规律,也可随时调整,实施较简便。两班制主要适用于重症监护病房、急诊室等。

3. 弹性排班　这是介于周期性排班和三班或两班制排班,由护理管理者根据工作的性质、患者的数量和病情、护理人员的年龄和能力结构等,弹性调整工作时间安排的排班方式。比如,在工作量大的时间段,打破 8 小时固定排班模式,调整工作结构和各班职责,保证足够的护理人员。

第四节　护理人力资源培训

人力资源开发的目的就是要提高人的能力、激发人的活力,人力资源培训就是重要的人力资源开发和投资,提高员工的知识技能,为组织创造更大的效益与价值。

一、护理人力资源培训原则与内容

护理人员培训是护理人力资源管理的重要内容之一,它是指在护理人员完成专业院校基础教育后,医院为使护理人员具备完成现在或未来的工作所需的素质、知识、技术和能力,从而改善护理人员在当前或未来岗位的工作绩效而展开的一种有计划的连续性活动。

(一) 培训原则

1. 学用一致的原则　培训应当有明确的针对性和目的性,培训内容应从实际工作的需要出发,与岗位特点紧密结合。

2. 分类培训和因材施教相结合的原则　要根据护理人员工作岗位职责要求不同,分类进行培训,并从培训对象的年龄、知识结构、能力结构等实际情况出发,考虑培训对象未来的发展方向和需要,因材施教。即"干什么、学什么","缺什么、补什么"。

3. 基础培训和专科培训相结合的原则　基础医学、护理学理论知识和临床护理技能、职业素质、医德医风等均是基础培训的内容。抓好基础培训是培养实事求是科学态度的有效措施,是护理技术建设的基本要求,是提高护理质量的前提。专科培训要求不断加深护理理论的理解,学习所在专科的新理论和技术,加强专科技术培训,培养具有专科理论知识和临床经验的技术骨干。

4. 普遍培养和重点培养相结合的原则　在全院进行普遍规范化培训和继续教育的基础上,要选拔和重点培养优秀人才,在护理队伍中起示范及骨干作用。重点培养应根据护理人员的不同年资、学历、职称,提出不同要求,进行多层次培养教育。比如初级护理人员的培训重点是基础理论、基本知识、基本技能;而中、高级护理人员的培训重点是高新技术、新知识、新理论、科技发展新动态。

5. 当前需要和长远需要相结合的原则　护理人员的培训,必须不仅要根据当前工作的实际需要,制订短期计划,还要根据护理专业的发展趋势和医院的长远规划,制订系统的长期培养计划。在长期培养计划中,培训的内容应不仅包括临床实际工作能力,还应包括组织管理能力、人际交往能力、科研和创新能力等

6. 循序渐进性和先进性相结合的原则　各级护理人员个体水平的提高和医院整体技

术水平的提升都是一个循序渐进的过程。在制订培训计划时,必须了解培训对象的现有水平和接受能力。当然,循序渐进性不仅指培训内容要由浅入深,还指培训要分批次、有步骤、有计划地进行,不能影响工作。

(二)培训的内容

培训的内容应该根据不同护理岗位的工作性质、岗位要求和护士个人发展需要进行确定。

1. 护理培训的总体要求

(1)职业道德培训:主要包括现代护理学的特征及对护理人员的要求、护理伦理、护理人员的行为规范、社会责任等护理人员应遵循的基本道德教育内容。

(2)"三基"培训:包括完成护理任务所必需的基本理论、基本知识、基本操作技能的培训。这属于护士的基本功训练,也是专科护理的基础和检查护理质量的重要标准。

(3)专科护理培训:在具有扎实的基本功基础上,对护理人才进行专科定向培养,使其掌握护理专科理论知识和专科技能,以适应医院发展所拓展的新业务、新技术。专科护理人才应具有专科理论知识和熟练的操作技能。

(4)护理新进展的培训:现代护理发展出许多新理论、新技术,护理人员接受新进展的学习、培训,有利于其开阔视野、拓宽知识领域、促进教学与科研工作,推动护理事业的发展。

(5)管理、教学、科研能力培训:对思想作风好、专业基础扎实、心理素质好、身体健康的护理人员重点培养,使其掌握现代护理管理、教学和科研方面的知识与技能,能承担临床护理、教学和科研工作,成为其学科带头人。

(6)外语能力培训:随着社会、经济的发展,对外交流的日益增多,外语作为对外交流的工具,其重要性日益突出。所以,对护理人员进行外语培训,提高护理人员的外语应用能力,有利于国际交往、学术交流、资源共享等。

2. 不同时段的培训内容

(1)岗前培训:指护理人员上岗前的基础训练,其目的是帮助新进人员转换角色和思想,加快熟悉医院和科室环境,严格执行各项规章制度,使新进人员很快地投入临床护理工作。培训内容分为公共部分和专科部分:公共部分包括医院简介、工作环境、规章制度、行为规范和理念等;专科部分包括专科基础护理技术、临床专科技术操作示范及考核等,由护理部制订计划,并按计划逐项落实。岗前培训一般在新员工进院后1~2周内集中进行。

(2)规范化培训:指在完成护理专业院校基础教育后,医院为培养合格的临床护理人才,实施在职护士接受规范的护理专业化培训。内容包括职业素质、医德医风、临床操作技能、专业理论知识等。

依据卫生部《临床护士规范化培训试行方法》,不同层次毕业生的培训内容如下:

1)中专毕业生:培训时间5年。第1年,轮转参加主要科室的临床护理工作,严格进行各项基本护理技术操作训练,巩固在校期间学习的专业基础理论知识,达到国家执业护士合格标准。第2~3年,进行各项基础护理技术操作和部分专科临床护理技能操作训练,学习有关专业理论知识。第4~5年,深入学习专科操作技能和理论知识。

2)专科毕业生:培训时间3年。第1年,轮转参加主要科室的临床护理工作,进行严格的临床护理基本操作技能训练,学习有关理论知识。第2~3年,深入学习本专业临床操作技能和理论知识。

3）本科毕业生：培训时间 1 年。轮转参加主要科室的临床护理工作，进行严格的临床护理基本操作技能训练，学习有关理论知识。

（3）继续护理学教育：卫生部继续医学教育委员会在 1997 年颁布的《继续护理学教育试行办法》中明确指出，继续护理学教育是指以学习新理论、新知识、新技术、新方法为主的一种终身性护理学教育；目的是使护理人员保持高尚的医德医风，不断提高专业技术能力和业务水平，跟上护理学科的发展；对象是具有护师及护师以上专业技术职务的正在从事护理专业技术工作的护理技术人员。

继续教育以护理人员的专科护理知识技能更新为特点，教育形式灵活多样，一般以短期和在职业余学习为主。护理人员的继续教育实行学分制管理，每年参加经认可的继续教育活动不得少于 25 分，其中 Ⅰ 类学分须达到 3～10 学分，Ⅱ 类学分须达到 15～22 学分。省、自治区、直辖市级医院的主管护师及其以上人员 5 年内必须获得国家级继续护理学教育项目授予 5～10 个学分。护理人员在任期内每年须按规定修满继续教育的最低学分才能再次注册、聘任及晋升高一级专业技术职务。

（4）护理管理者的培训：一个医院的良好效益必须要有严格的医院管理，而严格的医院管理要依靠管理者来完成，但由于管理者的观念、知识、素质、经验等因素往往决定了其管理水平的高低，从而影响了医院的生存和发展。因此，必须不断地对护理管理者培训管理岗位所必需的知识和技能，使其管理能力得以不断提高，以促进医院的发展。

一般而言，护理管理者的培训主要包括：① 知识，即管理知识和所管理的业务基础知识；② 技能，即解决问题和决策的技能、良好的沟通能力、书面表达能力、创造能力、敏感性以及综合运用各种方法的技能；③ 态度，即正确看待权力、责任、上下级关系、与他人的关系、危机与挑战的态度；④ 行为方式，即衣着、仪表、风度、演讲方式、工作作风、感情流露的方式等。

二、护理人力资源培训方法

培训的方法是指实现培训目标的手段，包含各种技术方法和途径。现代社会，护理人员的培养教育途径和技术手段很多，护理管理者应根据护理人员的特点，采用不同的方法组织其参加不同类别的培训。

（一）培训形式

1. 讲授法　传统的培训方法就是以讲授为主。讲述法以教学人员为中心，因此有利于教学人员控制学习进度，通过教学人员的讲解可以帮助学员理解有一定难度的内容，可同时对数量较多的人员进行培训。但这种方法也有局限性，就是讲授的内容具有强制性，学员不能自主选择学习内容，学习效果容易受教师水平的影响，没有反馈等。

2. 研讨法　研讨法是仅次于讲授法而广泛使用的培训方法之一。研讨法可以以教学人员为中心，也可以以学员为中心，灵活性较大。这种方法通过教学人员与学员之间以及学员之间的讨论，来加深学员对知识的理解、掌握和应用，并能解决疑难问题的培训方法。其特点是参与性强，有利于学员独立思考、相互启发、增进交流，促进学员提高分析和解决问题的能力。但讨论题目的选择和学员的自身水平都将直接影响培训效果，不利于学员系统掌握知识。

3. 演示法　演示法通过借助实物和教具,将临床护理工作中的真实情景或事件,由教学人员实际示范,使学员了解工作是如何完成的。演示法的优点是感官性强,能激发学习者的学习兴趣,有利于加深对学习内容的理解,效果明显。局限是适应范围有限,教学耗时较多。

4. 角色扮演法　角色扮演法是情景模拟活动应用得比较广泛的一种方法。角色扮演法既是要求被试者扮演一个特定的角色来观察被试者的多种表现,了解其心理素质和潜在能力的一种测评方法,又是通过情景模拟,要求其扮演指定行为角色,并对行为表现进行评定和反馈,以此来帮助其发展和提高行为技能最有效的一种培训方法。这种方法反馈效果好,实践性强,多用于人际关系能力的培训。

5. 读书辅导法　读书辅导法即通过书面的学习和指导,来丰富学员的知识、提高学员的技能。这种方法需要先确定辅导人员,指定教材和参考资料,然后根据培训计划和进度,由辅导人员指导学员进行课程的学习。此法灵活,培训范围可大可小,适合初级人员的培训。

6. 在线培训法　利用网络进行远程培训,或通过模拟软件进行培训。

(二) 培训的途径

1. 自学　指定自学内容,制订自学计划,明确要求,利用业余通过个人自学,达到学习目标。

2. 临床带教　由高年资的护理人员分工负责新进人员的床边教学,结合临床实际讨论护理理论、专科知识并示范操作,解决患者的护理问题。

3. 定期查房　结合病例讨论护理诊断、治疗原则、护理计划及目标等。

4. 操作训练　通过示范、练习、定期考核等方法,提高护理人员的护理技术操作。

5. 科室轮转　护理部制订计划,对护理人员进行分期分批在内、外、妇、儿等主要科室轮转。通过轮转,可以扩大业务知识面和掌握各专科技能。

6. 培训班　针对某一专题,开展理论、操作于一体的各种短期培训班,如急救护理、整体护理、护士长管理学习班等;还可根据医院任务的需求,长期举办半脱产或业余的学习班,如英语口语班、护理新理论研修班等。

7. 学术讲座、读书报告会　组织全院或分科、分病区的学术讲座和读书报告会,介绍护理新业务发展和新理论内容,交流个人学习心得,达到护理群体素质的提高。

8. 进修教育、学术交流　这是中高级护理人员继续教育的方法之一,包括国内外进修、参观及各种形式的学术交流等。

9. 在职学历和非学历教育　医院对护理人员应有计划地培养,让其通过参加成人高等教育、自学考试、函授、远程教育等,以获得大专或本科学历。另外,允许本科护理人员攻读在职非学历研究生,以培养临床护理专家,提高医院护理地位。

第五节　护理职业生涯管理

职业生涯管理(career management)是一种新兴的人力资源管理技术,是根据组织发展和组织人力资源发展规划的需要,帮助员工制订职业生涯规划,并设计员工实现职业生涯规划相适应的职业发展路径和学习培训计划等的一系列活动。

护理人员的职业发展不仅取决于其是否具有深入的理论研究、高超的实践技能、良好的职业心态和无私奉献的精神,还取决于其是否拥有清晰的职业生涯规划和良好的职业生涯管理。

一、基本概念

职业生涯又称职业发展,是指一个人终身职业经历的过程,是与工作相关的愿望、活动、行为、态度、价值观的综合。在整个职业生涯过程中,为了充分发挥潜能、鞭策自我并评估各阶段的工作情况,个人应明确职业发展方向,对自己一生的职业发展道路做出设想和规划,即职业生涯规划。职业生涯规划是指在个人综合分析与权衡一个人职业发展主客观条件的基础上,结合时代特点和组织需要,根据个人的职业倾向,确定其最佳的职业奋斗目标,并为实现这一目标做出行之有效的计划和安排。

职业生涯管理主要包括两种:一是组织职业生涯管理(organizational career management),是由组织实施的,旨在开发员工的潜力、留住员工、使员工能自我实现的一系列管理方法;二是自我职业生涯管理(individual career management),是指个人为了实现自己的职业发展目标而采取的各种策略和措施。

二、护理人才成长的特点

了解护理人才成长的特点,是护理管理者进行有效地护理职业生涯管理的基础。护理人才的成长和其他医学人才的成长相同,具有以下特点:

(1)实践性:实践是护理人才成长的重要基础。刚毕业的护理人员,接受的只是一些医学、护理学方面的基础理论知识和短期的临床实践,因此,还必须通过临床实践,巩固理论知识,熟练掌握护理基本技能和护理专科技能,培养严谨的工作作风和良好的职业道德,提高发现问题、解决问题的能力。

(2)晚熟性:护理人才的成长,不仅需要掌握医学基础知识、护理学基础知识与技能以及人文社会学等相关学科知识,还需经过较长时间的实践,积累经验,将经验升华,发展成熟。因此,护理人才成长所需的时间相对较长,护理管理者不要急于求成,而要注意通过考核及早选拔培养,使之尽早成才。

(3)群体性:护理人才的成长,除了个人的努力,还需要护理管理者及群体的支持和帮助。护理人员向患者提供的服务模式、服务内容和服务质量,都需要护理群体的配合。因此,护理管理者应根据实际情况,对护理人员整体进行教育和训练,提高护理群体素质,使护理人员群体符合现代护理工作的要求,并根据工作需要和个人表现,重点培养一批护理优秀人才。

(4)终身性:由于现代医学的迅速发展,护理理论及实践技能日益增多和更新,使得知识更新的周期越来越短,因此护理人员为适应社会发展和满足临床护理的需要,必须在其职业发展的过程中,不断地更新原有知识,学习新理论、新思想和新技能。

三、护理人员职业发展方向

护理人员的职业发展是伴随着护理组织和自身发展需要进行的,目前我国主要有以下几种方向:

1. 临床护理专家(clinical nursing specialist,CNS) 美国是开始 CNS 培养的最早的国

家,已具备了比较完善的 CNS 培训体系,并涉及 200 多个专科领域。CNS 主要承担临床护理专家、护理教育者、咨询者、管理者和研究者等角色。荷兰、新加坡等国家也已开展 CNS 的培养,并已成功承担临床护理的重要角色。我国正借鉴国外的经验,积极探索 CNS 的培养、考核认证等工作。目前我国把 CNS 定位于临床高级的"专科护士"的方向,它是现在护理人员主要的发展方向,大多数护理院校的毕业生就业的第一选择是临床护理工作。护理人员在临床护理中经过实践锻炼,并通过有关的专业培训和考核,可以成为"专科护士"。目前已设置的专科护士专业有:手术室护士、ICU 专科护士、肿瘤专科护士、糖尿病护理师、造口护理师、疼痛护理师等。

专科护士的入选培训资格是:执业护士、大专或本科学历毕业经过 5 年以上的临床护理工作或特定领域 3 年以上的工作实践,具有一定的阅读和翻译专业文献能力,并具有一定的护理科研和论文写作能力。具备以上条件的护士可以向有培训专科护士资格的基地(医院)提出培训申请。专科护士是能解决复杂的临床护理问题,并能完成难度较大的专业技术操作的护理人才。

2. 社区全科护士 随着社区卫生保健的发展,护理服务不断扩大,社区全科护士是有很大发展前景的护理人员发展方向。在社区,护理人员将承担社区保健的管理者、监督者、服务者、教育者"四种角色",从事治疗、预防、保健、康复、健康教育等更多的初级保健工作。因此,社区全科护士必须具有较扎实的护理理论知识和较高的操作技能、较丰富的实践经验和较强的独立工作能力。

3. 护理管理者 护理管理和护理技术是护理专业发展的两大支柱,两者共同推动护理专业的发展。护理管理者是由卫生服务组织任命或聘任,有正式职位及与职位相适应的责、权、利,协调、组织护理组织的人、财、物、时间、信息等管理要素,以满足患者的需求和实现组织的发展目标。护理管理者的成长过程和特点与护理业务技术人才不同,需重点培养其组织管理能力,包括决策能力、指挥能力、协调能力、应变能力、表达能力等。

4. 护理教育者 目前护理教育已经在医学教育中逐渐形成独立的体系,因此护理教育者是护理人员的又一职业发展方向。护理教育是开发护理人才的手段和方法,其最终目标是为了保证护理事业的发展,不断培养出高素质的护理人才。人才培养依靠教育,教育的质量依靠师资,因此建设一支高水平的护理师资队伍是护理教育发展的重要任务。

四、职业生涯周期理论

根据不同年龄段所面临的问题和工作主要任务,提出了职业周期理论。借鉴萨柏(Donald E. Super)、格林豪斯(J. H. Greenhaus)等国内外的职业生涯周期理论,护理人员的职业生涯可分为早期、中期、后期三个阶段。每名护理人员职业生涯周期的长短都是不一样的,它受到诸如年龄、性别、学历、经验、再学习能力、适应能力、心理素质、性格、工作心态、工作能力、自我调节、自我设计等因素的影响。每个人都应该对自己的职业生涯周期作一个正确的评估和定位,不断地修正自己的人生坐标,确定自己的发展目标,才能逐步演绎出职业生涯的精彩。

在职业生涯的各个阶段,护理人员的阶段特点和面临的问题都有所区别,因此护理人员个人和护理管理者应有所针对地采取各种措施,促进护理人员的职业发展。

1. 早期阶段 年龄范围大致在 22～30 岁,刚从学校毕业进入工作单位,并在工作单位中逐渐社会化,实现从护生到护理工作人员的转变,并融入工作岗位的过程。

（1）职业特征：主要表现为熟悉各科临床护理业务,探索各专业临床护理技能,不断地积累实践经验,适应复杂的临床工作环境,并逐步认知医院环境中特殊的人际关系。因此,他们希望获得更多的学习和实践机会,并希望有位经验丰富和富有爱心、热心的带教老师。

（2）主要问题：在职业生涯的初始阶段,还是个新手,处于学习、适应、探索时期,经常会出现迷茫与职业的不确定。

（3）应对策略：指导老师和护士长应多关心和指导他们,配合岗前培训和在职培训,使其尽快适应临床护理工作;同时新护士本人也要进行有效的自我评估和反思,努力适应新的工作环境,确定职业方向,并学会与同事们相处,建立新的人际关系。

2. 中期阶段　可分为成长期和稳定期。

（1）成长期：这是职业生涯的核心阶段,此期的护理人员年龄范围大致为 31～45 岁。此阶段的护理人员已成为临床工作中的骨干力量,个人能力稳步提升,有较强的工作责任感和处理疑难护理问题的能力。

1）阶段特征：此阶段的护理人员对职业发展和晋升极为关注,其晋升愿望特别强烈。职业发展需求主要表现在有能力、有愿望发现、探索新知识、新理论、新技能,不断完善和改进护理工作,并具备对年轻护士带教和指导能力。

2）主要问题：竞争压力。护理人员以女性为主,要承担工作、家庭、教师的角色,常常因时间和精力有限,容易在竞争中落伍,不适应医学和护理快速发展的的需要。

3）应对策略：护理人员个人应重新进行自我定位,合理安排时间,保证充足的参加继续教育学习的时间,扩展自己的知识面,调适与休整自己的心理,维持职业工作、家庭生活和自我发展三者之间的均衡。

在此阶段,护理管理者应多与其沟通,了解他们最需要的培训内容;创造一个宽松的学习、工作环境,督促其不断地进行自我完善与发展,帮助他们实现职业发展。

（2）稳定期：此阶段的护理人员拥有丰富的临床工作经验,业务熟练、性格稳定,并有丰富工作和生活阅历。年龄范围大致为 41～55 岁。

1）阶段特征：此阶段的护理人员大都已为护士长或护理专家。他们对成就和发展的期望减弱,而维持和保有自己已有的地位和成就的愿望增强。他们的职业需求主要表现为：希望有机会更新专业知识和技能,但体力、精力与进取心有较大幅度的下降。

2）主要问题：职业倦怠。可能是由于长期从事同一职业,已找不到工作上的新的兴奋点,对工作不再有进取心,生活的重心从以事业为中心转移到以家庭、自我为中心。

3）应对策略：护理管理者应针对此阶段护理人员的职业特点,合理用人,扬长避短,尝试轮岗工作或提供新的、富有挑战性的工作,以激发其工作热情和积极性。护理人员本人应重新认识工作环境、评估自我,确定工作中的新目标和新挑战,保持积极向上的进取心。

3. 后期阶段　此阶段护理人员的年龄大都在 55 岁以上,要进入退休阶段。面临工作、生活和心理状况的很大变化,一方面要保持工作中的积极性和创造性;另一方面要做好从工作中解脱出来的思想准备和生活行为准备。

（1）阶段特征：处于职业生涯后期的护理人员,他们希望成为年轻人的良师益友,并得到尊重,鼓励他们在专业技术、行政管理及人才队伍建设等方面发挥作用。

（2）主要问题：角色转换。处在此期的护理人员在体力、学习能力和工作能力上都呈下降趋势。随着角色转换而其在工作上的权力、责任作用也将减弱、消失。

（3）应对策略：使他们顺利适应角色转变。处于这一阶段的护理人员，往往有很丰富的临床护理工作经验，在指导他人的专业发展上有较大价值。在此阶段，护理管理者应根据个人具体情况，可以通过聘为顾问、督导等方式继续发挥其余热，要注意保护他们的职业情感，维护他们的归属感和自我价值。

第六节　护理人力资源绩效考核

绩效考核(performance appraisal,PA)是人力资源管理中的重要环节，是管理者"知人"的主要手段。对护理管理工作而言，采取有效的方法衡量医院护理人员的工作成效是提高护理质量和管理效率的关键。护理绩效考核能给护理人力资源管理的各方面提供反馈信息，是晋升、晋级、培训、人事调整、奖惩、人员留用解聘等人力资源管理决策的主要依据。由于护理人员工作行为和效果受到诸多因素的影响，给绩效考核工作增加了难度。因此，如何科学有效地进行绩效考核，是新时期护理管理人员面临的一大挑战。

一、绩效考核的概述

绩效考核是绩效管理的一个关键环节。绩效是指组织机构及其成员的行为、活动、程序与行动产生的结果，并期望结果是以最小资源达到的。绩效考核是指对组织机构的工作采用特定的指标体系，对照统一标准，通过运用一定方法准确测量它们所取得的业绩和效益。

绩效管理是指各级管理者和员工为了达到组织目标共同参与绩效计划制订、绩效辅导沟通、绩效考核评价、绩效结果应用、绩效目标提升的持续循环过程。绩效管理的目的是持续提升个人、部门和组织的绩效。绩效管理强调组织目标和个人目标的一致性，强调组织和个人同步成长，形成"多赢"局面；绩效管理体现着"以人为本"的思想，在绩效管理的各个环节中都需要管理者和员工的共同参与。

护理人员的绩效评价，就是对各级护理人员工作中的成绩和不足进行系统调查、分析、描述的过程，也就是考核和评价护理人员工作的效果、效率、效益。

（一）绩效考核的意义

1. 诊断功能　通过工作业绩考核，有利于护理管理者对护理人员做出客观公正的评价，为医院和部门正确识别人才和合理使用护理人员提供了客观依据；为护理部正确调配人员，选择合适人员到适宜的岗位提供依据，做到人尽其才，才尽其用。

2. 开发功能　通过绩效考核了解员工的知识、技能和职业素养等方面不足之处，制订有针对性培训内容和培训方法，促进培训内容与实际工作的紧密联系，为优化护理队伍知识结构起到积极作用。

3. 控制功能　根据绩效考核结果，为护理人员的晋级、晋升、奖惩、调配、解聘等提供依据；对护理人员自身来说，考核可以使护理人员牢记工作职责、工作程序，养成按规章制度办事的自觉性。

4. 激励功能　绩效考核可以激励护理人员为获得好的绩效评价结果，得到社会和医院的认同，而努力工作；好的考评结果使得护理人员充满自豪感和成就感，并不断完善自我，实现职业发展规划;对于考核成绩不理想者,通过反省自己,奋起努力起到鞭策作用。

5. 沟通功能　考评沟通是绩效考核的重要环节,管理者将考核结果反馈给被考核人员,指出他的优缺点和需要改进的地方,使得管理者了解被管理者的实际工作状况,听取意见;使被管理者了解管理者的工作思路和建议,有利于增进相互之间的了解,解决护理管理中的问题。

(二)绩效考核的原则

建立公平公正的绩效考核系统,对员工和组织的绩效做出准确衡量,才能对业绩优异者进行奖励,对绩效低下者进行鞭策。因此,建立绩效考核系统必须坚持以下原则。

1. 全面考核原则　使考核结果准确,要进行全面、多方位的考核,包括思想道德和业务技术的全面考核。

2. 基于工作原则　护士绩效考核标准应根据护理岗位的特点来制定,即用以评价护理人员业绩的标准必须与护理工作密切相关,否则考核将失去意义。制定标准的依据是具体的岗位职责,如一般护士、护士长、护理部主任的岗位职责在内容上有不同要求。

3. 标准化原则　绩效考核的标准化首先是指在同一管理者领导下从事同种工作的人来说,应使用同一考核方法对其进行评价;其次是考核周期应基本相同;再次是定期安排考核反馈会议和考核面谈;最后是出台制度化的考核文字资料。同时,在考核过程中尽量减少考核主体的主观因素和个人臆断,按事先公示的考核程序进行,做到实事求是、公正合理地评价考核对象。

4. 信息准确原则　为保证考核信息的准确性,绩效考核的责任应该由那些能直接观察到护理人员工作业绩典型样本的人来承担,通常这些人主要是护士长。同时,有关专家认为,如果在一个较长时期内工作小组成员相对稳定,并且共同完成需要相互配合的工作,那么同行评价是有效的。因此,同级考核的形式在许多组织的员工绩效考核中广泛应用。为了保证考核工作的可靠性和连贯性,护士长和参与考核的人员应接受必要的培训。

5. 反馈原则　绩效反馈是护理人力资源管理的一个重要环节,它包括三个方面的内容:护理人员的工作业绩,说明不足之处;帮助被考核人确定改进工作的目标;提出实现这些目标所采取措施的建议。

6. 激励原则　通过绩效考核结果比较,使护理人员之间拉出距离,以此作为医院人事或管理部门使用、晋升、奖惩和培训的依据。对工作出色的护理人员,进行肯定奖励;对工作表现不符合医院要求的护理人员,进行适当的批评教育或惩罚,帮助建立危机意识,促进改进工作。

二、绩效考核的内容

绩效考核的内容是考核工作的关键,考核内容是否科学、合理直接关系到考核结果的质量。

(一)基本分类

绩效考核的内容可分为结果、行为、特质三大类。

1. 结果　结果是最直观、最常用的绩效考核内容,护理管理者应对护理人员完成任务的结果进行考核。比如护理人员对患者进行护理服务的效果,患者的满意度等。

2. 行为　由于许多护理工作任务都属于群体性工作,因此有时护理工作业绩很难直接归结为单个护理人员的具体行为,而且有些工作业绩也不会与工作行为有直接的、显性的关联。在这类情况下,护理管理者可对护理人员的行为进行考核,如夜班数、缺勤次数、继续教育参加次数和学分达标情况等。

3. 特质 个人特质是指工作能力、工作态度、团队精神等,是绩效考核中最难以考核的内容,不一定与良好的绩效高度相关,但却不容忽视。为了提高特质考核的信度,常见的做法是将特质转化为岗位行为。

(二)具体内容

现阶段,我国对护理人员的考核,主要从德、能、勤、绩四个方面进行。

1. 德 即政治素质、思想品德、工作作风和职业道德等。德的标准在不同时期有不同的具体内容,但都决定着人的行为方向和价值取向。护理人员德的考评,一般包括:有良好的职业道德;团结同事;爱岗敬业;遵守各项规章制度;坚持党的方针和政策;等等。

2. 能 指具备本职工作要求的知识技能和处理实际问题的能力。能力是潜在的东西,只有在工作中通过物化的劳动才能表现出来。对护理人员的能力的考评常包括专业水平、专业技能、临床科研、新业务、新技术、护理教学等方面。

3. 勤 指护理人员的日常工作态度,包括工作态度、勤奋精神和事业心。工作态度是指护理人员在工作中是否能够认真负责、积极主动,能否遵守工作纪律;勤奋精神是指护理人员是否刻苦钻研业务、不断学习进取;事业心是指护理人员对本职工作是否敬重和热爱。

4. 绩 指护理人员的工作实绩,包括完成工作的质量、数量、效率和效益。主要是看护理人员是否在规定时效内按质按量地完成工作任务,工作是否取得一定的效益和影响(包括经济和社会的)。

三、绩效考核的方法

1. 描述法(descriptive method) 即考核主体用叙述性的文字来描述考核对象的工作业绩、工作能力和工作态度等方面的优缺点,过去的绩效状态和需要加以改善的建议等。描述法侧重于考核对象在工作中的突出性行为和业绩。使用这种方法与考核主体的书面表达能力和写作技巧有较大关系。因此,其结果很难进行考核对象之间的比较,常作为其他考核方法的辅助方法来使用。

2. 评定量表法(graphic rating scale) 把一系列绩效因素罗列起来,通过考核主体对考核对象在各个因素上的情况进行逐项评估,最终汇总考核结果的一种考评方法。此方法要求评定者对被评价者在一系列与工作相关的特征上作出程度评定,比如工作的质与量、工作态度、知识技能进行评定。此法简单明了,编制和实施中花费时间较少;其不足在于考核主体的个人因素会影响考核结果。

3. 关键事件法(key performance indication,KPI) 指通过对工作中最好或最差事件的关键因素进行分析的方法,KPI描述的重点是具体的行为,而非定义模糊的人格特征。

4. 行为锚定等级评价法(behaviorally anchored rating scale) 一种将同一岗位可能发生的各种典型行为进行评分度量,建立一个锚定评分表,并以此为依据,对员工工作中的实际行为进行测评分级的考评办法。行为锚定等级评价法是关键事件法的进一步拓展和应用,其目的在于通过一个等级评价表,将关于特别优良或特别劣等绩效的行为加以叙述、等级量化,从而将关键事件法和评定量表法的优点结合起来。行为锚定等级评价法通常要求按照以下 5 个步骤来进行：工作岗位分析，建立绩效评价的等级，对关键事件重新加以分配，对关键事件进行评定，建立最终的工作绩效评价体系。此法的优点是考核指标独立性较高，考核更加精确，考核标准更加明确，连贯性和信度较高，且具有良好的指导和反馈功能。缺点是设计和实施的费用高，且定位于工作过程，不合适那些工作行为与业绩联系不太清楚的工作。

5. 强制分布法（forced distribution method） 即在绩效考核开始之初，对不同考核等级的人数进行一定的比例限制，然后根据考核对象的业绩，将被考核者按一定的比例分为最好、较好、中等、较差、最差等级进行考核的方法。

6. 目标管理考核法（management by objectives） 根据考核对象完成工作目标的情况来进行考核的一种绩效考核方式。工作目标由护理管理者与护理人员共同制定，且应具体、可测量和量化，以避免评价的主观性。护理管理者定时按目标进行考核，根据目标完成情况来考核护理人员的工作情况。在考核后期，双方重新讨论、修正目标和标准。此法有较高的有效性，公平、实用，有利于加强护理人员与护理管理者之间的沟通，可以激发护理人员自我认识、自我控制的能力。

7. 实绩记录法 以被考核者实际工作情况的记录作为考核依据，通常是发放统一的表格，按日或按周记录实绩，定期进行考核评价。

8. 平衡积分法（balanced score card，BSC） 即平衡计分卡方法，是绩效管理中的一种新思路，适用于以科室为考核单元的团队考评。平衡计分卡是 1992 年由美国罗伯特·卡普兰（Robert S. Kaplan）和戴维·诺顿（David P. Norton）设计的，是一种全方位的考核方法，包括财务维度、顾客维度、内部流程管理维度、学习与发展维度。它最突出的特点是：将组织的远景、使命和发展战略转化为部门和员工的具体目标和评价指标，以实现战略目标和绩效的有机结合。高德纳咨询公司（Gartner Group）的调查表明，到 2000 年为止，在《财富》杂志公布的世界前 1000 位公司中有 40% 公司的绩效考核采用平衡计分卡方法。

9. 排序比较法 这是一种相对比较的方法，是考核主体把同一科室或护理单元中的所有护理人员按照某个考核指标上的表现，进行比较、排序的方法。

10. 360 度考核 它主要是指考核信息的来源是多方位的，即考核主体可为考核对象日常工作中接触到的所有人，包括上级、同事、下级、服务对象（如患者、家属）及外部专家等。这种方法所提供的绩效反馈比较全面，但实施起来比较困难。

上述每种方法都有其优点和缺点，医院护理部在选择考核方法时可以结合本单位实际情况和护理工作的特点进行选择，可以将多种考核方法结合使用。

管 理 故 事
绩效考核的两难问题

某大医院人力资源部新上任赵主任，在刚刚上任期间，经过访谈和问卷调查，发现以下问题：（1）岗位职责不清，遇事推诿，协调与配合较差；（2）薪酬公平性较差，行政人员和临床医护人员都不满意；（3）激励机制不健全，大部分职工工作积极性不高；（4）医院运行成本增加，与医院绩效不成正比。

赵主任很有决心能改变现状，于是向领导提议：（1）建立明确的岗位职责；（2）根据医院发展规划,确定科室和医护人员的关键绩效考核指标;(3)明确考核对象,并选择合格的考核者。

经过院领导班子讨论同意实施,经过两年运行,取得很好效果:(1)病床使用率从80%上升到92%,患者满意度从80%上升到96%;(2)投诉率下降到0.95%以下,人员减少了5%,运行成本下降9.5%。院领导表扬了赵主任,但许多科室主任却不认同现行的考核,问题是:(1)儿科主任说:我们科12位医生,因医疗纠纷被辞退了3人,值班和假日门诊没法安排;(2)护理部主任说:行政人员减少后,行政后勤的服务减少了,医护人员要多花时间去干非医疗事情;(3)住院部胡医生说:为了提高患者满意度,医生宁愿少做事,多讨患者开心;(4)财务科主任:为了提高科室满意度,我们在审批员工报销材料时不要像以前那样严格了,谁都不得罪谁;(5)客服部主任说:因为节约成本,医院规定接听电话不超过3分钟,我们在接咨询电话时,遇到问题很多的顾客,只好要求他再打,有些顾客不满意,我只好简单回答。

你认为绩效考核还要进行吗?该怎么办?

【思考题】

1. 护理人力资源管理的内容有哪些?

2. 各种护理服务模式的优点和缺点是什么?

3. 怎样根据护理职业周期特点,设计职业发展路径?

4. 什么是绩效考核?护理人员绩效考核有哪些内容和方法?

5. 案例分析:

A院是百年老院,在业内已具有较高的知名度并获得了较大的发展。目前医院有员工一千人左右。去年医院新领导班子非常重视管理,要从管理出效益,于是提出开展科室和员工绩效考核工作。人力资源部出台的具体考核方案,因为时间紧,他们制定了护理人员统一的考核标准,主要内容是德、能、勤、绩。开始时颇有点儿声势浩大、轰轰烈烈的感觉。医院护理部在第一年考核时,获得了比较大的成功。进行到第二年、第三年时,大家已经丧失了第一年时的热情,手术室护士普遍考核不理想,觉得自己非常努力,但结果不理想;病房护士考核成绩普遍较好,但护士也不满意,认为考核没有给自己带来多少好处;新护士和年轻护士对绩效考核很消极,她们认为自己再努力也达不到要求。

讨论题:

(1)你是否赞同本案例中的护理绩效考核?试说明理由。

(2)你能提出更好的绩效考核方法吗?

(付文杰、陈燕燕)

第七章　领导管理

【学习要点】
  1. 领导与管理的关系
  2. 领导的权力性影响力和非权力性影响力
  3. 领导特质理论、领导行为理论和领导情境理论
  4. 内容型激励理论、过程型激励理论、改造型激励理论

领导工作是管理学的基本职能之一,是管理活动过程不可或缺的环节。一个组织如果没有坚强有力或管理有方的领导,组织中的成员即使很能干但大家的能量可能被相互抵消,最终也就无法实现其目标。只有通过有效的领导工作,才能使组织中成员的努力指向同一方向,表现出一种巨大的合力来。同样,对于护理组织来说,护理组织绩效的高低,与护理领导工作有很大关系,因此护理领导职能是护理管理的重要职能。

第一节　概　述

一、领导的概念和作用

(一)领导的概念

领导这一称谓由来已久,它几乎是伴随着人类社会的出现而产生。然而有关领导的定义不同学者却有不同的认识。传统的管理理论认为领导是组织赋予一个人的职位和权力,以率领其下属实现组织目标。但多数管理学家认为领导是一种行为和影响力,比如美国著名管理学家哈罗德·孔茨(Harod Koontz)认为领导是一种影响力,是影响个体、群体或组织实现所期望目标的各种活动的过程。从该定义上,我们可以看到领导过程至少要有三个要素:一是领导者必须有追随者,即领导一定要与群体或组织中的其他成员发生联系;二是领导者要有影响追随者的能力,这种能力或力量包括正式的权力,也包括个人自身所拥有的影响力;三是领导者实施领导的唯一目标就是达到组织的目标,而不是更多地体现领导者的权威。

(二)领导与管理的关系

领导与管理这两个概念常常容易被混淆,很多人认为管理者就是领导者,领导过程就是管理过程。其实领导与管理是既有联系又有区别的一对概念,领导者与管理者之间既存在

某些相似的地方,也有较大的不同。

1. 领导与管理的联系

(1) 领导科学是管理科学的一个分支体系:领导科学是管理科学的一个新的发展阶段,是管理科学的一个分支体系,也是西方管理理论的主流学派之一。

(2) 目的的一致性:不论是管理还是领导都是通过一系列的努力,最终来实现组织的既定目标。管理主要是通过协调把人、财、物等各类资源合理有效地组织起来,使之正常运转,完成既定目标;领导则是通过制定目标,并通过引导、激励下属进而发挥他们的主观能动性来实现预期目标。可见两者最终的目标是一致的,都是为了实现组织的既定目标。相对于组织而言,只有通过领导者和管理者相互的合作,通过卓越领导和有效管理才能保证组织目标的顺利实现。

(3) 相互完善、相互补充:管理活动目标的实现离不开领导行为,领导行为的强化与完善又不能脱离管理活动过程的每一个环节。领导行为只有建立在完善的管理环节上才能更加有效,而管理活动过程只有建立在正常的领导上才能使组织成员沿着正确的组织目标前进。

2. 领导与管理的区别

(1) 范畴上的区别:领导是一种管理职能,是管理的高级形式。而管理比领导具有更广泛的含义,管理过程包括计划、组织、领导与控制等四大职能。

(2) 对象上的区别:管理的对象包括人、财、物、时间、信息等资源,而领导的重点对象是人。

(3) 内容上的区别:管理更多地注重具体的生产过程研究,注重正式的规章制度,强调刚性。而领导则更注重领导者对人的影响和引导,重视人的需要、情感、兴趣、人际关系等方面内容,强调柔性。

(三) 领导的作用

领导是管理的重要职能之一,是整个管理活动中重要的环节。领导在管理中的作用主要表现在以下几个方面:

1. 更有效、更协调地实现组织目标　计划的制订、组织机构的建立、人员的配备以及实行有效的质量控制等各项职能都要靠人来完成。领导工作的作用就在于引导组织中的全体人员有效地领会组织目标,使全体人员充满信心。通过领导工作来协调组织中各类各级人员的活动,使全体人员步调一致,加速组织目标的实现。

2. 有效激励,调动员工的积极性　组织是由具有不同的需求、欲望和态度的员工所组成,他们并不只对组织目标发生兴趣,他们还有自己个人的目标。领导工作就是要把组织中员工的精力引向组织的目标,并使他们热情地、满怀信心地为实现组织目标作出贡献。对多数员工来说,需要有人领导以激发他们的工作动机,在实现组织目标的同时,尽可能满足他们的合理要求,使他们把自己与组织整体联系在一起,从而始终保持高昂的士气。因此领导工作的作用也就表现在调动组织中全体人员的积极性,使他们以持久的士气和最大的努力,自觉地作出自己的贡献。

3. 协调沟通,建立良好的组织氛围　组织是一个复杂的系统,从组织的目标体系来看,除了组织的总目标也有组成系统的各科室目标以及每一个成员的目标;从组织的利益构成角度来看,有组织的整体利益也有各个科室的局部利益以及每一个员工的个人利益;从组织的人际关系来看,有不同层次人员之间的关系。因此,作为组织的领导应该在组织的目标体系、利益构成以及人际关系等方面发挥良好的协调和沟通的作用,以营造良好的组织氛围,促进各项工作顺利开展。

二、领导的影响力

一个人的心理与行为,与他所处的环境及所受到的客观刺激是紧密联系着的。人们正是在社会交往活动过程中,通过各自的知识、能力、品格、身份以及地位等方面彼此影响着对方的心理和行为。在组织中,有效的领导者总是能吸引他人跟随自己,得到他人信任、拥戴,影响他人以实现组织目标。领导者之所以能实施领导,其基础在于其对他人的心理和行为影响,即在于领导的影响力。

(一)影响力的概念

影响力是指领导者在与他人的交往活动中能够影响并改变他人心理和行为的一种能力。领导者的影响力,是指领导者在与被领导者的交往中有效地影响和改变被领导者的心理和行为的能力。它是领导者实施领导和管理的重要前提条件。

(二)影响力的构成

领导者的影响力一般由权力影响力和非权力影响力两部分构成。这两种影响力的基础和构成因素不同,其特点也不同。

1. 权力影响力

(1)概念:权力性影响力又称强制性影响力或法定影响力,是指领导者通过正式合法手续被赋予职位所获得的对被领导者心理和行为产生影响的影响力。

(2)构成因素:① 传统因素:权力性影响力在一定程度上可以说是一种观念性影响力,它产生于几千年社会生活形成的传统观念。自古以来,下级服从上级、群众服从领导的社会生活惯例在人们头脑里积淀下来,使被领导者在观念上事先对领导有一种自然服从感。任何人,一旦被赋予领导职位就自然地获得这种影响力。② 职权因素:权力性影响力同时是一种社会性影响力,它产生于社会组织赋予领导者的职位权力,如奖惩权、物资分配权、人事安排权等。领导者职位越高、权力越大,其影响力也越大。③ 资历因素:权力性影响力也可以说是一种历史性影响力,它源于领导者长期积累形成的与历史上担任过的领导职务、领导经历有关的地位和声望。资历越深的领导者,其权力性影响力越大。

(3)特点:权力性影响力的核心是"权",属于有形影响力。权力性影响力由领导的职位、权力和资历等组成,它具有如下特点:① 职权是法定的权力,因此这种影响力带有一定的强制性;② 职权是由外界赋予的,因而,这种影响力是外来因素;③ 职权的大小、变更既带有法定性,又带有领导体制的规定性,因此,权力性影响力既受组织的调控,又受社会各种机制的制约。

2. 非权力性影响力

(1)概念:非权力性影响力又称非强制性影响力或自然影响力,与权力无关,而是靠领导者本人品格、作风、知识、能力、业绩以及行为榜样等对被领导者心理和行为产生影响的影响力。其构成因素主要有品格因素、知识因素、才能因素和感情因素。

(2)构成要素:① 品格因素:自然影响力可以说是一种个人本质性的影响力,这种影响与领导者个人的道德、品行、人格、作风密切相关,涉及领导者对工作、劳动、公物、集体、他人和自己的态度体系以及习惯化的行为方式。古今中外,人们都非常重视领导者的品格。优秀的品格会给领导者带来巨大的影响力,而且能吸引人,促使人去模仿。无论多么出色的领导者,倘若其品德恶劣,无论其职位多高,那他的影响力就会荡然无存。②知识因素:自然影响力也可以说是一种科学性影响力,这种影响力与领导者的知识水平密切相关。知识是一个人最宝贵的财富,知识就是一种力量,是科学知识本身所拥有的力量。知识广博、精深的领导者总是能根据客观规律办事,抓住问题的实质和关键,领导组织取得成功而获得下属信任。这种信任就成为领导者影响下属的有利条件。③才能因素:自然影响力也是一种实践性影响力,它产生于领导者自身的才能,是实际工作能力的表现。才能是在一定知识水平基础上,在实践活动中形成的各种能力的独特结合。它表现于领导者在组织业务活动方面的专长、造诣或驾驭控制组织达到目标的才干。一个有才能的领导会给工作群体带来成功的希望,使人们对他产生一种敬佩感,这种敬佩感是一种心理磁石,它会吸引人们自觉去接受影响。领导者才能越高,意味着业务活动能力越强,越能受到下属的敬佩与折服,越能对下属施加影响力。④感情因素:自然影响力还可以说是一种心因性影响力。人与人之间建立了良好的感情关系,便能产生亲切感。在有了亲切感的人与人之间,相互的吸引力就大,彼此的影响力就大。有效的领导者性格随和,待人和蔼可亲,除了关心下属任务完成的同时也非常关心下属家庭和生活,能在自己的权力范围内合法、合理、合情地满足下属的正当需要,使下属在心理上产生强烈的认同感、心理相容感,从而对下属产生巨大的影响力,激起下属为组织目标心甘情愿奋斗的热情。

(3)特点:非权力性影响力是管理者的行为和素养的体现,它的核心是"威",是无形影响力。它具有如下特点:①这种影响力是管理者自身的行为和素养自然地引起被领导者的敬佩感、依赖感和服从感,因此不带有强制性;②行为和素养是由领导者本身所具有的,这种影响是内在因素起作用引发的,即以内在感染形式潜在发挥作用;③管理者的非权力影响力不受组织的调控,也不受社会各种机制的制约,而是完全由管理者个人根据工作需要以及自身情况进行自我调试。

3.权力性影响力和非权力性影响力的关系

在领导影响力中,权力性影响力和非权力性影响力相互关联,相互渗透,其中非权力性影响力是充分发挥领导影响力的基础,它在领导者的影响力中起主导作用,并制约着权力性影响力或者说在很大程度上影响着权力性影响力的发挥;而权力性影响力如果运用得当,同样也能促进非权力性影响力的进一步提升。

4.护理管理者如何提升影响力

领导者权力性影响力和非权力性影响力的关系决定了护理领导者在追求其影响力时不能顾此失彼,而应当全面考虑。特别是对两者的关注不能过分失衡,不能只盯住权力性影响力不放,而忽视了非权力性影响力。

(1)提高非权力性影响力:护理领导者要加强思想道德修养,提高思想品德;加强临床实践锻炼,提高护理管理才能;努力学习护理及相关学科知识,提高知识素养;加强与下属的关系,增强感情融洽,从而不断提高非权力性影响力,以便更好地调动被领导者的积极性、创造性。

(2)提高权力性影响力:护理领导者运用权力性影响力是保证护理的整体性、纪律性、有效性的必要条件。提高权力性影响力的关键是护理领导者应恪尽职守,要依法行使职权。护理领导者既要做好领导与服务,又要善于科学管理,使权力性影响力得以充分地发挥。

第二节　领导理论

随着管理学的发展,越来越多的学者对管理学的领导理论进行了深入的探讨。所谓领导理论,就是关于领导有效性的理论。目前有关领导有效性的理论主要有领导特质理论、领导行为理论和领导情境理论。领导特质理论着重从领导的品行、个性、素质、修养出发来探索领导的有效性;领导行为理论则着重分析领导者的领导行为和领导风格对组织成员的影响,从而找出较为有效的领导行为和风格;领导权变理论则着重研究影响领导行为和领导有效性的环境因素,从而探索提高领导有效性的方法。

一、领导特质理论

从 20 世纪初到 30 年代,领导理论的研究主要侧重于研究领导人的个性、素质方面的特征,即进入研究领导特质理论阶段。领导特质理论侧重于比较领导者与被领导者、高层领导者与基层领导者、成功的领导者与不成功的领导者之间的个体差异,试图确定成功的领导者应具有什么样的个性特质,也就是确定具有什么样特性的人适合做领导者,进而在此基础上确定进行什么样的教育培训能够培养出胜任领导工作的人。

根据品质或特性的来源所作的不同解释,领导特质理论经历了传统领导特质理论阶段和现代领导特质理论阶段。前者认为领导者所具有的品质或特性是天生的,是由遗传决定的,只要是领导者就一定具备超人的品质或特性。后者则认为领导者所具有的品质或特性是在后天的实践中形成的,是可以通过教育训练培养的。

(一) 吉赛利(E. E. Ghiselli)领导特质理论

在对美国 90 个企业的 300 多名管理人员调查研究的基础上,吉赛利提出了有效的领导者应具备 8 种个性特征和 5 种激励特征。

1. 个性特征　才智(语言与文辞方面的才能)、首创精神(开拓新方向、创新的愿望)、督察能力(指导别人的能力)、自信心(自我评价较高)、适应性(为下属所亲近)、判断能力(果断性)、性别(男性或女性)、成熟程度(具有的知识技能和经验的多寡)。

2. 激励特征　对工作稳定性的需要、对物质金钱的需要、对地位权力的需要、对自我实现的需要、对事业成就的需要。

吉赛利对领导特质的研究,由于有严密的科学性而受到尊重。他的研究结果同时也指出了这些个性特征的相对重要性。比如他认为才智和自我实现对于能否取得成功关系重大,而对地位权力需要以及性别这一特征与管理成功与否没有多大关系。

(二) 包莫尔(W. J. Baumol)领导特质理论

美国普林斯顿大学包莫尔从满足实际工作需要和胜任领导工作的要求方面研究领导者应具有的能力,他提出了作为一个领导者应具备的 10 个条件:合作精神(能赢得人们的合作,愿意与其他人一起工作,对人不是压服,而是感服和说服)、决策能力(依据事实而非想象来进行决策,有高瞻远瞩的能力)、组织能力(善于组织人力、物力和财力)、精于授权(能抓住大事,把小事分给部属去完成)、善于应变(能适应环境的变化,而不墨守成规)、敢于求新(对新事物、新环境、新观念有敏锐的接受能力)、勇于负责(对上下级以及整个社会抱有高度责任心)、敢担风险(敢于承担改变企业现状时遇到的风险,并有创造新局面的雄心和信心)、尊重他人(重视和采纳别人的合理化意见)和品德高尚(在品德上为社会和单位职工所敬仰)。

(三)斯托格迪尔(Ralph. M. Stodgill)领导特质理论

美国俄亥俄州立大学企业研究所斯托格迪尔归纳了与领导才能有关的身体特征(如精力、外貌与身高等),智能特征(如知识、智商、判断力等),个性特征(如适应性、进取心、热心与自信等),与工作有关的特征(如追求成就的干劲、毅力和首创性等)以及社会特征(如愿意与人合作、人际关系的艺术以及管理能力等)。

二、领导行为理论

在领导特质理论的研究过程中,人们逐渐认识到"天才论"是错误的,而且领导的有效性也并非取决于领导者的个人特质。于是从20世纪50年代起,有些学者转向研究领导者的个人行为。他们认为,领导的有效性主要取决于领导行为方式或领导行为作风。他们注重考察那些成功的领导者会做些什么、怎样做的,优秀的领导者的行为与较差的领导者的行为有无区别等,以试图找出能获得有效的领导行为模式。

(一)勒温理论

最早对领导风格进行研究的是美国社会心理学家勒温(Kurt Lewin),他通过试验研究不同的领导风格对下属群体行为的影响,他认为存在三种领导工作方式,即独裁型领导、民主型领导和放任型领导。

1. 独裁型领导　独裁型的领导人实行独裁领导,喜欢把权力完全集中于自己手中。所有决策均由领导者自己做出,下级没有决策权,只能接受其命令,领导者和下级也很少接触。这种类型的领导者具有以下几个特点:① 独断专行,从不考虑别人意见,所有的决策都由领导者自己决定;② 从不把任何消息告诉下级,下级没有任何参与决策的机会,而只能察言观色,奉命行事;③ 主要依靠行政命令、纪律约束、训斥和惩罚进行管理,而很少进行奖励;④ 领导者事先安排一切工作的程序和方法,下级只能服从;⑤ 领导者很少参加群体的社会活动,与下级保持相当的心理距离。

2. 民主型领导　民主型的领导人实行参与领导,把权力交给群体,喜欢组织群体成员共同讨论工作计划和目标,鼓励他们积极表达自己的意见,在工作过程中关心他人,尊重他人,把自己看作群体的一员。其特点是:① 所有的决策是在领导者的鼓励和协作下由群体讨论而决定的,而不是由领导者单独决定,所以所做出的决策是领导者和其下属的共同智慧的结晶;② 分配工作时尽量照顾到个人的能力、兴趣和爱好;③ 对下属的工作不安排得那么具体,使个人有相当大的工作自由、较多的选择性和灵活性;④ 主要应用个人魅力和威信,而不是靠职位权力和命令使人服从,比如谈话时多使用商量、建议和征求的口气,下命令仅占5%左右;⑤ 领导者积极参加团体活动,与下级无任何心理上的距离。

3. 放任型领导　所谓放任型领导是指领导者放手不管,下属有完全的决策权。放任型的领导人则实行无政府管理,把权力放手交给每个群体成员。他既不想评价或进行管理活动,也不关心群体成员的需要和态度,一切尽可能放任群体自行管理。其特点是:① 工作事先无布置,事后无检查;② 权力完全给予下属或个人,个人自由度大;③ 组织无规章制度,完全凭借个人的自觉性。

(二)领导行为四分图

1945年美国俄亥俄州立大学商业研究所掀起了对领导行为研究的热潮。研究人员将领导行为的内容归结为两个方面即以关心人为重和以关心工作为重。

1. 关心人为重　指以人际关系为中心建立相互信任的气氛,即注重建立领导者与被领导者之间的友谊、尊重和信任的关系。包括尊重下属的意见,给下属以较多的工作主动权,体贴他们的思想感情,注意满足下属的需要,平易近人,平等待人,关心群众,作风民主。

2. 关心工作为重　指以工作为中心,为了实现工作目标而进行包括设计组织机构,明确职责、权力、相互关系和沟通方法,制定工作程序、工作方法和制度等。

该理论认为关心人为重和关心工作为重并不是一个连续带的两个端点,这两方面常常是同时存在的,只是可能强调的侧重点不同。领导者的行为可以是这两个方面的任意组合,即可以用两个坐标的平面组合来表示(见图 7-1),最终形成四种类型的领导行为,这就是所谓的领导行为四分图。

(三)管理方格图理论

在美国俄亥俄州立大学提出的四分图的基础上,美国心理学家布莱克(R. Blake)和莫顿(S. Mouton)提出了管理方格图理论。他们将关心人和关心工作的程度各划分为 9 个等分,形成 81 个方格,从而将领导者的领导行为划分成许多不同的类型。在评价管理人员的领导行为时,应按他们这两方面的行为特点寻找交叉点,这个交叉点就是其领导行为类型。纵轴的积分越高,表示他越重视人的因素,横轴上的积分越高,就表示他越重视工作(见图 7-2)。

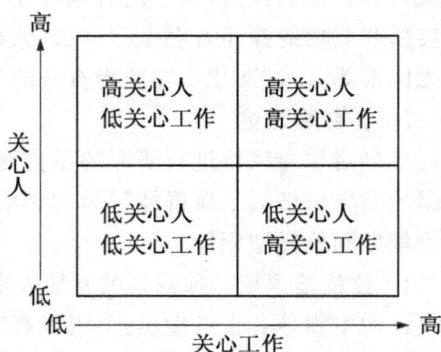

图 7-1　领导行为四分图

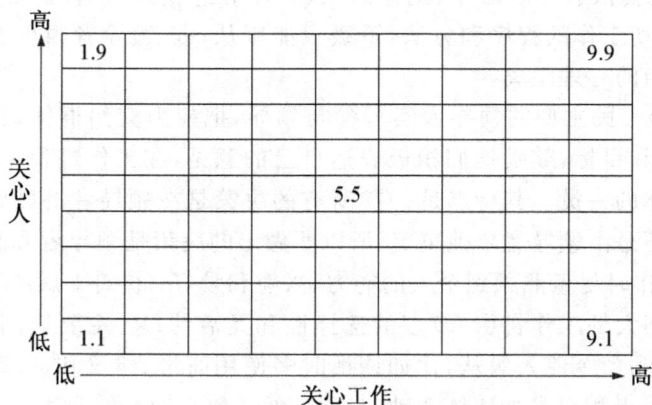

图 7-2　管理方格图

根据图 7-2,布莱克和莫顿在管理方格理论中列出了五种典型的领导行为:

1. 1.1 型方式　该类型领导行为对工作和下属都极不关心,这种方式的领导者只做一些维持自己职务的最低限度的工作,满足于只要工作不出差错就行。这种方式一般被称为"贫乏型的管理",在实际中很少见到这样的领导者。

2. 1.9 型方式　这种类型的领导者只关心人,很少甚至不关心工作。他们高度重视友好的人际关系,尽量多结友少树敌,以多方面满足人们的需要来换取人们的支持和拥戴。但这种领导行为在竞争激烈的现代社会生活中很难立足,因为它不利于生产效率的提高,被称为"俱乐部型领导"。

3.5.5型方式 该类型的领导行为对人的关心度和对工作关心度虽然都不算高,但是能保持平衡。这种方式的领导者既对工作的质量和数量有一定要求,又强调通过引导和激励下属去完成任务。但是这种领导行为往往缺乏进取精神,满足于现状,因而被称为"中庸之道型的领导"。

4.9.1型方式 这种类型的领导者是非常独裁的,领导者集中注意于对工作任务和作业效率的要求,但不大关心人。他们主要借助权力等组织人们完成任务,独断专行,压制不同意见。这种领导者在短期内可能提高工作效率,但由于不关心人,不注意提高下属的士气,因而工作效率不能持久。时间一长,人们会牢骚满腹,工作效率自会下降。这种方式被称为"任务型的管理"。

5.9.9型方式 这种方式的领导行为对工作和对人都极为关心,努力使组织的目标与个人的需要最有效地结合起来,既高度重视组织的各项工作,又能通过沟通和激励,使群体合作,让下属人员共同参与管理,使工作成为组织成员自觉的行动,从而获得较高的工作效率。这种方式被称为"团队型的管理"。

根据上述典型领导方式的分析,可以得出下述结论:作为一个领导者,既要发扬民主,又要善于集中;既要关心组织任务的完成,又要关心员工的正当利益。只有这样,才能使领导工作卓有成效。

三、领导情境理论

这是 20 世纪 60 年代以来,在西方国家处于主导地位的领导理论。它认为领导的有效性既不完全取决于领导者个人的素质,也不完全取决于某种固定不变的领导行为,而在一定程度上取决于领导者所处的具体环境。换言之,领导效率的高低,受环境因素制约。这意味着作为领导者想要达到最有效的领导效果,应该随着领导环境的变化而改变自己的领导行为。在诸多情境理论中,以下几种是比较有影响的情境理论。

(一)权变理论

权变理论是由美国著名心理学家和管理学家菲德勒(Fred E. Fiedler)提出的一种情境理论,他认为不存在一种普遍使用的领导方式,领导工作明显地受到领导者所处的客观环境的影响。或者说,领导是某种既定环境的产物,即:

$$S = f(L、F、E)$$

式中:S 代表领导方式,L 代表领导者特征,F 代表被领导者特征,E 代表环境。该式表示领导方式是领导者、被领导者、环境的函数。

菲德勒权变理论中的领导环境包括下面三个方面,即职位权力、任务结构和上下级关系。所谓职位权力是指领导者所处的职位具有的权威和权力的大小,或者说领导的法定权、强制权、奖励权的大小。权力越大,群体成员遵从指导的程度越高,领导的环境也就越好;反之,则越差。任务结构是指任务的明确程度和下属对这些任务的负责程度。如果这些任务越明确,而且下属责任心越强,则领导环境越好;反之,则越差。上下级关系是指领导者被下属所接受的程度。如果下级对上级越尊重,并且乐于追随,则上下级越好,领导环境也越好;反之,则越差。

菲德勒设计了一种问卷来测定领导者的领导方式。该问卷的主要内容是询问领导者对自己最不喜欢的同事(Least Preferred Coworker,LPC)的评价。如果领导者对这种同事的评价大多用有敌意的词语,则该种领导趋向于关心工作任务型的领导方式,即低 LPC 型;如果评价大多用有善意的词语,则该种领导趋向于关心人型的领导方式,即高 LPC 型。菲德勒根据领导环境的三种因素组合成为 8 种情况(见图 7-3)。

编号	1	2	3	4	5	6	7	8
关心人为中心 高 LPC 低 关心工作为中心								
上下级关系	好	好	好	好	不好	不好	不好	不好
任务结构	明确	明确	不明确	不明确	明确	明确	不明确	不明确
职位权力	强	弱	强	弱	强	弱	强	弱
情境有利性	有利	有利	有利	一般	一般	一般	一般	差

图 7-3　菲德勒领导类型与领导环境对应关系

上图表明在最有利(编号 1、2、3)和最不利(编号 8)的情况下,有效的工作成效和领导者的关心工作型作风相关;在一般情况下(编号 4、5),领导的工作成效同关心人型作风相关。该研究结果表明,某一领导风格,不能简单地区分优劣,因为在不同条件下都可能取得好的领导绩效。换言之,在不同情境下,应采取不同的领导方式。

(二) 领导"连续体"理论

领导者常常面对这样的情况:在处理具体问题时,很难决定自己应该采取何种行为,是自己决策好,还是让下属决策好? 是集权好,还是民主好? 为了解决这方面的问题,坦南鲍姆(R. Tannenbaum)和施密特(W. H. Schmidt)于 1958 年提出了连续体(continuum,又译连续带)理论。他们认为在两种极端的领导方式之间,存在着许多领导行为方式,它们与极端领导行为一起构成连续体(见图 7-4)。

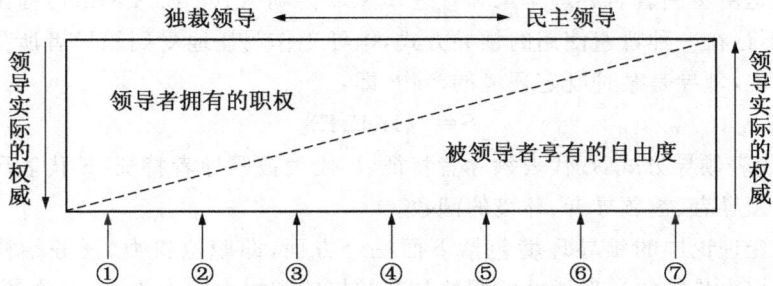

图 7-4　领导"连续体"理论

在"连续带"上,从左至右,领导者的职权的运用逐渐变弱,而部属享有的自由则逐渐增强。偏向于独裁一端的领导者似乎较重视工作关系,并注意用权力去影响部属。而偏向于民主一端的领导者较重视群体关系,注意给部属一定的工作自由。

① 代表一切由领导决策后向下级宣布。

② 代表领导向下级推选其决策。

③ 代表领导提出主意并征求下级意见。

④ 代表领导提出决定但可以修改。

⑤ 代表领导提出问题征求并接受下级意见后再作决策。

⑥ 领导提出限制条件让小组集体决策。

⑦ 领导容许部属在允许范围内自由行动。

"连续带"理论告诉人们，领导方式不能固定不变，不能机械地只从独裁领导和民主领导两种方式中选择，而是应根据变化的情况（环境）适当决定。

（三）领导生命周期理论

该理论是由美国管理学者包罗·赫塞（Paul Hersey）和肯尼斯·布兰查德（Kenneth Blanchard）提出的。他们认为人们在考虑领导行为有效性的时候，应当考虑成熟度（maturity）的因素，并以此发展为领导生命周期理论。该理论把下属的成熟度作为关键的情景因素，认为能否依据下属的成熟度水平选择正确的领导方式，可以在一定程度上决定着领导者的成功与否。

成熟度是指个体对自己的直接行为负责任的能力和意愿，它包括工作成熟度和心理成熟度。工作成熟度是相对于一个人的知识和技能而言的，若是一个人具有无须别人的指导就能完成其工作的知识、能力和经验，那么他的工作成熟度就是高的，反之则低；心理成熟度是指做事的愿望或动机的大小，如果一个人能自觉地去做，而无需外部的激励，则认为他有较高的心理成熟度。

生命周期理论认为每一个人都要经历一个从不成熟到成熟的发展过程，即不成熟（M_1）——初步成熟（M_2）——比较成熟（M_3）——成熟（M_4）四个阶段。在这四个阶段中，领导的方式不能一成不变，而是要随之改变，否则将影响到领导的效果。其中 $M_1 \sim M_4$ 所代表的含义如下。

M_1：下属缺乏接受和承担任务的能力和愿望，他们既不能胜任又缺乏自信；M_2：下属愿意承担任务但缺乏足够的能力，他们有积极性但没有完成任务所需的技能；M_3：下属具有完成领导者所交给的任务的能力，但没有足够的动机；M_4：下属能够而且愿意去做领导要他们做的事。

该理论是以管理方格图理论为基础，其中横坐标为工作行为，纵坐标为关系行为，在下方再加上一个成熟度坐标，从而把原来由布莱克和莫顿提出的由以关心人为主和以关心工作为主构成的二维领导理论，发展成由关系行为、工作行为和成熟度组成的三维领导理论（见图7-5）。在这里，工作行为是指领导者和下属为完成工作而形成的交往形式，关系行为是指领导者给下属以帮助和支持的程度。由此，赫塞和布兰查德提出了四种领导方式：命令式、说服式、参与式、授权式。

1．命令式（高工作—低关系）　领导者对下属进行分工并具体指点下属应当干什么、如何干、何时干等，它强调直接指挥。

2．说服式（高工作—高关系）　领导者既给下属以一定的指导，又注意保护和鼓励下属的积极性。

3．参与式（低工作—高关系）　领导者与下属共同参与决策，领导者着重给下属以支持，促其搞好内部的协调沟通。

4. 授权式（低工作—低关系） 领导者几乎不加指导，由下属自己独立地开展工作，完成工作。

根据下属的成熟度和组织所处的环境，赫塞和布兰查德提出了领导生命周期理论：当下属成熟度为 M_1 时，领导者要给予明确而细致的指导和严格的控制，采取有命令的领导方式；当下属成熟度为 M_2 时，领导者既要保护下属的积极性，交给其一定的任务，又要及时加以具体的指导以帮助其较好地完成任务；当下属处于 M_3 时，领导者主要是要解决其动机问题，可通过及时的肯定和表扬以及一定的帮助和鼓励以树立下属的信心；当下属成熟度为 M_4 时，由于下属既有能力又有积极性，因此领导者可采用授权式，只给下属明确目标和工作要求，具体行为由下属自我控制。

生命周期理论告诉我们，领导的有效性在于把组织内的工作行为、关系行为和下属的成熟程度结合起来考虑，即随着被领导者从不成熟走向成熟，领导行为也要随之调整才能取得较好成效。例如，当一个刚毕业的护士进医院上班时，在性格和工作经验上都比较幼稚，对医院也很生疏，这时护理领导应该为他安排好任务，要安排得很具体，并加强指导，对他严格要求，这时的领导行为是高工作—低关系。过了一段时间，他的工作知识和经验逐渐增加，对工作环境也比较熟悉了，对工作也从不能自我控制逐步走向自我控制。这时，领导应该逐步放手，并适当授权，在一定程度上让他独立自主地完成各项护理工作，随时给以鼓励和适当指导，这时领导方式成了高工作—高关系。而到了他更成熟的时期，在工作上让他负有更多责任，给予更多自主，让他自己组织安排自己的护理工作，领导行为也就走向低工作—高关系。随着对方性格与技能的更加成熟，就可以让其独立自主地开展护理工作，这时领导方式就变成低工作—低关系。因此，可以设想如果对一个年资较高的护士，用指导护生的办法去吩咐他"这个工作应该这么干，那个工作不能那么干"，相同的道理，用安排年资较高护士工作的方法去指导年资较低的护士去干活，都会带来极差效果。

总之，对不同成熟度的护士，应采取不同的领导方式，才能获得最为有效的领导。在护理管理工作中护理领导要积极地创造条件，让护士在工作过程中更快地趋向成熟，把使用与培养结合起来，注重人力开发。

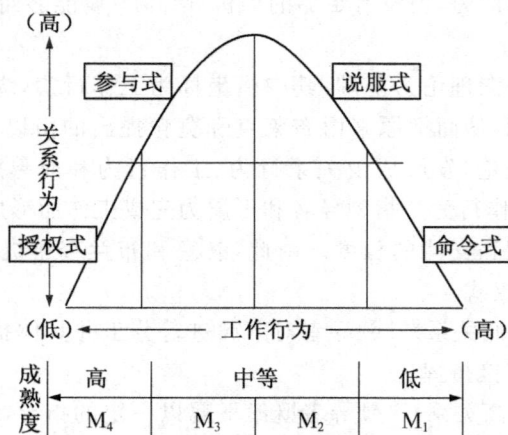

图 7-5 领导生命周期理论

第三节 激励理论

一、激励概述

(一)激励的定义

如何激励员工的工作积极性,是领导科学的关键问题,这是因为领导过程中对员工的行为管理的目标,就是要弄清在怎样的条件下,员工会更愿意按时来工作,会更愿意留在所分配的工作岗位上,会工作得更有效率。每个人需要激励,需要自我激励,需要得到来自同事、群体、领导和组织方面的激励。

所谓激励,顾名思义是激发、鼓励的意思,是利用某种外部诱因调动人的积极性和创造性,使人有一股内在的动力,朝向所期望的目标前进的心理过程。

(二)激励的机制

人类行为激励的一般规律:环境影响需要,需要产生动机,动机支配行为,行为趋向目标。具体来说,就是在一定客观环境的影响下,人们就会有某种需要,当人们产生某种需要而未得到满足时,就会产生一种紧张不安的心理状态,形成了人的内在驱动力,即动机。在动机的支配下,人体行为开始选择并实现某个目标。一旦达到了目标,需要就得到满足,紧张不安的心理就会消除。在此基础上,人又会产生新需要,激发新的动机,引起新的行为,去实现新的目标。可以说,环境、需要、动机、行为、目标这五者之间,存在密切的联系(见图 7-6)。

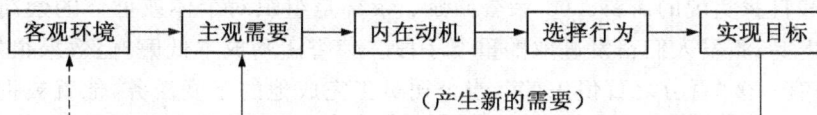

图 7-6 激励的机制

(三)激励的类型

1. 物质激励

(1)物质激励的概念:物质激励即通过物质刺激的手段,鼓励护士工作。它包括正激励,如发放工资、资金、津贴、福利等;负激励,如罚款、减薪等。

(2)物质激励应注意以下几个方面:① 物质激励应与相应制度结合起来:制度是目标实现的保障。因此,物质激励效应的实现也要靠相应制度的保障。护理领导应通过建立一套物质激励制度,创造一种氛围,以减少不必要的内耗,使护理组织成员都能以最佳的效率为实现组织的目标多作贡献。例如,物质奖惩标准在事前就应制定好并公之于众且形成制度稳定下来,而不能靠事后的"一种冲动",想起来则奖一下,想不起来就作罢,那样是达不到激励的目的的。② 物质激励必须公正:一个人对他们所得的报酬是否满意不是只看其绝对值,而且要进行社会比较或历史比较,看相对值。通过比较,判断自己是否受到了公平对待,从而影响自己的情绪和工作态度。为了做到公正激励,必须对所有护士一视同仁,按统一标准奖罚,不偏不倚,否则将会产生负面效应。③ 物质奖励要及时:在实践中,不少单位在使用物质激励的过程中,耗费不少,而预期的目的并未达到,职工的积极性不高,这在一定程度上与物质奖励不及时有关。例如在给护理人员发放奖金上,很多医院仅仅依靠年终一次的发放资金的办法,这种不及时的奖励,根本无法达到预先的激励效果。④ 反对搞平均分配:平均分配奖励等于无激励,不分好坏的"皆大欢喜"的物质奖励,将影响物质激励的效果。

2. 精神激励

(1) 精神激励的概念:即注重用精神因素鼓励员工努力工作,调动他们的积极性,包括正面和负面精神激励。例如口头表扬、评选先进个人、安排一些关键性工作等,就属于正面精神激励;而通报批评、处分、免去工作等,就属于负面精神激励。

(2) 精神激励的方法:① 目标激励:护理目标是护理凝聚力的核心,它体现了护士工作的意义,能够在理想和信念的层次上激励全体护士。实施目标激励,首先护理领导应将医院的长远目标、中期目标和近期目标进行宣传,使护士更加了解医院,了解自己在目标的实现过程中应起到的作用。其次,应注意把护理组织目标和护士个人目标结合起来,宣传两者的一致性,使大家了解到只有在完成护理组织目标的过程中,才能实现个人的目标。个人事业的发展、待遇的改善与医院事业的发展以及效益的提高息息相关。这样,护士就会对医院产生强烈的感情和责任心,平时用不着别人监督就能自觉地把工作搞好,就能自觉地关心医院的利益和发展前途。② 工作激励:日本著名企业家稻山嘉宽在回答"工作的报酬是什么"时指出"工作的报酬就是工作本身"!这表明工作本身具有激励力量。为了更好地发挥护士工作积极性,管理者要较多地考虑如何才能使工作本身变成更具有内在意义和更高的挑战,给职工一种自我实现感。③ 参与激励:现代护理人力资源管理的实践经验和研究表明,现代的护士都有参与管理的要求和愿望,创造和提供一切机会让护士参与医院和科室管理是调动他们积极性的有效方法。通过参与管理,形成护士对医院的归属感、认同感可以进一步满足护士自尊和自我实现的需要。④ 荣誉激励:荣誉是组织对个体或群体的崇高评价,是满足人们自尊需要,激发人们奋发进取的重要手段。荣誉激励成本低廉,但效果很好。比如美国 IBM 公司有一个"百分之百俱乐部",当公司员工完成他的年度任务,他就被批准为"百分之百俱乐部"成员,他和他的家人被邀请参加隆重的集会。因此,公司的雇员都将获得"百分之百俱乐部"会员资格作为第一目标,以获取那份光荣。这一激励措施有效地利用了员工的荣誉需求,取得了良好的激励效果。

3. 情感激励

(1) 情感激励的概念:情感激励就是护理领导者要加强与护士的感情沟通,尊重他们,使其始终保持良好的情绪以激发她们的工作热情。人们都知道,在心境良好的状态下工作思路开阔、思维敏捷、解决问题迅速。因此,情绪具有一种激发动机的功能。

(2) 情感激励的方法:① 关爱激励:护理领导应对护士的关爱体现在日常的一些细小环节上,比如在平时工作过程中,除了在关心护士的工作任务有无完成的同时,要关心护士的家庭生活等,让护士感觉到护理领导者对自己的关爱,更能激发出能量。② 信任激励:护士大多希望得到护理领导的信任,当这种"需要"得到满足时,"信任"便成为一种激励力量。因此在护理管理过程中,护理领导应该充分信任护士的工作能力,虚心听取他们的意见,接受他们合理化的建议,从而激发护士的责任感、自豪感。③ 尊重激励:每一个护士都有自尊心,都希望得到别人的尊重,作为护理领导应该学会尊重他们,才能与他们建立良好的人际关系,才能使他们的自尊心得到满足,才能更好地激励他们的工作积极性。

二、激励理论

20世纪初,管理学家、心理学家和社会学家从不同角度研究了怎样激励人的问题,并提出了相应的激励理论。按照研究激励层面的不同,可以把管理激励理论划分三大类:内容型激励理论、过程型激励理论和改造型激励理论。

(一)内容型激励理论

内容型激励理论(content theories)着重研究激发人们行为动机的各种因素。由于需要是人类行为的原动力,因此这一理论实际上是围绕人们的各种需要来进行研究的,故又把这种理论称之为需要理论。内容型激励理论主要包括:赫兹伯格(Herzberg)的双因素理论、马斯洛(Maslow)的需要层次理论、奥尔德佛(Alderfer)的ERG理论、麦克莱兰(McClelland)的需要理论、哈克曼(Hackman)与奥德海姆(Oldham)的工作特性模型等。

1. 赫兹伯格的双因素理论

(1)概念:双因素理论是美国的行为科学家弗赫茨伯格提出来的,他把影响人的工作动机的种种因素分为激励因素和保健因素两大类,又称激励因素—保健因素理论(motivation-hygiene theory)。

(2)主要观点:20世纪50年代末期,赫茨伯格和他的助手们在美国匹兹堡地区对200多名工程师、会计师进行了调查访问。在调节中他让调查者回答两个问题:在工作中,哪些事情是让他们感到满意的,并估计这种积极情绪持续多长时间;又有哪些事情是让他们感到不满意的,并估计这种消极情绪持续多长时间。赫茨伯格以对这些问题的回答为材料,着手去研究哪些事情使人们在工作中快乐和满足,哪些事情造成不愉快和不满足。结果他发现,感到不满意的因素和满意的因素是不同的,使职工感到满意的都是属于工作本身或工作内容方面的;使职工感到不满的,都是属于工作环境或工作关系方面的。他把前者叫做激励因素,后者叫做保健因素。该理论的主要观点有:① 关于保健因素的认识:保健因素的满足对职工产生的效果类似于卫生保健对身体健康所起的作用,即不能直接提高健康水平,但有预防疾病的效果。它不是治疗性的,而是预防性的。保健因素基本都是属于工作环境和工作关系的,包括企业政策、领导水平、管理措施、监督程度、人际关系、劳动保护条件、工资水平、福利情况等。当这些因素恶化到人们认为可以接受的水平以下时,就会产生对工作的不满意。但是,当人们认为这些因素很好时,它只是消除了不满意,并不会导致积极的态度,这就形成了某种既不是满意、又不是不满意的中性状态。② 关于激励因素的认识:那些能带来积极态度、满意情绪和起激励作用的因素就叫做"激励因素"。激励因素基本上都是属于工作本身或工作内容的,包括成就、赏识、挑战性的工作、较高的工作责任以及良好的成长和发展的机会。这种激励因素,它能激发人们作出具有最好的表现,就像锻炼身体可以提高人的身体素质和健康水平一样,使人产生积极性。如果这些因素具备了,就能对人们产生更大的激励。从这个意义出发,赫茨伯格认为传统的激励假设,如工资刺激、人际关系的改善、提供良好的工作条件等,都不会产生更大的激励。③ 关于满意和不满意的关系:赫茨伯格认为传统的满意—不满意观点,即把满意的对立面视为不满意,这是不正确的。他认为满意的对立面应该是没有满意,不满意的对立面应该是没有不满意。有了激励因素,员工感到满意;没有它,就感到没有满意。有了保健因素,就感到没有不满意;没有了它,就会感到不满意。因此,赫茨伯格认为,只有靠激励因素,才能真正调动员工的工作积极性,提高劳动效率。

(3)对护理管理的指导意义:① 把保健因素和激励因素有机地结合起来:护理领导者要调动护士的工作积极性,首先要注意"保健因素",使护士不至于产生不满情绪。但更重要的是利用"激励因素",激励护士的工作热情。若只注意"保健因素",护士只会消除不满意感,但是不能激励他们做出自己最大的努力。所以护理领导者应该把保健因素和激励因素有机地结合起来,才能发挥最佳的激励效果。② 注意保健因素和激励因素之间的相互转化关系:在现实生活中,保健因素与激励因素并没有绝对的界限。有些看来是保健因素,如果护理领导运用得好,也可起到一定的激励作用。反之,有些本来属于激励因素的,运用得不得法也成了保健因素。如奖金,本来属于激励因素,如果分配得不合理,就会失去激励作用。又如工资是保健因素,如果改为结构工资(基本工资、职务工资、工龄工资和奖励工资)后,又发挥激励因素的作用,因为除了基本工资仍属保健因素外,其他三种工资成分则体现按劳分配,变为激励因素了。

案 例 分 析

某县级医院,每年在国庆节前夕,医院都会额外给每位医务人员发放一笔 2000 元的奖金。但几年下来,院领导发现每个人在领取奖金时都像平时领取自己的工资一样自然和平和,并且在接下来的工作中也没有因此表现得特别努力。既然奖金起不到预先想象的激励作用,再加上近几年医院的效益有所下降,院领导于是决定停发。但停发的结果却大大出乎医院领导意料,医院上下几乎每一个人私底下都在抱怨院领导的决定,有些医务人员甚至因此出现明显情绪低落,工作效率也受到不同程度的影响。对于这种结果,院领导感到很困惑:为什么有奖金的时候,没有人会为此在工作上表现得更加积极主动,而取消奖金之后,大家都不约而同地抱怨甚至消极怠工。

请问:(1)为什么医院领导给医务人员加奖金却不能收到良好的激励效果呢?

(2)如果你是该医院领导的话,你觉得接下来应该如何做呢?

2. 马斯洛的需要层次理论

(1)概念:美国心理学家马斯洛于 1943 年提出了需要层次理论,他认为人的价值体系中存在着不同层次的需要,从低到高依次是生理需要、安全需要、爱与归属需要、自尊需要、自我实现需要,通过促使护士需要的满足可以提高他们的工作积极性(见图 7-7)。

(2)主要观点:① 五种需要像阶梯一样从低到高,按层次逐级递升,但这样的次序不是完全固定的,可以变化,也有种种例外情况。② 一般来说,某一层次的需要相对满足了,就会向高一层次发展,追求更高一层次的需要就成为驱使行为的动力。相应的,获得基本满足的需要就不再是一股激励力量。③ 五种需要可以分为高级和低

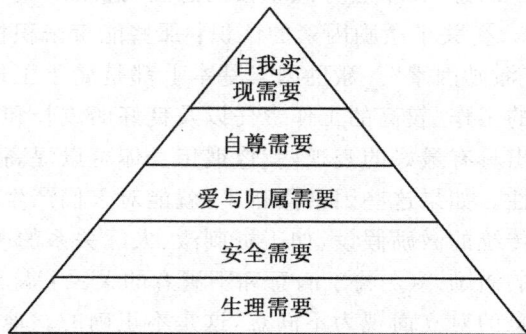

图 7-7 马斯洛的需要层次理论

级两级,其中生理上的需要、安全上的需要和感情上的需要都属于低一级的需要,这些需要通过外部条件就可以满足;而尊重的需要和自我实现的需要是高级需要,它们是通过内部因素才能满足的,而且一个人对尊重和自我实现的需要是无止境的。④ 同一时期,一个人可能有几种需要,但每一时期总有一种需要占支配地位,对行为起决定作用。⑤ 任何一种需要都不会因为更高层次需要的发展而消失。⑥ 各层次的需要相互依赖和重叠,高层次的需要发展后,低层次的需要仍然存在,只是对行为影响的程度大大减小。⑦ 一个国家多数人的需要层次结构,是同这个国家的经济发展水平、科技发展水平、文化和人民受教育的程度直接相关的。在不发达国家,生理需要和安全需要占主导的人数比例较大,而高级需要占主导的人数比例较小;在发达国家,则刚好相反。在同一国家不同时期,人们的需要层次会随着生产力水平的变化而变化。

(3) 对护理管理的指导意义:① 首先要从深入了解护士的需要入手:人的行为是由动机支配的,动机又是由需要引起的,护理领导者想最大限度地调动护士的工作积极性,就必须从深入了解护士的"需要"入手。为此,作为护理领导者,一方面,领导者必须深入科室,和他们打成一片,和他们息息相通,才能深入了解护士的真实需要;另一方面,护理领导者还要有较高的了解情况的敏感度。② 尽可能满足护士需要:护士的需要可以分为合理需要和不合理需要,对于合理需要护理领导者应该想方设法给以满足。比如临床护士均有学习的需要,因此护理领导者在排班、休假等时间的安排上应该给予一定的照顾。对于护士的不合理需要,护理领导者应该加强思想教育工作,对护士要晓之以理,动之以情,通过耐心说服,积极引导,从而纠正护士在需要上所产生的认知偏差。③ 把握护士的优势需要,工作要有针对性:在每个人的需要系统中,由于不同工作环境和生活条件,往往有一种占主导地位、最迫切要求满足的需要,这就是优势需要。比如有的护士由于生活条件比较差,因此他们占主导地位的需要则是特别希望护理领导能够在生活方面多给以关心和照顾。而有些护士由于生活条件比较好,就会对成就需要特别强烈,因此领导要多给他们创造自我现实的需要。简而言之,作为一名护理领导就应该根据护士不同的优势需要,依照条件状况,有针对性地加以满足,从而最大限度地调动每一位护士的工作积极性。④ 培养护士的较高层次需要:作为护理领导者应该遵循需要递进上升规律,培养护士较高层次的需要,尤其重视护士的精神需要,并创造条件促成其实现。比如,应该培养护士追求荣誉感的满足,希望受到信任和尊重,渴望事业上的成就感和职务上的胜任感以及兴趣、爱好的满足等为主要价值取向的需要系统。

3. 奥尔德佛的 ERG 理论

(1) 概念:ERG 理论是由美国耶鲁大学的克雷顿·奥尔德弗在马斯洛需要层次理论的基础上,提出的一种新的人本主义需要理论。奥尔德弗认为,人们共存在三种核心的需要,即生存(existence)的需要、相互关系(relatedness)的需要和成长发展(growth)的需要,因而这一理论被称为"ERG"理论。

(2) 主要观点:① 生存的需要与人们基本的物质生存需要有关,它包括马斯洛提出的生理和安全需要。而相互关系的需要,即指人们对于保持重要的人际关系的要求,这种社会和地位需要的满足是在与其他需要相互作用中达成的,它们与马斯洛的社会需要和自尊需要分类中的外在部分是相对应的。② 奥尔德弗把成长发展的需要独立出来,它表示个人谋求发展的内在愿望,包括马斯洛的自尊需要分类中的内在部分和自我实现层次中所包含的特征。③ 个人在同一时间可能有不止一种需要起作用;如果较高层次需要的满足受到抑制的话,那么人们对较低层次的需要的渴望会变得更加强烈。④ 马斯洛的需要层次是一种刚性的阶梯式上升结构,即认为一般情况下较低层次的需要必须在较高层次的需要满足之前得到充分的满足,两者具有不可逆性。而相反的是,"ERG"理论并不认为各类需要层次是刚性结构,比如说,即使一个人的生存和相互关系需要尚未得到完全满足,他仍然可以为成长发展的需要工作,而且这三种需要可以同时起作用。⑤ "ERG"理论还提出了一种叫做"受挫—回归"的思想。马斯洛认为当一个人的某一层次需要尚未得到满足时,他可能会停留在这一需要层次上,直到获得满足为止。相反地,"ERG"理论则认为,当一个人在某一更高等级的需要层次受挫时,那么作为替代,他的某一较低层次的需要可能会有所增加。例如,如果一个人社会交往需要得不到满足,可能会增强他对得到更多金钱或更好的工作条件的愿望。

(3)对护理管理的指导意义:① 作为护理领导者应从调查研究入手,了解和满足护士的需要,对护士的需要要进行综合分析,同时考虑到护士的个性心理特点,逐步地、合理地解决其问题。当有些需要不能满足,或一时得不到满足时,也应向护士解释清楚,做好思想引导工作。② 护理领导者应特别注重护士较高层次需要的满足,以防止"受挫—回归"现象的发生。③ 作为一名护理领导者,要"以人为本",为护士提供一个较为和谐宽松的管理环境,要尊重他们的人格,支持他们自我管理,自我控制,并满足其参与科室管理的需要,增强他们的主人翁责任感。④ 护理领导要着力塑造吸引护理人才、留住护理人才的护理组织文化氛围,造就能令人心情舒畅的、有助于激发和释放创新能力的宽松环境,使护士感觉到自身存在的价值、意义,认识到自身发展与医院发展是息息相关的,从而为医院发展提供源源不断的动力。

4. 麦克莱兰的需要理论

(1)概念:麦克莱兰认为人们的行为动机由对三种需要的渴望程度所决定,这三种需要是指人们对追求卓越和实现目标的成就需要、想要影响和控制他人的权力需要以及建立友好和亲密人际关系欲望的社交需要。

(2)主要观点:① 一些人具有获得成功的强烈动机,他们追求的是个人成就而不是成功的报酬本身。他们有一种使事情做得比以前更好或更有效率的欲望。这种内驱力就是成就需要。高成就需要者与其他人的区别之处在于他们想把事情做得更好。② 他们寻求的环境具有下列特点:在这样的情境中,个人能够为解决问题的方法承担责任,想要及时获得对自己绩效的反馈以便于判断自己是否有改进。高成就者不是赌徒,他们不喜欢靠运气获得成功。他们喜欢接受困难的任务,他们想要克服困难,但希望感受到成功或失败是由于他们自己的行为,这意味着他们喜欢具有中等难度的任务。③ 具有高权力需要的人喜欢承担责任,努力影响其他人,喜欢处于具有竞争性和重视地位的环境中,他们更关心威望和获得对其他人的影响力。④ 他们对环境中的人际关系较为敏感,喜欢亲密合作的人际关系,希望彼此之间的沟通。

(3)对护理管理的指导意义:① 对于一些成就需要高的护士,护理领导者应该让其承担一定责任,而且所授予的责任应当有一定的难度,而不是轻而易举的事情。② 护理领导者在授予一些成就需要高的护士一定责任的同时应该赋予一定的权力;③ 对于一些社交需要高的护士,护理领导者应该对其表现出充分的信任,加强沟通并且理解和尊重他们;④ 当一些成就需要高的护士任务完成时,作为护理领导者除了适当的物质方面奖励外,更重要的是对其进行精神方面的奖励。

5. 工作特性模型理论

(1) 概念：工作特性模型理论是研究任务特性与员工激励、员工绩效和员工满意度之间关系的激励理论。

(2) 主要观点：① 任何工作都可以用以下五个核心工作维度来描述：技能的多样性(完成一项工作涉及的技能和能力的范围)；工作的完整性(要求任职者从头到尾完成某件"完整"工作的程度)；任务的重要性(所从事的工作在多大程度上影响其他人的工作或生活，不论是在组织内还是在工作环境外)；自主性(工作在多大程度上允许自由、独立以及在具体的工作中个人制订计划和执行计划时的自主范围)；反馈性(员工能从工作中获得关于自己完成工作的有效性程度和明确性信息的程度)。② 五种工作特征通过影响三种关键的心理状态："对工作意义的体验""对工作结果的责任感""对工作结果的掌握"，决定工作的激励潜能。所以通过重新设计工作，增加工作的多样性、完整性、重要性、自主性和反馈性，员工的心理状态将会得到改善。③ 个人所从事的工作越有意义，员工将对工作越负责，也会更清楚地知道他们努力的结果。

(3) 对护理管理的指导意义：① 护理领导者应该通过多种渠道、多种方式提供给护士更多的机会去掌握更加全面和完整的护理专业技能以及培养他们其他各方面的能力。② 护理领导在给护士分配工作时应该做到分配整个工作，以达到任务的完整性。③ 护理领导应该加强护士对护理专业的理解，以增强他们对自己所从事的护理工作的重要性有深刻的认识。④ 护理领导应该给予护士在护理工作中自己做决定的机会，并进行自我控制和自我管理。⑤ 护理领导在护士所承担的任务进行绩效评价时，应该及时地对评价结果进行反馈，以便护士能及时了解自己完成工作任务的情况。

(二)过程型激励理论

过程型激励理论着重研究人从动机产生到采取行动的心理过程。这类理论表明，要使护士出现护理组织期望的行为，需在护士的行为与护士需要的满足之间建立起必要的联系。过程型激励理论主要有：期望理论、公平理论和归因理论等。

1. 期望理论

(1) 概念：期望理论是美国心理学家弗鲁姆（Victor Vroom）于1964年提出的一种激励理论，该理论认为当人们在预期其行为将有助于达到某个目标，并且该目标对他们是有意义的情况下，才会被激励起来去做某些事情以达到该目标。

(2) 主要观点：这种理论可用如下公式表示：激励力量(M)＝效价(V)×期望概率(E)。其中激励力量是指调动一个人的积极性、激发人们内部潜力的强度，它能表明动机的作用程度；效价是指达到的目标对个人有多大价值，即被激励对象对目标看得有多大；期望概率是指一个人对实现目标可能性大小的估计，即被激励对象估计自己所追求的目标是否有可能实现。这一公式表明，动机的激发力量取决于被激励者的目标价值以及估计实现这一目标的可能性。当一个人对某项结果的价值看得比较大，而且他判断出自己获得这项结果的可能性也很大时，那么，用这项结果来激励他就非常有效，并能产生较大的激励力量。

(3) 对护理管理的指导意义：① 在临床护理实际管理中，护理领导者要帮助护士理解组织目标的意义、组织目标同自己的关系，从而提高护士对完成领导安排的工作的效价。② 护理领导要通过指导、帮助、训练和安排学习的方法提高护士实现既定目标的可能性，从而提高期望概率。③ 为了激发护士的工作动机，要处理好下列三种关系：努力与成绩的关系，即在工作中要获得良好的成绩，必须使个人的努力程度适合于既定的目标；奖励与成绩的关系，即在护士获得一定成绩后，必须及时地对他们进行物质或精神的奖励，以强化他们被激发起来的内部力量；奖励与满足个人需要的关系，即为了最大限度地挖掘护士的潜力，提高护理工作效率，进行奖励时要针对护士的不同需要，采取各种不同的形式。

2. 公平理论

（1）概念：公平理论也称平衡理论或社会比较理论，是美国心理学家亚当斯（J. S. Adams）于1965年提出来的，该理论侧重研究工资报酬分配的合理性、公平性对职工工作积极性的影响。

（2）主要观点：亚当斯在该理论里提出了"贡献率公式"——$O_A/I_A＝O_B/I_B$，其中公式中O_A、O_B分别表示某人对自己、对他人所得的报酬的感觉；I_A、I_B分别表示某人对自己、对他人的投入的感觉。当某人主观感觉上述公式达到"＝"时，保持工作的积极性和努力程度；如果该人感觉上述公式是"＞"时，则感到自己得到了过高的评价，意味着得到过高的收入，付出的努力相对较少，便自觉地增加付出；反之，当该人感到上述公式是"＜"时，员工对组织的奖励措施感到不公平，要求增加收入，消极怠工，要求减少工作时间，离职。因此从公平理论我们可以看出人们的工作动机，不仅受其所得的绝对报酬的影响，而且更受相对报酬的影响，每个人都会不自觉地把自己所得的报酬以及自己付出的劳动，与他人所得的报酬及他人付出的劳动进行社会比较。如果它们相等，就认为是公平的，就会成为激励力量，能激发职工的工作积极性。

（3）对护理管理的指导意义：① 各级护理领导者要尽力做到公正无私地对待每个护士，改革不合理的奖金分配制度、工资制度、人事制度等，努力推行民主管理制度，创造公平、民主的组织气氛，从而最大限度地避免和纠正不公平的做法，以激发护士的工作积极性。② 要及时发现护士存在的不公平的心理现象，如果护士的不公平心理仅仅是由于自身的不正确的比较引起的，护理领导者要抓好这方面的思想教育工作，引导护士进行全面、客观地比较，如果确实存在不公平现象的，护理领导者要及时加以纠正。

案 例 分 析

张院长是一家专科医院的负责人，近一段时间他却烦恼不断，两位骨干医生要走。主要原因是该两位医生认为他们现在所作的贡献远大于回报，而且事实的确如此。而医院则认为他们所取的成绩是因为有医院作后盾，离了医院他们什么也不是，又怎么会有作为？相持之下两人一气走之。

请你从公平理论分析两位骨干医生辞职的原因。

3. 归因理论

（1）概念：美国心理学家伯纳德·韦纳（Bernard Weiner）于1974提出，归因理论也称认知理论，它是对人们行为活动的因果关系进行分析的理论，即通过改变人们的自我感觉和自我认识来改变和调整人的行为的激励理论。

（2）主要观点：① 个人对成败的解释不外乎以下四种因素：自身的能力，所付出的努力程度，任务的难度，运气的好坏。其中，能力和努力两种因素是描述个人特征的"内在原因"，即"内在控制点";难度和运气则是表示环境因素的"外在原因",即"外在控制点"。② 韦纳又按"稳定性"维度对四种原因进行了划分:能力和任务难度属于稳定的因素;努力程度和运气好坏则是不稳定的,在各种情境中变化很大。③ 他认为"内外控制点"和"稳定性"这两个维度是相互独立的,对一个人成就动机的产生分别起着不同的作用。④ 归因的稳定性影响着成就期望:如果护士将在某项任务上的成功归因于稳定的原因,如他的能力很强或这项任务对他很容易,他自然会认为自己在以后类似情境中能继续成功;如果成功被归因于随情境变化而变化的不稳定原因,如工作努力或运气不错,显然对下一次成功就缺乏把握了。相反,对某项任务上的失败,如果归因于个人难以改变的稳定原因,如能力太差或任务太难,对以后类似的任务显然也会作失败的打算;如果把失败归因于不稳定的原因,如运气不好或还没做好充分的努力,则会对以后的成功抱有更高的期望。⑤ 内外控制点影响着人对成败赋予的价值:比如护士在操作技能考核中获得好成绩,若被归因于自己的能力或努力这些内部原因,而不是运气好或抽到的操作项目太容易这些外部原因,那么,个人会感到愉快并会继续争取成功。而将失败归因于内部原因则会对个人的自尊产生消极影响,并会削弱以后对成功的追求;如将失败归因于外在原因则不会如此(见表7-1)。

(3) 对护理管理的指导意义:① 护理领导者要了解护士对自身行为结果的归因情况进行深入的了解,以全面掌握他们的态度和行为趋向。② 要积极地引导护士将成功归因于自身的努力或能力,而不是靠运气或任务难度不大,以增强护士的自信心,从而调动他们的工作积极性。③ 改变护士将失败归因于自己的能力低和任务难度大,而是归因于自己偶然的机遇不佳和努力不够,从而可以防止护士对完成任务失去信心,同时,鞭策护士为下次更好地完成任务做最大的努力。

表 7-1　行为决定因素两维度分析表

稳定性	控制的位置	
	内在的	外在的
稳定	能力	难度
不稳定	努力	运气

(三)改造型激励理论

该理论是说明怎样引导护士改正错误的行为,强化正确的行为。其代表理论主要是"挫折理论"和"强化理论"。

1. 挫折理论

(1) 概念:挫折理论主要揭示人的动机行为受阻而未能满足需要时的心理状态,并由此而导致的行为表现,并研究如何积极地引导应对挫折的理论。

(2) 主要观点:① 挫折理论认为引起挫折的原因既有主观的,也有客观的。主观原因主要是个人因素,如身体素质不佳、个人能力有限、认识事物有偏差、性格缺陷、个人动机冲突等;客观原因主要是社会因素,如护理组织管理方式引起的冲突、人际关系不协调、工作条件不良、工作安排不当等。人是否受到挫折与许多随机因素有关,也因人而异。归根结底,挫折的形成是由于人的认知与外界刺激因素相互作用失调所致。② 对于同样的挫折情境,不同的人会有不同的感受;引起某一个人挫折的情境,不一定是引起其他人挫折的情境。挫折的感受因人而异的原因主要是由于人的挫折容忍力有差异。所谓挫折容忍力,是指人受到挫折时免于行为失常的能力,也就是经得起挫折的能力,它在一定程度上反应了人对环境的适应能力。对于同一个人来说,对不同的挫折,其容忍力也不相同,如有的人能容忍生活上的挫折,却不能容忍工作中的挫折,有的人则恰恰相反。挫折容忍力与人的生理、社会经验、抱负水准、对目标的期望以及个性特征等有关。③ 挫折对人的影响具有两面性:一方面,挫折可增加个体的心理承受能力,使人猛醒,汲取教训,改变目标或策略,从逆境中重新奋起;另一方面,挫折也可使人们处于不良的心理状态中,出现负性情绪反应,并采取消极的防卫方式来对付挫折情境,从而导致不良的行为反应,如不安、焦虑、愤怒、攻击、幻想、偏执等。比如在医院,有的护士由于安全护理中的某些失误而出现护理差错,受到护理领导批评或扣发奖金,由于其挫折容忍力小,可能就会发泄不满情绪,甚至采取攻击性行为,在攻击无效时,又可能暂时将愤怒情绪压抑,对安全护理采取冷漠的态度,得过且过。人受挫折后还可产生一些远期影响,如丧失自尊心、自信心,自暴自弃,精神颓废,一蹶不振等。

(3) 对护理工作的指导意义:在护理活动中,护士受到挫折后,所产生的不良情绪状态及相伴随的消极性行为,不仅对护士的身心健康不利,而且也会影响患者的安全,甚至易于导致医疗事故的发生。因此,应该重视护理管理中护士的挫折问题,采取措施防止挫折心理给护士本人和安全护理带来的不利影响。对此,要做到:① 护理领导者要帮助护士用积极的行为适应挫折,如合理调整无法实现的目标;② 改变受挫折的护士对挫折情境的认识和评价,以减轻挫折感;③ 通过培训提高护士工作能力和技术水平,增加个人目标实现的可能性,减少挫折的主观因素;④ 改变或消除易于引起护士挫折的工作环境,如改进工作中的人际关系、实行民主管理、合理安排工作和岗位、改善劳动条件等,以减少挫折的客观因素;⑤ 开展心理保健和咨询,消除或减弱挫折心理压力。

2. 强化理论

(1) 概念:强化理论是行为改造型理论之一,它是以美国心理学家斯金纳(B. F. Skinner)的操作性条件反射实验为基础的。该理论认为通过不断改变环境的刺激因素可以达到增强、减弱或消除某行为。

(2) 主要观点:斯金纳设计了一个被称为"斯金纳箱"的装置,并将一只饥饿的老鼠放入箱内,老鼠在箱内乱窜乱跳,当它偶然按压箱内杠杆时,就得到一粒食物。经过多次的重复经历,再把老鼠放入箱内。它就会主动压杠杆来获取食物,这样操作性条件反射就形成了。在这个实验中,食物作为奖励与操作(压杠杆)在时间上的结合,成为正强化;如果同样的实验中,老鼠在压杠杆时长期不给予食物,那么它将不再压杠杆,已建立的条件反射消失,这便是消退。相反的,如果实验一开始,每当老鼠压杠杆时则给予电击,则经过多次的重复经历之后,电击惩罚与操作(压杠杆)的结合成为负强化。该实验结果表明,个体活动的结果会影响其行为在以后发生的概率,如果行为的结果是积极的——个体获得奖励,那么就会形成条件反射,这种行为在以后还会发生;如果行为的结果是消极的——个体受到惩罚,那么就只会产生消退作用,个人在以后就不会再出现这种行为。因此领导者可以通过操纵个体活动的结果以达到引导下属行为的走向。

管 理 故 事

一天,渔夫看见一条蛇咬着一只青蛙,他希望自己能救下这只青蛙,渔夫靠近蛇,轻轻地将青蛙从蛇口中拽了出来,青蛙得救了。但渔夫又为蛇担心,因为蛇失去了食物。于是渔夫拿出一瓶威士忌,向蛇口中倒了几滴,蛇愉快地游走了。几分钟后,那条蛇又咬着两条青蛙回到渔夫面前……

请问:这个故事给我们什么样的启示呢?

(3) 对护理管理的指导意义:在护理管理中护理领导运用强化理论来进行护士行为改造时要注意:① 积极运用正强化方式促使护士良好行为的形成,在护理管理实践过程中护理领导者可以适当地用某种有吸引力的结果,如认可、奖赏、加薪和职位提升等手段对护士某一良好行为进行奖励和肯定,以期在类似条件下重复出现这一行为;② 适当运用负强化方式促使护士不良行为的消除,护理领导者亦可以正确地运用某种带有强制性的、威胁性的结果,例如批评、降薪、开除等手段,来消除护士某种不良行为重复发生的可能性;③ 酌情运用自然消退方式消退护士不受提倡的行为,在护理管理中护理领导者还可以对护士某种不提倡的行为不采取任何措施,既不奖励也不惩罚,以最终达到该行为的自然消退;④ 不同的强化方式所产生的强化效果是不一样的,因此,我们在进行强化时,不仅要注意强化的内容,也要注意强化的方式。

【思考题】

1. 简述权力性影响力和非权力性影响力的概念、构成要素及特点。
2. 简述管理方格图中的坐标所代表的含义。
3. 简述菲德勒情境理论的主要内容。
4. 简述领导生命周期理论的四种领导方式及其特点。
5. 简述双因素理论、期望理论和归因理论的主要内容及其运用。

(蔡福满)

第八章 协调与控制

【学习要点】

【学习要点】
1. 控制的概念和类型
2. 控制的基本过程和控制重点
3. 控制的基本原则
4. 护理人际冲突的类型、原因
5. 护理人际冲突的协调

控制是管理重要的职能之一。尽管计划可以制订出来,组织结构可以调整得非常有效,员工的积极性也可以调动起来,但是由于内外条件变化的影响以及管理者自身素质、知识、技能经验等限制,仍然不能保证所有的行动都能按组织目标进行,不能保证管理者追求的目标一定能达到。只有发挥控制职能在管理中的作用,才能使组织中的各项活动按预定的轨道进行,确保目标按预定的要求实现。而协调工作作为控制工作的必要补充,在管理活动中起到调节冲突、化解矛盾的重要作用。

管 理 故 事

"多米诺效应"源于多米诺骨牌游戏。这种游戏的规则是按点数的大小以相接的方式把骨牌连接起来,其难点是骨牌一倒则俱倒,一不小心将前功尽弃。

请问"多米诺效应"对护理管理工作的启示是什么?

第一节 控制概述

一、控制的概念

所谓控制,简单地说就是"支配"和"驾驭"。从护理管理学角度讲控制主要是指护理管理人员为保证下属的执行结果与计划相一致,对执行中出现的偏差采取纠正措施,以便实现预期目标和计划的管理活动。简而言之,护理管理工作中的控制职能是一种监视工作活动,是纠正护理工作中出现的偏差,保证护理工作按计划完成的过程。

二、控制思想的产生与发展

1. 控制思想的产生 关于控制的思想人类早已有之。一切带有"目的性"的活动,都渗透着控制思想。古代两军对战,互探军情,依据变动的情况部署自己的兵力和方案,达到消灭敌人的目的,这就是控制思想。

2. 控制思想的发展 控制思想的发展经历了三个发展阶段。

(1) 第一阶段:在早期管理以及科学管理阶段的前期,认为控制就是监督。这一阶段的特点是把控制单纯作为指挥职能的继续,为保证计划完成,强调实行自上而下的、消极的、带有惩罚性的监督。

(2) 第二阶段:在 20 世纪 30 年代前后,随着行为科学管理理论的建立,人们开始从人际关系和劳动者的心理需求出发,研究社会、心理因素对劳动效率的影响。这一阶段控制思想较第一阶段发生了深刻的变化,即变消极的监督为积极的监督,从原来单纯的惩罚性监督变为对人的"关心",即关心人际关系状态,关心人的心理需求。

(3) 第三阶段:在 20 世纪 40 年代之后,随着控制论、信息论和系统论的形成,控制思想得到了进一步的发展,以往以经验为基础进行控制转向了以科学理论为基础上来,并出现了众多的控制理论。

三、控制在护理管理中的意义

虽然护理部制定的计划职能为护理科室及人员提供了工作要求和标准,为护理科室及人员指明了工作方向,但由于外在和内在的方方面面的影响,护理科室及人员的行为可能偏离了计划的方向或者与计划的要求和标准不符合,因此需要控制职能发挥其监督的职能,及时发现计划和执行之间存在的偏离,并及时采取措施加以纠正,从而为计划的顺利完成提供了保障作用。其作用主要体现在以下几个方面:

1. 适应护理组织环境对护理计划目标完成的影响 在现代社会中,每一个组织所面临的竞争日趋残酷激烈,组织所处的内、外部环境是一个复杂、动态的环境。一个组织如果没有一个有效的控制系统,就不可能适应内外环境的变化,就有可能导致原有计划的破产,使既定的目标不能实现。计划目标的时间跨度越大,控制也就越为重要。比如随着人们对护理质量需求的提高要求护理工作模式要适应新形势而不断更新变化。

2. 避免护理组织成员因素对护理计划目标完成的影响 医院护理计划目标最终要由护士来执行,而每个护士因知识、能力、经验、动机等个性特征的不同,对护理计划目标的理解和执行计划目标的态度自然也不尽相同,而这种对护理计划目标的理解和态度不同,不可避免地会影响到护理计划目标的执行结果,并因此导致护士行为和护理计划目标出现偏差。因此,护理组织必须利用控制职能对组织中的护士进行监督、调节,以保证护理计划目标的顺利现实。

3. 避免护理组织活动的复杂性对护理计划目标完成的影响 医院的护理工作涉及方方面面,特别是随着医院规模不断扩大、护理业务变得多样化时,除了必须制订周到的护理计划、设计完善的护理组织结构、建立有效的护理领导机制外,还必须建立严密的护理控制系统,否则护理组织就可能无法正常运转。因此,为了在复杂的护理组织活动过程中不出差错或者少出差错,一旦出错还能够及时地予以更正,这都离不开有效的护理控制。

四、控制类型

护理管理系统作为一种控制系统,由于护理管理对象、管理目标、系统状态等的不同,形成了不同的控制类型。按照控制的三级结构(输入环节—操作过程—终末结果),即根据控制点处于事物发展进程的哪一阶段,控制可以划分为前馈控制、同期控制和反馈控制;按照控制源的不同,控制可以分为正式组织控制、群体控制和自我控制;按照控制的手段可以把控制分为直接控制和间接控制;按照时间范围可划分为日常控制和定期控制;按照控制覆盖面可划分为全面控制和重点控制。

(一) 按控制的三级结构划分类型(见图 8-1)

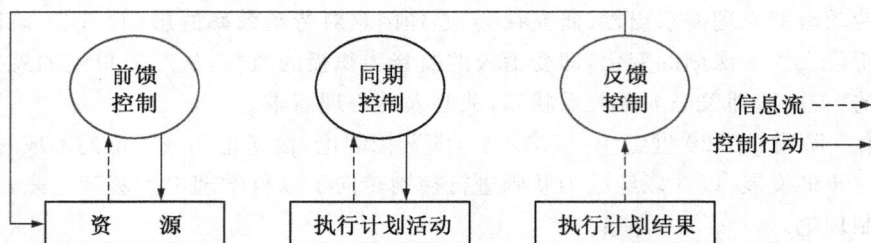

图 8-1 按控制的三级结构划分类型

1. **前馈控制** 又称预先控制,是指控制点处于事物发展的初始端。通过观察情况、收集整理信息、掌握事物发展规律,正确地预计未来可能出现的问题,提前采取措施,将可能发生的偏差消除在萌芽状态,以避免未来可能出现的问题。

通过前馈控制可以防止组织使用不合要求的资源(包括人力、物力、财力、技术等),保证组织投入的资源在数量上和质量上达到预定的标准,在整个活动开始之前剔除那些在事物发展进程中难以挽回的先天不足。例如护理部对准备要引进的新护士进行理论和操作的招工考试;对新进护士在正式上班前进行包括操作技能、法律法规等方面的岗前教育;制定护理操作或手术前进行有关物品的仔细检查制度等均属于前馈控制。

前馈控制是属于预防性的控制,具有"防患于未然"的功效,因此可以说是控制的最高境界,也是管理者最渴望采取的控制类型。

2. **同期控制** 又称过程控制,是指控制点处于事物发展进程的过程中,是对正在进行的活动给予指导与监督,以保证活动按规定的政策、程序和方法进行。这类控制是针对行动过程,一旦发生偏差,马上予以纠正。其目的就是要保证本次活动尽可能少发生偏差,改进本次而非下一次活动的质量。

同期控制对计划执行过程中出现的偏差的控制,一方面是通过对下属的工作方法和程序等进行技术性的指导,另一方面是通过对下属的行为活动进行必要的监督,以确保计划任务的完成。例如护士在对患者进行护理过程中出现错误时,护士长立即给予示范纠正;护士长在患者住院期间收集患者对医院科室管理制度以及对责任护士的意见,并及时采取适当的措施消除患者的不满等,均属于同期控制。

3. **反馈控制** 反馈控制是一种最主要也是最传统的控制方式。管理者分析过去工作的执行结果,将它与控制标准相比较,发现偏差所在并找出原因,拟定纠正措施以防止偏差发展或继续存在。反馈控制的特点是把注意力集中在计划执行的结果上,并以此作为改进下次行动的依据。其目的并非要改进本次行动,而是力求能"吃一堑,长一智",提高下一次行动的质量。

反馈控制的对象是工作的执行结果,只有当最终结果偏离目标之后,控制才可能发挥作用。由于偏差发生和纠正偏差之间存在的时滞现象也往往会影响偏差纠正的效果,因此反馈控制相对于前馈控制,其控制结果更加被动。

反馈控制也是临床上护理质量管理中比较常用的一种控制类型,比如科室对出院患者进行满意度调查,对手术患者切口感染率和术后并发症发生率进行统计,针对调查和统计结果,有针对性地采取措施,以提高患者的满意度,降低手术患者切口感染率和术后并发症发生率的做法,均属于反馈控制。

管理故事

魏文王问名医扁鹊说:"你们家兄弟三人,都精于医术,到底哪一位最好呢?"

扁鹊答:"长兄最好,中兄次之,我最差。"

文王再问:"那么为什么你最出名呢?"

扁鹊答:"长兄治病,是治病于病情发作之前。由于一般人不知道他事先能铲除病因,所以他的名气无法传出去;中兄治病,是治病于病情初起时。一般人以为他只能治轻微的小病,所以他的名气只及本乡里。而我是治病于病情严重之时。一般人都看到我在经脉上穿针管放血、在皮肤上敷药等大手术,所以以为我的医术高明,名气因此响遍全国。"

请问:扁鹊三兄弟故事给我们什么样的启示呢?

(二)根据控制源划分类型

1. **正式组织控制**　正式组织控制是由管理人员设计和建立起来的一些组织结构或规定来进行控制。比如医院规划部门、预算部门和审计部门等对医院组织行为的控制属于正式组织控制。医院可以通过规划指导医院成员的活动;通过预算来控制科室和人员的经费支出;通过审计来检查各部门或各个科室是否按规定活动,并提出更正措施。

2. **群体控制**　群体控制是由非正式组织基于群众的价值观念、群体意识和行为准则来加以维持的。这些价值观念、群体意义和行为准则虽然没有明文规定,但具有"软性制约"和"内化激励"作用,对员工的行为具有一定的约束、导向和激励作用。群体控制作为正式组织控制的有利补充,与正式组织控制相辅相成,使组织有效地应对各种变化的环境。比如目前许多医院非常重视护理组织文化的建设,其目的是发挥群体控制系统的作用以提高护理工作质量。

3. **自我控制**　自我控制是指个人有意识地按某一行为规范进行活动。自我控制的能力取决于个人本身的素质,具有良好素质的人一般自我控制力较强。自我控制是正式组织控制和群体控制的不可缺少的补充,在某些情况下可以发挥控制的主导作用。比如,护士在其工作岗位上独立工作的机会较多,当正式组织控制不能发挥作用时,则更需要"慎独"式的自我控制。

(三)根据控制的手段划分类型

1. **直接控制**　直接控制是指任用或培养合格的护理管理人员,让那些能熟练地掌握和应用护理管理理论、方法的人员从事护理管理工作,从而减少护理管理决策上的失误和因此而造成的不良后果,以确保护理管理目标的实现。

2. 间接控制　间接控制是指查找发生偏差的原因,追溯其责任科室和相关护理人员,并促使其及时纠正的过程。常见的产生偏差的原因有两种情况,一是由不确定因素造成的,对此,间接控制不起作用;二是缺乏知识、经验和判断力,对此,间接控制将发挥其控制作用,帮助科室主管人员纠正失误和偏差,并促使其增加知识、经验及判断力。

(四)根据时间范围划分

1. 日常控制　日常控制是指对医院护理组织活动整个过程进行的即时控制。医院护理工作是连续不断进行的,护理的成本活动也每时每刻都在发生,因此日常控制应紧密结合护理工作实际情况进行,一旦发现偏差便及时纠正,可以防止偏差的进一步扩大。

2. 定期控制　虽然日常控制是比较理想的护理控制类型,但护理组织的人力、财力、物力总是有限的,过细过多的护理管理监控往往会花费许多不必要的时间和人力、财力、物力,即不符合成本—效益原则,因此有必要进行定期控制。定期控制是按年、季、月或各项预定的完成期限进行的控制,可以节省人力、物力,但可能存在着信息滞后现象。

(五)按控制覆盖面划分

1. 全面控制　全面控制是指对整个护理组织计划的制订过程以及计划执行过程所涉及的人、财、物各方面均进行的控制,包括全过程控制和全员控制。如从入院到出院整个过程的控制,从门诊、急诊、住院部、手术室到医疗辅助部门的控制。

2. 重点控制　重点控制是指在全面控制的基础上,对护理组织影响重大的项目、内容、环节、部门进行着重控制。一个医院护理人力、物力、财力总是有限的,如果不会选择重点,将会大大增加护理组织的控制成本。

第二节　控制的基本过程和控制重点

一、控制的基本过程

尽管控制的类型多种多样,但组织控制活动的基本过程是一致的,其基本步骤可分为以下三个过程:

(一)确立标准

这是控制活动的第一步。控制职能是要对下属执行中出现的偏差采取纠正措施,而要找出偏差首先要有"尺子",即标准。标准是计量实际或预期工作成果的尺度,是在一个完整的计划中选出的对工作成果进行衡量的关键点。护理工作中常见的标准类型有以下几种:

1. 时间标准　在衡量护士的工作效果时,往往可以通过时间标准来衡量。比如在评价护士操作的熟练程度时,可以通过工时测定确定每一项操作的时间标准。

2. 程序标准　护理工作中的一些操作流程可以作为衡量护士操作技能掌握情况的标准。

3. 质量标准　护理技术操作质量标准、护理文书质量标准、临床护理质量标准、物资设备管理标准、护理效果评价标准(满意度等)、护理管理质量标准等均可作为衡量护士工作的标准。

4．成本标准　护理成本是护理服务过程中所消耗的护理资源,即为患者提供护理服务过程中物化劳动和活劳动消耗的货币价值。护理成本也是衡量护理工作成效的标准。

5．无形标准　护理工作中仍然有些标准是很难用数值化的指标来衡量,比如护士工作积极性、护士的凝聚力、护士的行为和用语等,通常只能通过观察、凭感觉来作出判断。

(二)衡量成效,找出偏差

衡量成效是为了确定实际工作成效。管理者首先需要收集必要的信息,然后将实际成效与标准进行比较,确定计划执行的进度和出现的偏差。

1．衡量实际绩效　在衡量实际绩效之前,应该考虑衡量的方法和衡量内容。

(1)衡量方法:可能通过个人观察、统计数字报告、书面报告、口头汇报、审核文件(如交班报告、体温单、医嘱单、护理病历、特护记录等)等方法衡量成效。

(2)衡量内容:即衡量中需要获取什么信息,也就是明确采用何种信息与所订的标准相对照。例如,衡量护理程序执行情况,可从护理病历中按照护理程序几个步骤要求的标准查找记录;衡量护士行为,可通过观察护士执行岗位职责要求的内容和标准获得信息等。

2．找出偏差　衡量实际绩效后,通过将实际绩效与标准进行比较找出其中的偏差。

(三)纠正偏差

这是控制职能的目的,也是护理控制工作的关键。其重要性就在于体现了控制职能的目的。因为产生偏差的原因是复杂的、多样的,所以更正行动可能是多样的,而且往往要结合其他管理职能,如调整计划、重新拟定目标、调配人力、设备更新、加强培训、道德教育、加强管理、明确职权分工等。

1．分析原因　护理工作中产生的偏差可能有护理人员主观的原因,也可能由于外在的客观原因;有可能在护理组织内部,也可能在护理组织外部;有可能是属于可控的原因,也有可能是属于不可控的原因。因此,在纠正偏差之前要充分分析导致偏差产生的原因,才能在纠正偏差时做到有的放矢。

2．纠正偏差　如果偏差是由可控因素导致的,就要落实部门、人员、措施、步骤贯彻执行。如果偏差由不可控因素造成,应修订控制标准,甚至改变组织计划和目标。同时,在纠正偏差的同时,根据对偏差产生应负责任的程度要对出现偏差的相关科室和人员进行相应的处罚,以做到权责利相一致。

二、控制的重点

(一)人员控制

在管理学中的人、财、物、信息、时间五大对象中,人是最能动性、最积极性和最为活跃的因素,因此做好人员控制,护理控制就抓住了根本。对人员的控制可以通过建立一系列科学、系统并有针对性的绩效评价制度,对每一员工的工作成绩进行公平、公正的考核,并按照绩效考核的结果,严格地按照奖惩制度有区别地对待。

(二)物品控制

物品是管理的对象之一,也是护理管理者所要重点控制的内容。对于医院的物资设备要制定严格的管理制度,并对这些管理制度的执行情况不定期进行检查。比如,在急诊室对于一切用品要建立定数量,定位置,定人管理,定期检查、消毒和维修等"四固定"制度,并要随时检查这些制度的落实情况。

(三)财物控制

医院是医治和预防疾病、保护人民健康的社会主义福利事业单位,同时又是独立的经济核算单位,因此财务控制自然是医院所要控制的重点对象之一。控制部门要通过医院管理信息系统对医院各科室的各项收支进行详细的统计,同时进行全面的成本核算与分析,并建立行之有效的监控机制,力争在同样的医疗护理效果前提下努力降低成本。

(四)信息控制

随着医院规模的扩展,医疗技术的日益更新和医疗体制的改革,信息化在医院管理中所起的作用日趋重要。对医院来说,信息化带来的不仅是便捷,更重要的是把医院管理带向现代化的轨道。但在医院逐渐走向信息化的过程中,控制部门应该加强对外来信息的收集、分析和处理,并通过医院管理信息系统,为护理人员提供准确、充分的信息。

(五)业务技术控制

护理业务技术包括护理专业工作和护理技术运作的全过程,是影响护理质量和效率的主要因素。加强对护理业务技术的控制就是要使之达到合理、准确、及时、有序、安全、有效的目的。加强护理业务技术控制,就是要明确护理业务活动范围,建立护理技术操作规程,完善各种管理制度,并加强对护理人员的培训、指导和监督。

第三节　控制的基本原则和基本方法

一、控制的基本原则

(一)客观性原则

控制首先是要发现偏差,即要将执行结果与标准相比较,因此护理管理者对执行结果的绩效评价应客观公正,防止主观性和片面性。对绩效的评价要尽量采用客观的计量方法,即尽量把绩效用定量的方法记录并评价,把定性的内容具体化。

(二)及时性原则

时滞现象是许多控制类型难以很好克服的问题,因此控制职能要及时发现偏差并及时采取措施加以纠正。这就需要依靠现代化的信息管理系统,随时传递信息,随时掌握工作进度,才能尽早发现偏差。

(三)经济性原则

控制活动是需要消耗人力、物力、财力的,护理管理人员在从事控制活动中要讲经济效益。控制的经济性原则是指控制应该强调成本概念,即应该以最少的控制成本投入获得最大的控制效果产出。

(四)灵活性原则

控制是对护理组织计划执行中出现的偏差采取纠正措施,虽然控制的对象主要是针对下属执行计划的行为,但由于计划的制订是针对未来的,因此计划本身有可能是不合时宜的,所以护理管理部门如在监控下属执行计划的过程中,发现计划不切实际,控制职能则要有一定的灵活性,要能不断修正计划,使计划能更加符合客观实际。

(五)重点性原则

控制要按管理层次、职责分工,在把握全局的情况下要有侧重,分清主次,要选择对全局影响大或关键的工作环节进行重点控制。对于一些次要的问题,可遵循例外管理的原则,由下级人员进行自觉调节。

(六)责权利相一致性原则

医院在设置护理组织控制部门时,必须强调责权利相一致的原则,即控制部门必须有权,否则,就控制不住;而同时控制部门的职责还应明确,否则,无人负责;同时,还要结合适当的奖励,做到赏罚严明,促使组织控制工作做得更好。

管 理 故 事

古希腊神话中有一位伟大的英雄阿吉里斯,他有着超乎普通人的神力和刀枪不入的身体,在激烈的特洛伊之战中无往不胜,取得了赫赫战功。但就在阿吉里斯攻占特洛伊城奋勇作战之际,站在对手一边的太阳神阿波罗却悄悄一箭射中了伟大的阿吉里斯,在一声悲凉的哀叹中,强大的阿吉里斯竟然倒下去了。原来这支箭射中了阿吉里斯的右脚后跟,这是他全身唯一的弱点,只有他的父母和天上的神才知道这个秘密。在他还是婴儿的时候,他的母亲海洋女神特提斯,就曾捏着他的右脚后跟,把他浸在神奇的斯堤克斯河中,被河水浸过的身体变得刀枪不入,近乎于神。可那个被母亲捏着的脚后跟由于浸不到水,成了阿吉里斯全身唯一的弱点。

请问:阿吉里斯的故事给我们什么样的启示呢?

二、控制的基本方法

控制的具体方法众多,在不同的行业所采服的控制方法各有侧重。在护理管理中常用的控制方法有:

(一)制度控制法

以国家的医疗卫生法令、政策以及有关卫生行政部门所制定的相关制度和规则为基础,并结合医院实际情况,建立符合本医院护理组织实际情况的制度和规则,对护理组织系统中的人员进行控制的方法。比如医院护理管理人员通过制定医院规章制定和护理操作规程达到控制医院中每一位护理人员行为的目的。

(二)观察法

观察法是最古老、最直接的控制方法,它的基本作用就在于获得第一手信息。通过观察可以发现被埋没的人才,可以从下级得到灵感和启发,更重要的是通过观察可以传递对下级的关心,促进彼此的沟通,从而起到对下级的激励作用。比如护士长对新分配的护士进行的管理,带教老师对实习护生的管理多采用这种控制方法。

(三)目标管理法

目标管理是对护理工作实行科学管理的一种行之有效的管理方法,即护理部根据医院的总体规划,制订护理总目标,然后根据总目标建立目标体系,使总目标具体为科护士长及病区护士长的管理目标,然后再分解为各病区护士的工作目标。在目标展开及分解的基础上,设立目标管理的指导原则、目标的标准、实施标准、考核及奖惩标准等。

(四)组织文化控制法

组织文化是护理人员在长期的护理实践中形成并对组织中的个体会产生影响的共同思想信念、价值观念、传统习惯、道德规范行为准则等精神因素的总和。组织文化控制法利用组织文化对组织中个体会产生影响的特性,通过在医院内营造护理组织文化来达到控制护理人员行为目的的控制方法。

(五)报告法

报告是下属用来向负责人全面地、系统地阐述计划的进展情况、存在的问题及原因,已经采取了哪些措施,收到了什么效果,预计可能出现的问题的重要方式。比如护理部开展一项护理服务时,通过听取负责科室的报告可以发现该项护理服务执行过程和计划目标之间存在的偏差,从而可以进一步采取措施加以纠正。

(六)预算控制法

预算是计划的一种类型,是用数字编制的反映组织在未来某一时期的综合计划。预算控制是通过财务形式把护理计划数字化,并把这些护理计划分解落实到护理组织的各层次和各科室中去。护理管理人员通过将护理组织活动的结果和预算进行比较,发现偏差及时采取措施纠正偏差,以保证护理组织在预算的额度内去完成组织的计划目标。比如护理部开展一项护理服务时,可以通过预算达到控制该项护理服务的活动范围。

第四节　护理人际关系冲突与协调

一、护理人际关系概述

(一)护理人际关系类型

护理工作中的人际关系按其不同范围可分为:护患关系、护护关系、护医关系以及护士与其他工作人员之间的关系。

1. 护患关系　护患关系包括护士与患者及其家属之间的关系,是护士与患者及其家属之间在提供或接受护理服务过程中,自然形成的一种服务与被服务的人际关系。它是护士与患者及家属在特殊的医院环境所形成的短暂型人际关系,是护理工作过程中最重要的、涉及范围最广泛、影响因素最复杂的一种人际关系。护患关系随着患者进入医院寻求帮助开始就已经建立,并且随着患者的出院而终止。护患关系的好坏直接影响护理效果,并在一定程度上决定着护患纠纷的发生率和护理质量的高低。

2. 护护关系　护护关系包括护士与护士之间、护士与护士领导之间的关系。临床护理工作中,护理人员因岗位不同,职责和分工也各不相同,在"一切以患者为中心"这个共同目标的要求下,彼此紧密联系在一起。由于对于患者的护理不是一两个护士单独就能完成的,而是需要护士与护士、护士与护士领导之间的亲密合作才能最终完成,因此和谐而高效的护护关系,有助于创造融洽、和谐的工作氛围,有利于提高护士群体的凝聚力和战斗力,最终提高护理工作效率,提高护理质量。

3. 护医关系　护医关系包括护士与医生以及护士与其他医技人员之间的关系。护理与医疗是既合作又有分工的专业,医护工作是不可分割的有机整体,医护密切协作是顺利完成治疗、护理,提高医护工作质量的基础。从患者就诊入院、治疗到出院的全过程,每一项工作都需要医护人员的密切配合。

4. 护士与其他工作人员之间的关系 医院是一个有机整体,要给患者提供优质服务不是任何一个部门所能单独完成的,必须是全院各个部门相互配合的结果。因此,护士在为患者提供护理过程中,还必须和医院后勤人员、营养室人员以及其他各层面的管理人员建立人际关系,只有各部门、各科室工作人员的通力合作才能为患者提供更好、更优的服务。

(二)护理人际关系特征

护理工作中的人际关系是建立在以医学科学为手段,以患者为对象,以医院为活动场所的人际关系,因此护理工作中的人际关系同其他类型的人际关系相比,有其自身的特征,主要体现在以下几个方面:

1. 专业性 主要由护士的专业职能所决定的。护理工作中的人际关系与其他类型的人际关系不同,它具有明显的专业目的。护士作为提供服务的一方,利用自己的专业知识与技能,为患者提供专业性照顾,与医生的治疗相互配合,使护理工作达到预期的效果。护患关系因此也就成了一种带有治疗性目的的护理关系。

2. 特殊性 护理工作中的人际关系特别是护患之间的人际关系,由于不同的患者具有不同的社会文化背景及生活经历,有各自特殊的生理、心理、精神、文化需要,再加上患者的流动性大,这些都增加了护患关系的特殊性。

3. 协作性 为患者提供健康服务是由许多不同的专业、部门、科室人员共同努力,相互协调配合才能完成的,是护护、护医以及护士与其他工作人员之间共同合作的结果。因此,护理工作中的人际关系具有协作性的特征。

4. 不对等性 护理人际关系中的护患关系,交往一方中的护士具有医学科学专业知识和技能,而另一方中的患者却对医学科学专业知识和技能知之甚少,所以护患关系具有一定的不对等性。在这种不对等性中,护理人员往往处于主动、优势的地位,而患者往往处于被动、劣势的地位。

5. 时限性 护患之间的人际关系,随着患者进入医院寻求帮助开始就已经建立,并且随着患者的出院而终止,因此带有时限性的特征。

二、护理人际关系冲突

(一)护理人际关系冲突的概念

护理人际关系冲突是指在护理人际交往过程中,护士与患者或医院其他工作人员之间产生互不相容的认知、情感或目标,并引起矛盾激化的一种表现。现代管理哲学认为,冲突是人际关系中的一种自然产物,亦是组织活动中不可缺少的一部分。

(二)护理人际关系冲突类型

护理工作中的人际关系冲突根据冲突双方的构成主要可以分为护士与患者之间的冲突以及护士与医院其他工作人员之间的冲突两种类型。

1. 护士与患者之间的冲突 即护患冲突,是护士在为患者提供医疗护理过程中与患者发生的一种人际关系冲突,是影响护患关系健康发展的因素之一。虽然在医疗过程中患者和医务人员都有积极交往的愿望,但在实际交往中仍会出现冲突现象。

由于在所有医务人员中,护士与患者接触的机会最多,关系也最为密切,导致护患之间发生争议的因素自然也最多,目前引起护患冲突的原因主要有以下几个方面:

(1)护士方面的因素:① 护理人员的服务态度:护理人员服务态度的好坏对护患关系影响极大。护理人员服务态度上的缺陷,一直是导致患者不满、引起护患纠纷的主要原因。护理人员不良的服务态度主要表现为:对工作不负责任、对患者缺乏同情心、态度冷漠、语言生硬、稍有不顺就拿患者出气。② 护理质量:护理质量的缺陷既给患者带来痛苦又容易造成护患纠纷。尤其是护理过程中的差错事故,常常造成护患冲突。护理差错事故,有技术上的原因,也有态度上的原因,而大多数是因工作不负责任、疏忽大意所致。③ 护理人员的观念:由于护理人员在护患关系中起主导作用,使得部分护理人员以权威、救世主自居,从而易导致护患冲突。

(2)患者方面的因素:① 对医疗的期望值过高:患者对医疗服务心存偏见,当诊疗结果与患者预期结果不相符或治疗中病情恶化,抢救未能达到预期目标时,更是情绪反常,急躁、激动等。② 部分患者的素质问题:个别患者修养较差、说粗话,伤害了护理人员。③ 患者的需要:当患者的一些要求得不到满足时,亦造成护患之间的冲突。④ 患者的情绪和心境:患者因疾病导致情绪和心境方面的反应,如敏感、易激惹、抱怨、愤怒、抑郁等。

(3)其他因素:护患双方缺乏必要的沟通渠道和技巧、医院的一些规章制度、医疗收费的问题以及媒体的不良导向等因素亦是造成护患冲突的重要因素。

2. 护士与医院其他工作人员之间的冲突 在医疗卫生机构中,护士与科室内或科室之间的有关工作人员在利益分配以及价值观、职责权限等方面亦可出现矛盾冲突,这是护理工作中较为常见的冲突形式之一。其主要的原因有以下几种:

(1)价值观不同:价值观是一个人对某一概念、事物或情境的重要性、好坏及真实性所持的观念。当护士与科室内外的其他工作人员之间在护理患者的过程中存在价值观念的不同时,自然较易出现人际关系的冲突。

(2)信息沟通渠道不畅或失败:若医院中各相关科室、员工与员工之间遇到问题时缺乏沟通,相互不了解或在沟通中不注意沟通的技巧,都易引起误解、分歧和矛盾。

(3)利益分配:每一个单位、每一个人都有其自身的利益需要,比如工资、奖金、福利、晋职、晋级等,人际关系在一定程度上可以说是一种利益关系。当人际关系过程中,存在着个人利益不能实现或分配不均时,则易引起矛盾。

(4)资源分配:医院为了实现组织的总体目标,必须对整个组织中的人、财、物等进行统一的分配,当不同科室之间存在分配不均时,则科室之间较易发生矛盾和冲突。

(5)工作的相互依赖性:在医疗机构中,对患者的服务是一个集体服务过程,护士与其他工作人员的工作是相互依赖的,当一个科室或个人发现另一个科室或个人未尽到职责而影响到最终的患者服务质量时,便会发生冲突。

(6)职责权限不清:当医院组织工作的职责权限划分不清,科室和个人之间往往会存在相互推诿的现象,从而导致冲突的发生。

三、护理人际关系冲突的协调

(一)护患冲突的协调

1. 提高护理质量 护理部通过组织安排进修、集中培训等方式,提供护理人员继续学习的机会,并通过定期的考核、考查,督促护理人员加强护理理论的学习和操作技能的训练,提高护理质量。另外,还可以通过完善护理人员的编制提高护理质量。

2. 强调护士的服务意识 医学模式的转变要求护理工作由传统的"以疾病为中心"向"以患者为中心"转变,这一观念的转变赋予护理职能新的内涵,要求护士转变工作方法、思维方式,更需要服务观念的彻底转变。

3. 完善护患之间的沟通渠道和技巧 为避免护患双方由于对同一事物的理解不同而产生矛盾,需要在护患之间建立畅通的沟通渠道,可建立患者意见簿,征求患者的意见和建议,及时发现问题及时加以解决。同时,应该提高护士处理问题时的沟通技巧。

4. 强化双方法制观念 可以通过案例分析、专题讲座等形式,组织护理人员学习,使其了解护患双方在救治过程中所拥有的权利与义务,强化护理人员法制意识。另外,医院可利用宣传栏或墙壁镜框等方式,在醒目的位置以表格或条款形式列出医、护、患各方的权利和义务,加强患者及其家属的法制意识,防止患者及家属提出非分要求,无理取闹。

5. 规范各项收费 医院应该严格遵守国家有关收费制度,在保证医疗护理服务质量的前提下,从患者的利益出发,尽量降低各种医疗护理费用。

6. 创造良好的就医环境 护理人员应该建立一个有利于患者早日康复的和谐、安全、支持性的护理环境,使患者在接受治疗及护理服务过程中保持良好的心理状态。

7. 加强宣传教育力度 医院应该加强对医学科学的宣传力度,防止患者对医疗的期望值过高。同时,对于部分情绪和心境不佳的患者,医院应该及时地给予一定的疏导教育。

(二)护士与医院其他工作人员之间的冲突协调

护护、护医以及护士与其他工作人员之间出现的冲突略有别于护患之间的冲突,前者是内部冲突,而后者属于外部冲突,因此作为护理或者医院的领导者,对这类内部冲突的处理也应该有别于护患冲突的处理。一般来说可以从以下几个方面着手:

1. 正确认识这种冲突存在的必然性 行为主义理论主张接受和认识冲突,认为组织中的冲突是常见的,不可避免的。由于医院中各种工作人员之间的价值观不同、信息沟通渠道不畅或失败、利益分配、资源分配、工作的相互依赖性、职责权限不清等各种原因,导致这种冲突的存在有其必然性。

2. 辩证地去认识这种冲突存在的必要性 冲突可分为建设性冲突和破坏性冲突,建设性冲突是对事物的发展起积极作用,破坏性冲突则起消极作用。交互作用主义理论认为冲突特别是建设性冲突是绝对有必要的,而不主张完全消除,且如果建设性冲突太少或几乎没有时,要刺激及鼓励它的出现。一潭死水式的消极平静并不一定能给组织带来好的绩效,组织内的冲突应保持在适当的水平。

3. 采取有效的冲突处理措施

(1)裁决:当冲突是破坏性的,矛盾双方的态度是不合作的,领导者应通过裁决的方式终止冲突,判定哪一方有理。这种做法,要注意对输掉的一方加强思想教育工作,防止其受到心理挫折。

(2)妥协:领导者引导冲突双方都进行必要的让步,并让冲突双方都得到部分的满足。

(3)拖延:当解决冲突的条件不成熟时,管理者要引导冲突双方都不去寻求解决的办法,而是拖延时间,以期待环境变化去解决问题。如果某个问题在当前情况下比较敏感,就可以暂时将其搁置起来,待今后在适当的机会加以解决。

（4）和平共处：领导者可以引导冲突双方采取求同存异，避免把意见分歧公开化。这样做虽然没有彻底解决分歧，但可以避免冲突的激化。

（5）压制冲突：由上级下达命令或建立一定法规，以压制冲突。这个办法能收效一时，但并没有消除冲突的根源。

（6）转移目标：寻找一个外部的竞争者，把冲突双方的注意力转向外部。通过转移目标，可以转移冲突双方的视线，进而弱化双方之间业已存在的矛盾。

（7）思想教育：领导者可以通过分析冲突引起的有害后果，讨论各方观点的正确与错误，教育冲突双方顾大体、识大局，帮助他们改变思想和行为，取得合作。

（8）重组群体：对于组织内部冲突剧烈而通过各种方法仍得不到解决，影响了整体工作效率，可以重新进行组织结构设计、人员调动、建立新型合作关系等方式，往往能够减少或者防止原有冲突的再现。

【思考题】

1．控制职能的意义有哪些？

2．根据不同的划分，控制可以分为哪些类型？

3．控制的基本过程有哪些？

4．控制的重点、基本原则和基本方法有哪些？

5．简述护理人际关系冲突的原因及如何进行协调呢？

（蔡福满）

第九章 护理质量管理

【学习要点】
1. 质量与质量管理概念、内容、特点及质量管理发展
2. 护理质量管理的概念、原则、内容及形式
3. 护理质量管理模式
4. 护理质量管理评价指标、方式及评价结果分析
5. 医院常用护理质量标准
6. 护理质量缺陷及防范

管 理 故 事

降落伞的真实故事——品质没有折扣，多站在消费者的观点想一想

不知道哪位大师曾经说过这样的话"品质没有折扣"，品质就是按照客户的要求执行！这是一个发生在第二次世界大战中期，美国空军和降落伞制造商之间的真实故事。在当时，降落伞的安全度不够完美，即使经过厂商努力的改善，使得降落伞制造商生产的降落伞的良品率已经达到了99.9%，应该说这个良品率即使现在许多企业也很难达到。但是美国空军却对此公司说No，他们要求所交降落伞的良品率必须达到100%。于是降落伞制造商的总经理便专程去飞行大队商讨此事，看是否能够降低这个水准？因为厂商认为，能够达到这个程度已接近完美了，没有什么必要再改。当然美国空军一口回绝，因为品质没有折扣。

后来，军方要求改变了检查品质的方法。那就是从厂商前一周交货的降落伞中，随机挑出一个，让厂商负责人装备上身后，亲自从飞行中的机身跳下。

这个方法实施后，不良率立刻变成零。从这则故事中可以感悟到：

许多人做事时常有"差不多"的心态，对于领导或是客户所提出的要求，即使是合理的，也会觉得对方吹毛求疵而心生不满！认为差不多就行。

作为我们目前从事的护理工作，对象是人，在工作中一定要做到精益求精，护理质量标准达到100%，这样才能做到预防护理质量缺陷的发生。

第一节　质量与质量管理

一、质量与质量管理相关概念

(一)质量(quality)

1. **概念**　质量常用于两个不同的范畴,通常情况下质量是指物体的物理质量;在管理学中,质量是指产品、过程、工作或服务等其固有特性满足要求的优劣程度。这里的"固有特性"指事物内在特性,如产品属性,则是其一种永久特性,包括产品的尺寸、重量,性能、可靠性、安全性等;若是服务属性,则指其功能性、安全性、经济性、时间性、舒适性、文明性等。这种固有特性的优劣程度,可以使用形容词如"差"、"好"或"优秀"来修饰。

2. **质量的内涵**　根据质量定义,质量内涵包括规定质量、要求质量和魅力质量三个层次。

(1)规定质量(requirement quality):又称符合性质量,是指产品和服务达到预定标准的程度。这个"符合"程度反映了产品质量的一致性,这是从生产者角度来定义产品的质量,判断产品是否符合规格,也是长期来人们对质量的观念。但是"标准"是会发生变化的,过去认为先进的标准,现在可能已经变得落后了,而且"标准"很难体现消费者需求和期望。

(2)要求质量(satisfaction quality):又称适用性质量,是指产品或服务满足顾客的需求的程度。这是从使用者角度来定义产品的质量,即产品的质量就是产品的"适用性"。质量从"符合性"发展到"适用性",表示了人们逐渐意识到把顾客的需求,并将其放在首位的重要性。

(3)魅力质量(delight quality):又称愉悦性质量,是指产品和服务的特性超出顾客的期望。通过满足顾客潜在需求,超越顾客期望,使新产品或服务达到顾客意想不到的新质量,给顾客带来惊喜和愉悦,甚至使顾客钟情着迷。顾客对产品或服务的偏爱,会产生持续购买行为。因此,只要企业达到魅力质量,企业就能拥有更多的忠诚顾客。

(二)质量管理

1. **相关概念**　质量管理是对确定和达到质量所必需的全部职能与活动的管理。质量管理的核心是制定、实施和实现质量方针与目标,它的主要形式是质量策划、质量控制、质量保证和持续质量改进。

2. **质量管理内容**　质量管理是为产品或服务的质量能满足不断更新的质量而开展的策划、组织、计划、实施、监督等,组织的高层管理者负责根据组织或企业发展战略提出质量方针、根据质量方针确立质量目标,并在此基础上建立质量管理体系,包括质量管理的策划、控制、保证及改进(见图9-1)。

(1)质量方针(quality policy):质量方针是由组织的最高管理者正式发布的该组织的质量宗旨和方向,是组织管理总方针的组成部分。质量管理原则是制定质量方针的依据,体现组织的质量宗旨和质量方向,反映对顾客的承诺;质量方针应为制定质量目标提供框架;质量方针应形成书面文件,由组织最高管理者正式发布,并动员全体员工贯彻实施。

(2)质量目标(quality objective):质量目标是在质量方面所追求的目的,是质量方针的具体体现,通常是对组织的相关职能和层次分别规定质量目标。质量目标既要先进,又要可行,并且要加以量化,以便于实施和检查。质量目标应逐层进行分解建立,加以细化,具体落实。

```
            ┌─────────────────────┐
            │  企业、组织发展战略  │
            └──────────┬──────────┘
                       │
            ┌──────────▼──────────┐
            │      质量方针       │
            └──────────┬──────────┘
                       │
            ┌──────────▼──────────┐
            │      质量目标       │
            └──────────┬──────────┘
                       │
            ┌──────────▼──────────┐
            │      质量管理       │
            └──────────┬──────────┘
        ┌──────┬───────┼───────┬──────┐
   ┌────▼───┐ ┌─▼────┐ ┌─▼────┐ ┌─▼────┐
   │质量策划│ │质量控制│ │质量保证│ │质量改进│
   └────────┘ └──────┘ └──────┘ └──────┘
```

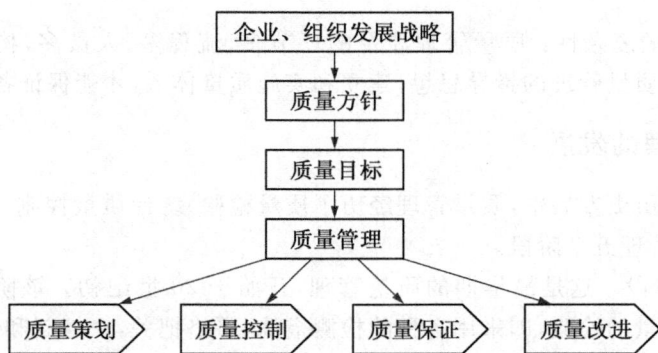

图 9-1　质量管理体系

（3）质量策划（quality planning）：质量策划是致力于制定质量目标并规定必要的运行过程和相关资源以实现质量目标，其关键是制定质量目标并设法使之实现。无论对于老产品的改进还是新产品的开发，组织均必须进行质量策划，确定研制什么样的产品、具有什么样的性能、达到什么样的水平，并提出明确的质量目标，规定必要的作业过程，提供必要的人员和设备等资源，落实相应的管理职责，最后形成书面的文件即质量计划。

（4）质量控制（quality control）：质量控制是致力于满足质量要求的质量控制工程，其目的是保证质量。为此，要解决质量要求（标准）是什么、如何实现（过程）、需要对什么进行控制等问题。质量控制是一个设定标准（根据质量要求）、测量结果、发现偏差、采取纠正或预防措施的过程。

质量控制不是质量检验。例如，为控制药品采购过程的质量，采取控制措施有：制订采购计划，通过评定选择合格供方，规定对进货药品质量的验证方法，做好相关质量记录并定期进行行业绩分析，并且可以通过控制特殊过程的质量，如作业指导书、设备维护、人员培训、工艺方法优化等措施来实施。

（5）质量保证（quality assurance）：质量保证是指致力于提供满足质量要求的信用，是企业有能力向顾客提供其生产等各个环节提交合格产品的证据，这些证据是有计划、系统的质量活动的产物。质量保证的关键是提供信用，保证质量、满足要求是质量保证的基础和前提，质量管理体系的建立和有效运行是提供信用的重要手段。

质量保证要求（即顾客对供方质量管理体系的要求）需要得以验证，以使顾客产生足够的信任。验证的方法有：供方的合格声明，提供形成文件的基本证据（如质量手册），提供由其他顾客认定的证据，顾客亲自审核。

质量保证有内部质量保证和外部质量保证之分，内部质量保证是组织向自己的管理者提供信任；外部质量保证是组织向顾客或其他相关方提供信任。

（6）质量改进（quality improvement）：质量改进是致力于增强满足质量要求的能力，其关键是增强能力，使组织满足质量要求。质量改进的对象可能涉及组织的质量管理体系、过程和产品，组织应注意识别需改进的项目和关键质量要求，考虑改进所需的过程，以增强组织体系或过程实现产品并使其满足要求的能力。

3. 质量管理的特点

（1）质量管理的广泛性：质量管理涉及各个领域，随着社会的进步与发展，质量管理的范围还在拓宽。

（2）质量管理的复杂性：质量管理涉及的环节多、流程多、人员多,构成了管理的复杂性。只有遵循全面质量管理的指导思想,建立和实施质量体系,才能保证各项质量。

二、质量管理的发展

在质量管理的历史发展中,质量管理经历了质量检验、统计质量控制、全面质量管理、质量保证、质量战略管理五个阶段。

1. 质量检验阶段　这是最早期的质量管理,开始于 20 世纪初。该阶段人们对质量管理的理解只限于质量的检验,即采用各种的检测措施,严格把关,来控制和保证产品质量。

质量检验是在泰罗科学管理理论指导下,把质量检验从生产过程中分离出来,对产品质量进行有组织的、有专职人员的检查,又称为"检验员的质量管理"。这种质量检验的特点就是"三权分立",即有专职人员制定标准、专职人员负责制造、专职人员检验产品质量,其目的是在成品中挑出废品,以保证出厂产品质量,属于事后检验。

质量检验对保证出厂产品质量方面有一定的成效,但也存在着一些缺陷。比如,当发生质量问题容易出现扯皮、推诿;其次,这种检验方式只能事后检验,不能在生产过程中起到预防、控制作用,待发现废品时已经成为事实,无法补救;并且,这种检验是对产品的全部检验,随着生产规模的不断扩大和生产效率不断提高,在经济上是不合理、不合算的(如检验工时太长、检验费用太高等)。

2. 质量统计控制　20 世纪 40 年代,正是第二次世界大战期间,由于对军需品的特殊需要,单纯的质量检验难以适应军火等产品的生产质量检验需要,于是一些质量管理专家尝试运用数理统计学的原理来解决,即把数理统计方法引入到质量管理中,使质量检验既经济又准确,将质量管理推进到新阶段。

由于在军工生产中广泛应用数理统计方法进行生产过程的工序控制,产生了非常显著的效果,保证和改善了军工产品的质量。后来又把它推广到民用产品之中,这给企业组织带来了巨额利润。

这个阶段的特点是利用数理统计原理在生产工序间进行质量控制,预防产生不合格产品发生。同时,质量责任者也由专职的检验员转移到由专业的质量控制工程师和技术人员,也显示了由事后检验的观念改变为预测质量事故的发生,事先加以预防的观念。

3. 全面质量管理　全面质量管理是指以全面质量为中心,全员参与为基础,综合利用先进的科学技术和管理方法,有效地控制质量的全过程和各影响因素,最经济地保证和提高质量。

最早提出全面质量管理概念的是美国通用电气公司质量经理菲根堡姆,1961 年,在他的著作《全面质量管理》中,强调执行质量职能是公司全体人员的责任,应该使企业全体人员都具有质量意识和承担质量的责任,并指出:"全面质量管理是为了能够在最经济的水平上并考虑到充分满足用户要求的条件下进行市场研究、设计、生产和服务,把企业各部门的研制质量、维持质量和提高质量的活动构成为一体的有效体系。"

全面质量管理是一种由顾客需求和管理者期望驱动的管理哲学,其目标是建立组织对持续改进的承诺。其含义包括强烈地关注顾客、持续不断地改进、改进组织中每项工作的质量、精确地度量、向员工授权。全面质量管理的主要特点包括:全面性、全员性、全过程性和多样性管理方法综合运用,即"三全一多样"管理,这些内容都是围绕着有效地利用人力、物力、财力、信息等资源,生产出符合规定要求和用户期望的产品及优质的服务的组织目标。这是推行全面质量管理的出发点和落脚点,也是全面质量管理的基本要求。

(姜丽萍)

第二节　护理质量管理

一、护理质量管理的概念与意义

(一)护理质量管理的概念

护理质量管理是指按照护理质量形成的过程和规律,对构成护理质量的各个要素进行计划、组织、协调和控制,以保证护理服务达到规定的标准和满足服务对象需要的活动过程。护理质量管理首先必须确立护理质量标准,有了标准,管理才有依据,才能协调各项护理工作,用现代科学管理方法,以最佳的技术、最低的成本和最少的时间,提供最优良护理服务。

(二)护理质量管理的意义

护理质量管理是护理工作的重要保证,护理质量优良又是医疗效果的重要保证。在一切质量中,安全、健康和环境是全世界关心的三大质量。生命质量第一,人的安危第一,对"健康所系,生命相托"的护理工作,进行质量管理有着十分重要的意义。

1. 有利于更好地满足服务对象的需要　高质量护理的重要标志之一就是使服务对象满意。护理质量管理的实际意义就是使所有护理活动的质量得到保证,并在此基础上不断提高。其最终目的是追求服务对象满意度的不断提高。

2. 有利于提高护理组织的市场竞争力　随着国际国内市场竞争的日益加剧,社会对护理服务质量提出了更高的要求。质量管理有助于组织内部的持续质量改进,为护理组织树立医院形象、创造品牌效益、提高市场竞争力打下良好的基础。

3. 有利于护理学科发展　管理者通过建立科学的管理体系,了解分析护理工作现状,针对护理工作中的问题不断改进,从而推动护理学科不断发展。

4. 有利于护理队伍建设　优良的服务质量是以优秀的护理人员队伍作为基础的。护理质量管理强调的就是通过培养和造就优秀的护理人才队伍,达到维持高质量的护理服务。护理人员只有了解质量要求的标准和准则,才能在护理工作中自觉维护护理质量。对护理人员工作中的薄弱环节,护理教育者要有针对性地通过在职教育给予加强,使护理队伍的整体水平得以不断提高。

二、护理质量管理的原则

(一)以护理对象为中心

护理质量管理的目的就是为服务对象提供优良服务,满足护理对象的健康需求。因此,以护理对象为中心是护理质量管理的首要原则,应当理解护理对象当前和未来的需求,为护理对象提供全面、整体、高质量的护理。

（二）预防为主

护理质量的优劣直接关系到患者的健康,关系到服务对象的生活质量和生命安全。因此,"预防为主"首先必须从护理质量的基础条件进行控制,要把好质量输入关,做到不符合质量要求的人员不聘用,不符合质量要求的药品材料、仪器设备不购进,未经质量教育培训的人员不上岗,要求对护理服务的每一个环节认真负责,并充分估计可能出现的问题,做到"防患于未然"。

（三）标准化管理

标准化原则是质量管理的基础。护理工作是严格按照标准进行的,如各类护理工作质量标准、各项规章制度、各种操作规程及质量检查标准等都属于护理质量标准的范畴。标准的制定和贯彻是护理质量标准化管理的主要内容。护理质量管理必须将标准化管理贯穿于质量管理的整个过程,通过建立标准、贯彻标准、发现问题、修订标准,使护理质量不断提高。

（四）数据化管理

"一切让数据说话"是现代质量管理的要求。护理活动中按照统计学的原理,进行抽样检查,用样本了解分析整体的质量,运用数据进行分析比较质量,用定性、计量、计数的方法评价质量。

（五）持续质量改进

持续质量改进是护理质量的灵魂,护理质量管理的目标是服务对象满意。护理对象的需求是在不断变化的,必须持续改进才能持续获得服务对象的满意。另一方面,医疗市场竞争的加剧使医院的经营处于一种"逆水行舟,不进则退"的局面,要求医疗护理服务必须不断改进才能生存。

三、护理质量管理的内容

（一）基础质量管理

基础质量是指提供护理工作的基础条件(或称背景)质量,是开展护理服务的基本要素。基础质量管理的重点是对护理工作的各基本要素进行质量管理。内容包括:

1. 人员　编制人数、学历构成、职称、在职教育情况等。
2. 技术　业务功能、业务项目、组织分工、技术合格程度等。
3. 物质　设备、器材、药品、仪器、器械的装备水平和设备管理情况等。
4. 环境　建筑设施、医疗护理活动空间、环境管理等。
5. 时限　排班、值班、传呼系统等。
6. 信息　规章制度、管理条例、统计资料等。

（二）环节质量管理

环节质量是护理服务各环节的质量,是指各种要素通过组织管理形成的各项工作能力、服务项目及其工作程序或工序质量。内容包括:

（1）从就诊到入院、诊断、治疗、护理及出院等各个护理环节。既包括护理管理工作,也包括护理业务技术活动过程。

（2）护理人员与医师、医技人员及后勤人员的协同工作。目前,护理环节质量管理主要集中在一些关键性环节和重点对象。如执行医嘱准确率、病情观察及治疗结果的观测、护理文件书写的质量、贯彻护理程序、心理护理和健康教育以及与其他部门的协调沟通等内容。

环节质量管理可采用现场控制、全面检查、抽样检查或定期检查等检查方式。

(三)终末质量管理

终末质量即护理服务的最终结果,是指服务对象所得到的护理效果,一般从服务对象角度评价所得到的护理效果与护理质量,属于事后检查。临床护理常以患者的行为、健康状况是否改善,知识、技能是否增加,满意度如何等作为终末质量的管理范畴,如患者伤口情况、褥疮发生率、护理差错事故发生率、一级护理合格率、患者对护理服务的满意度等。

四、护理质量管理标准的建立

(一)标准与标准化

标准是衡量事物的准则,是人们共同遵守的原则或规范,是对需要协调统一的技术或其他事物所做的统一规定。标准以科学技术和实践经验为基础,经有关方面协商同意,由公认的机构批准,经特定的形式发布,目的是为了获得最佳的工作秩序和社会效益。

标准化是以具有重复性特征的事物为对象,以实现最佳经济效益为目标,有组织地制定、修改和贯彻各种标准的整个活动过程。它是组织现代化生产的重要手段,是科学质量管理不可缺少的组成部分,是以制定和贯彻标准为工作内容的、有组织的活动过程,这个过程是不断循环螺旋式上升的过程,每完成一次循环运动就使标准化水平得到进一步完善和提高。

(二)医院常用的护理质量标准

包括护理技术操作质量标准、护理管理质量标准、护理文书书写质量标准及临床护理质量标准等四大类。

1. 护理技术操作的质量标准 包括基础护理技术操作和专科护理技术操作。

护理技术操作质量总标准:实施以患者为中心的整体护理,严格执行三查七对,操作正确及时、安全、节力、省时、省物。严格执行无菌原则及操作程序,操作熟练。

2. 护理管理的质量标准

(1)护理部管理质量标准:① 有健全的领导体制,完成各项护理质量指标。② 管理目标明确,做到有年计划、季计划、月计划,及时总结,有达标措施;护理管理制度健全,有全院统一的管理制度,有健全的会议制度;能落实护理检查和质量控制。③ 有计划、有目标地培养护理人员;开展护理教学和科研工作,建立、健全护理技术档案;有各项登记、信息管理制度。④ 有科护士长、护士长考核办法,有各级人员及护士岗位职责、考核标准并定期考核;各种疾病护理常规完备,并定期组织修改完善;全院护理单元有质量监控制度,有查房查岗制度,有护理工作情况登记制度。

(2)病房护理工作质量标准:包括病室管理、基础护理与重症护理、无菌操作与消毒隔离、岗位责任制、护士素质等。

① 病房管理:病房内清洁、整齐、安静、舒适;病室规范,工作有序;贵重药、毒麻药有专人管理,药柜加锁,账物符合;病室陪伴率符合医院标准;预防医院感染和护理并发症的发生;有健康教育制度。

② 基础护理与重症护理:病情观察全面及时,掌握患者基本情况,如诊断、病情、治疗、检查结果及护理等;患者六洁(口腔、头发、皮肤、指趾甲、会阴、床单位)、四无(无压疮、无坠床、无烫伤、无交叉感染);落实基础护理和专科护理,有效预防并发症。各种引流管、瓶清洁

通畅,达到要求;晨晚护理符合规范;危重患者有护理计划、专科护理到位;无并发症;急救物品齐全、抢救技术熟练,医嘱执行准确及时。做好监护抢救护理及护理记录,整洁、舒适、安全、无并发症。

③ 无菌操作及消毒隔离:各项无菌技术操作符合无菌要求;消毒物品方法正确;浸泡器械的消毒液浓度、更换时间及液量达到标准;扫床套及患者小桌擦布"一人一套"、"一人一巾",用后浸泡消毒;餐具及便器用后消毒;治疗室、处置室、换药室严格执行消毒隔离制度,定期消毒并做空气细菌培养,做好记录;传染病患者按病种进行隔离;应使用一次性注射器、输液器;所有无菌物品均注明灭菌日期,单独放置,确保无过期物品;了解各种消毒液使用的浓度、范围及配制方法;医疗垃圾使用黄塑料袋集中处理。建立预防院内感染的质检机构、制度及措施,有检测消毒、灭菌效果的手段。

④ 岗位责任制健全:明确护理部主任、科护士长、护士长、护士、护理员等工作职责。

⑤ 护士素质:服装清洁整齐、举止大方;对患者态度和蔼,语言文明,待人礼貌,热情主动做好各项护理工作,贯彻保护性医疗制度;关心热爱集体,团结协作,努力学习业务;遵守规章制度,坚守岗位;热心为患者做好健康宣教工作。

（3）门诊护理工作质量标准:包括门诊管理及服务台工作。

① 门诊管理:工作人员要坚守岗位,衣帽整齐、举止大方;诊室清洁整齐,维持良好就诊秩序;采用不同形式进行健康宣教;各项工作制度健全并严格执行。

② 服务台工作:做好分诊工作,做到传染病患者不漏诊;服务态度好;做好开诊前准备工作;组织维持患者候诊、就诊,配合医生诊疗工作;做到无菌操作和消毒隔离。

3. 护理文件书写的质量标准　护理文件包括体温单、医嘱执行单、护理记录单、手术护理记录单等。护理记录书写客观、真实、可靠、准确、及时、完整,体现以患者为中心,使用碳素或蓝黑色水笔书写,病情描述确切、简要,动态反映病情变化,重点突出,运用医学术语。字迹清晰、端正、无错别字,不得用刮、粘、涂等方法掩盖或去除原字迹。体温单绘制清晰,不间断、无漏项。执行医嘱时间准确,双人签名。医院有护理文件书写规范,病历统一归档。

4. 临床护理的质量标准

（1）特级、一级护理:① 特护患者:设专人 24 小时护理,备齐各种急救药品、器材。制订并执行护理计划,严密观察病情。正确及时做好各项治疗、护理,并做好特护记录。做好各项基础护理,患者无并发症。② 一级护理患者:按病情需要准备急救用品,制订并执行护理计划,每小时巡视,密切观察病情变化,并做好记录。做好晨晚间护理,保护皮肤清洁无压疮。

（2）急救物品:配备完好的急救物品及药品、物品完好,完整无缺处于备用状态。做到及时检查维修,及时领取报销,定专人保管,定时检查核对,定点放置,定量供应,定期消毒,合格率 100%。

（3）基础护理:包括晨晚间护理、口腔护理、皮肤护理、出入院护理等,标准为患者清洁、整齐、舒适、安全、安静、无并发症。

（4）消毒灭菌:标准有负责消毒隔离的健全的组织机构,有预防院内感染的规定和措施,有监测消毒灭菌的技术手段;严格区分无菌区及有菌区,无菌物品必须放置在无菌专用柜内储存,有明显标签,注明时间;熟练掌握各种消毒方法及消毒液的浓度及用法;手术室、供应室、产房、婴儿室、治疗室、换药室等定期做空气培养。应用紫外线空气消毒应有登记检查制度。各项无菌物品灭菌合格率100%。

（裘新梅）

第三节 护理质量管理模式

一、PDCA循环管理

(一)概述

PDCA循环管理由美国质量管理专家爱德华·戴明(W. Edwards Deming)于1954年根据信息反馈原理提出的,又称戴明循环,是全面质量管理保证体系运转的基本方式。它由计划(plan)、执行(do)、检查(cheek)、处理(action)四个阶段来进行质量管理,并不断循环、持续进行的一种管理工作程序。

(二)PDCA循环管理步骤

每一次PDCA循环都要经过四个阶段,八个步骤。

1. 计划阶段 计划阶段包括制定质量方针、目标、措施和管理项目等计划活动,在这阶段主要是明确计划的目的性、必要性。这一阶段分为四个步骤:① 调查分析质量现状,找出存在的问题;② 分析影响质量的各种因素,查出产生质量问题的原因;③ 找出影响质量的主要因素;④ 针对主要原因,拟定对策、计划和措施,包括实施方案、预计效果、时间进度、负责部门、执行者和完成方法等内容。

2. 执行阶段 执行阶段是管理循环的第五个步骤。它是按照拟定的质量目标、计划、措施具体组织实施和执行,即脚踏实地按计划规定的内容去执行的过程。

3. 检查阶段 这是管理循环的第六个步骤。它是把执行结果与预定的目标对比,检查拟定的计划目标的执行情况。在检查阶段,应对每一项阶段性实施结果进行全面检查、衡量和考查所取得的效果,注意发现新的问题,总结成功的经验,找出失败的教训,并分析原因,以指导下一阶段的工作。

4. 处理阶段 该阶段包括管理循环的第七、八两个步骤。第七步为总结经验教训,将成功的经验加以肯定,形成标准,以便巩固和坚持;将失败的教训进行总结和整理,记录在案,以防再次发生类似事件。第八步是将不成功和遗留的问题转入下一循环中去解决。

PDCA循环不停地运转,原有的质量问题解决了又会产生新的问题,问题不断产生而又不断解决,如此循环不止,这就是管理不断前进的过程。

(三)PDCA循环管理特点

1. 完整性、连续性 PDCA循环作为科学的护理工作模式,其四个阶段的工作具有完整性及连续性。在护理工作中,缺少任何一个环节都不可能取得预期的护理质量,如在护理质量检查中发现问题,未及时解决,护理质量就难以提高。

2. 大环套小环(见图9-2),互相促进 整个医院是一个大的PDCA循环,那么护理部就是一个中心PDCA循环,各护理单位如病区、门诊、急诊室、手术室等又是小的PDCA循环。大环套小环,直至把任务落实到每一个人;反过来小环保大环,从而推动质量管理不断提高。

3. 不断循环、不断提高(见图 9-3) PDCA 四个阶段周而复始地运转,而每转一周都有新的内容与目标,并不是停留在一个水平上的简单重复,而是阶梯式上升,每循环一圈就要使质量水平和管理水平提高一步。PDCA 循环的关键在于"处理阶段",就是总结经验,肯定成绩,纠正失误,找出差距,避免在下一循环中重犯错误。

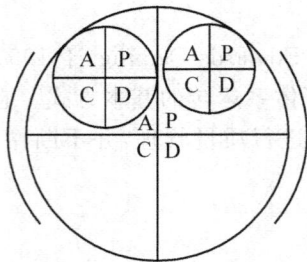

图 9-2　大环套小环　　　　　　图 9-3　阶梯式运行

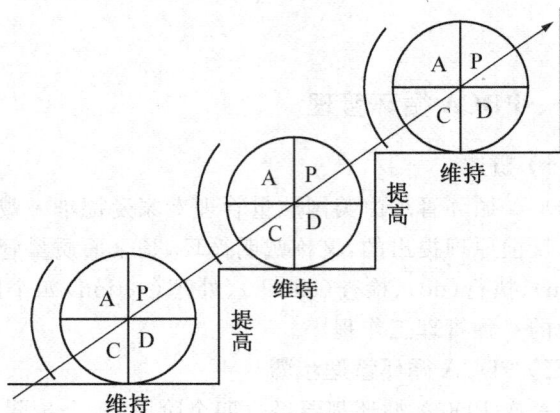

二、临床路径管理

(一)概述

临床路径(clinic pathway)是一种近年来才发展起来的诊疗标准化方法,也是一种新的医疗护理质量管理方法。临床路径是指由医生、护士和其他专业人员共同制订的、针对某个诊断或手术所做的最适当、有顺序和时间性的整体服务计划,以促进康复和减少资源的浪费,使服务对象获得最佳的照顾质量。也就是一组包括临床专家、护理专家、药学专家、心理专家、营养师、检验人员以及行政管理人员等,联合为某一特色的诊断、处理(治疗)而制订的一套"最佳"的、标准的服务与管理模式。

因此,通过临床路径的建立和管理,有如下意义:① 可以选择最佳的照顾模式,减少不必要的浪费;② 工作人员和患者都知道治疗的过程、预期住院天数和治疗护理结果;③ 有利于系统评价和掌握临床的数据。

(二)步骤

1. 准备阶段　分宣传教育、建立组织体系、选择适宜的病种三个方面。

(1)宣传教育:在实施临床路径前,必须对相关人员(医护人员、服务对象)进行宣传教育。宣传临床路径对于提高医疗质量、降低平均住院时间、降低医疗费用、提高医疗资本运作效率及医院综合效益、节约医疗资源以及提高医院竞争力的重要意义和作用。

(2)建立组织体系:建立临床路径管理上的三级结构,即成立医院临床路径领导小组、学科临床路径指导小组和科室临床路径实施小组,完善临床路径运行的组织体系,明确人员职责分工。

(3)选择适宜的病种:适宜病种的选择对于临床路径的实施效果有着重要的影响,在实施临床路径前,必须对病种进行客观、全面的分析论证,要选择发病率高、医疗费用高、手术或处置差异小、住院时间长的病种。

2. 制定临床路径

（1）收集资料：临床路径实施小组根据病种选择原则，选出拟实施临床路径的病种，全面收集该病种的相关资料，对这些资料进行充分循证。需要收集的资料应包括近些年来本医院该病种患者的住院日，病种的治疗、护理、辅助检查、化验、用药等常规性的信息，该病种可能的并发症、医疗费用信息（含成本/效益比）等，运用循证医学的理念，检索国内外医学资料中报道的该病种医疗、护理、检查、用药等最新进展。资料收集完成以后，临床路径实施小组集体对这资料进行归类、讨论和分析，以时间为序对整个诊疗护理活动进行描述，拟订出临床路径文本的初步框架和内容。收集资料时应注意资料的全面性及客观性。

（2）制定临床路径：临床路径指导小组根据科室临床路径实施小组草拟的临床路径文本，对其资料收集、信息提取、循证情况、基本项目框架、路径的内容等进行核查和论证，提出修改建议，与临床路径实施小组的成员达成共识后，对临床路径的文本进一步完善，直至定稿。

临床路径分为医师和患者两个版本。后者在患者入院时发给患者及其家属，这样可以使患者及其家属了解患者的医疗、护理、康复过程和预期的结果，不仅能促进患者及其家属积极配合医院的工作，而且医院也能得到患者及其家属的监督，从而促进医疗质量的不断提高。

3. 实施临床路径 实施临床路径之前，进行专门的培训，使他们理解实施路径的重要意义、路径运行过程中各种情况的处理方法，比如文本的填写、变异的处理、各项治疗护理措施的时间安排等。临床一线的医师、护师和药师是实施临床路径的主体，所以，他们的理解和配合至关重要，这样，既可以保证临床路径的顺利实施，又可以使实施结果及效益评估具有较强的客观性、科学性和说服力。

4. 临床路径的持续改进 临床路径作为一种新的医疗护理质量管理办法，同样符合管理学的一般规律。随着社会的发展、医学的进步以及我国对临床路径研究的进一步深入，需要根据 PDCA 循环的原理，对临床路径进行不断的持续改进。临床路径的目标是为患者提供最佳和合理的服务，获得优良的效果，因此，要定期地根据其实施过程中遇到的问题以及国内外最新进展，结合本医院实际，及时加以修改、补充和完善。实施临床路径的过程，必须是一个不断知识更新的过程，加强相关的医学、经济学、社会学、心理学知识的学习是临床路径持续改进的基本保证。

5. 临床路径的检测与评价 监测和评价是不断改进临床路径，增强实施效果的重要途径。通过监测和评价，一方面可以及时发现和解决路径实施过程中存在的问题，另一方面，还可以对临床路径的科学性、合理性和有效性进行验证。

（1）通过持续收集临床路径应用过程中的有关信息，可以动态地监控临床路径的实施情况，并对其进行系统的、全面的分析。

（2）在评价时应重点考虑能客观反映该病种医护质量、效率、效益指标以及患者满意度等几个方面的内容，对患者的住院时间、医疗转归、治疗效果、平均医疗费用、患者满意度等指标进行统计分析。

（3）对临床路径运用于临床诊疗过程的效果进行综合评价。评价的结果应及时反馈给临床路径实施小组，以便于临床一线及时根据监测和评价的结果对临床路径进行适当调整。

（4）通过使用患者版的临床路径，帮助患者及家属了解医护详细过程和时间安排，使患者积极配合和监督医院的工作，促进医患交流和沟通，使医院的医疗服务质量得到不断提高。

2009 年卫生部颁布急性单纯性阑尾炎、结节性甲状腺肿、乳腺癌、股骨干骨折、急性 ST 段抬高、心肌梗死、子宫平滑肌瘤、计划性剖宫产、老年性白内障八个疾病临床路径的通知。

三、循证管理方法

(一)概述

随着医学实践的不断发展,近十年来循证医学作为一门新兴学科,已应用于医疗实践,引起医学界很大的兴趣,目前在许多学科范围内纷纷冠以"循证"二字,例如:循证护理、循证精神卫生、循证口腔医学、循证管理等。

循证管理用于护理质量管理也是近年来开展的一种护理质量管理模式。

(二)步骤

循证护理管理模式包括四个连续过程:循证问题、循证支持、循证观察和循证应用。

1. 循证问题 确定护理实践中的问题是循证护理研究的第一步。循证问题包括实践问题和理论问题,指由护理实践提出的对护理行为模式的疑问和实践有关的前瞻性的理论发展。如对于癌症患者最难解决的问题是生存时间多少以及由此产生的焦虑和恐惧心理等问题。

2. 循证支持 针对问题进行实证文献检索,得到与临床、经济、决策制定相关的证据。可作为实证的有:循证医疗中心和权威组织提供的文献系统评价、一般的系统评价、国家护理临床指南、仪器制造商的建议、护理专家的意见等。其中来自于严谨的随机对照试验的系统评价的可信度级别最高,而专家的经验意见级别最低。

3. 循证观察 设计合适的观察方法并在小范围实施试图改变的实践模式。如临床研究、特殊人群的试验性调查、模式改变后的影响和稳定性的调查、护理新产品的评估、成本效益分析、患者或工作人员问卷调查等。

4. 循证应用 在循证支持和循证观察所获得的信息基础上,对所要改变的护理干预或行为进行批判性的分析。如"是否是最佳的护理行为方式?它基于什么证据"。这一阶段,护理人员有责任将结果及时在医院内部或在国家和地区间交流,也可以出版相关文献的方式进行交流与推广。

护理管理者运用循证护理的理念进行临床护理管理,管理者除了要明确工作目标、任务和要求,掌握所管的人力、物力、设备条件等全面情况,轻重缓急有计划、有步骤地进行管理工作;同时要善于赏识下属,运用授权技巧,将权力和任务因地制宜、人尽其才地委托能胜任的下属,发挥他们的创造能力和管理能力;潜移默化中增加护理管理者的榜样和非权力的影响,提高护理管理效果。

(袁新梅)

第四节 护理质量管理评价与分析

一、护理质量控制

对护理质量实行控制,使护理人员的专业行为活动、职业道德规范各方面都符合护理质量的客观要求和患者的需要。通过质量控制,阻断和改变某些不良状态,使其始终能处于对工作、对患者有利的、良好的符合质量标准要求的状态,用最佳参数、最短时间、最好的技术、最低的成本,达到最优化的合理效果,使患者得到康复。

(一)护理质量控制程序

1. **工作开始前控制** 工作开始前质量控制是活动之前就发现和纠正偏差,防止发生问题的预防性控制,是在预测的基础上进行的,可以通过制定规范化操作程序和制定规章制度等进行。例如,我们要进行合理配置护理人力资源,就要从数量和质量上进行控制。一方面,按床位与护理人员的比例 1∶0∶4 要求编配护理人员,同时注重人员结构的优化;另一方面,注重护理人员排班的科学性,实行弹性排班制;实行护理人员资格准入和护理人员的继续教育制度,确保在岗人员的质量。

2. **工作过程中控制** 主要针对计划的执行过程,监督正在进行的工作过程,一旦发生偏差,可以及时采取相应措施加以纠正。现场控制是护理管理人员常常采用的一种控制方式,有赖于严密监测系统的建立,也有赖于个人的自我控制成效。如:护理部和各护士长在病房的定期和不定期质量检查和指导以及护理人员的自我检查、自我改进等。

3. **工作结束反馈控制** 反馈控制是一种传统控制方式,主要注重于组织运动的结果,根据结果去发现与计划存在的偏差,进行纠正,以确保未来工作的结果符合标准。如:由各地区上级卫生管理部门组织进行的质量大检查、行风评比、临床护理质量满意度调查等。反馈控制的主要缺陷是时间滞后性,因为偏差已经造成,无法挽回,控制的意义在于为下一个循环提供经验和教训。

(二)护理质量控制的内容

护理是医疗卫生服务重要组成部分。对护理质量的控制也就是对医疗服务全过程的控制。通过对护理服务的项目开发、设计、提供以及服务业绩的分析与改进,可有效地进行控制,从而满足患者对护理的要求。

1. **护理服务项目开发** 护理服务项目开发是对护理服务对象需求进行市场分析和市场定位的过程,在此基础上形成的护理服务内容,即将患者的需求转化为护理组织可以接受并有能力实现的服务内容与服务要求。

2. **护理服务设计** 护理服务设计是把护理服务工作的内容转化为服务及规范护理服务的过程。护理服务设计的重点是制定服务方案与编制服务规范、控制服务规范,并且为了确保各个规范符合服务的要求,对它们进行的评审和确认活动。不良的服务设计将导致差的服务质量,质量管理专家爱德华·戴明认为 94% 的质量问题是服务设计不完善而导致的,仅有 6% 是由于粗心、忽视所导致的。

3. **护理服务提供** 护理提供的质量控制包括服务质量的自我评定、服务质量的顾客评定、不合格服务的识别和纠正及对测量系统的控制。其重点是以现场控制为主,结合提供服务类型的特点,在服务准备阶段进行事前控制,防止发生不合格;在服务提供过程中实时监测,及时发现不合格服务,防止其扩大与蔓延;服务提供结束后的质量控制主要是对已发生的不合格服务查找产生的原因,采取纠正措施防止不合格服务的再次发生。

4. **护理服务业绩分析与改进** 护理服务业绩的分析与改进是通过服务质量的自我评定、服务质量的顾客评定(包括顾客反应、顾客意见及要求的反馈信息)和质量审核数据收集,应用一定的统计方法进行分析,寻找误差,以此不断改进质量。

二、护理质量管理体系

(一)质量管理体系

1. 质量管理体系　质量管理体系(Quality Management System,QMS)是指为实现质量管理的方针、目标而建立的相应管理体系,可有效地开展各项质量管理活动。

国际标准化组织(ISO)发布的关于质量管理的系列标准,是公认的全球最佳质量管理实践经验的总结,代表了国际质量体系标准的最新发展。ISO9000标准的质量管理体系特点是建立一套科学的、完整的质量管理体系,确立一种完善的质量文化来规范质量行为。它以顾客为中心,强调预防为主、过程控制和持续质量改进。在ISO9001的标准中,质量管理体系定义为"在质量方面指挥和控制组织的管理体系",包括制定质量方针、目标以及质量策划、质量控制、质量保证和质量改进等活动。

2. 质量管理体系的特点

(1)质量管理体系代表组织或企业质量管理理念。企业或政府机构通过质量管理体系建立,思考如何真正发挥质量的作用,如何最优地作出质量决策。

(2)质量管理体系建立是组织或企业建立深入细致的质量文件的基础。

(3)质量管理体系使得组织开展更为广泛的质量活动,并且能够得以切实组织管理的基础。

(4)质量管理体系体现了有计划、有步骤地把整个组织主要质量活动按重要性顺序进行改善的基础。

3. 建立质量管理体系的步骤

(1)准备阶段:决策层统一思想认识,建立组织保证,确定体系范围,制订推动计划,开展前期培训工作等。教育培训是质量管理体系建立和完善的开始阶段,也是提高认识和统一认识的过程,教育培训要分层次、循序渐进地进行。

(2)体系策划和文件编写:体系现状调查和诊断,现有资料的收集,体系策划,文件编写。

(3)体系实施运行阶段:进行现场整合,贯彻实施。

(4)内部质量审核和管理评审阶段:进行内部质量审核和管理评审,为外审做准备。

(5)认证阶段:按照ISO的规定,须由独立的认证机构对质量体系进行评审认证。故要选择认证机构,申请认证,签订认证评审合同,预审、正式认证评审及后续的跟踪审核,进一步完善质量体系。

(二)护理质量管理体系

质量控制体系是为控制质量达到满足顾客对质量要求而建立的有机整体。护理质量体系是实施护理质量管理所需要的组织机构、程序、过程和资源。建立、健全护理质量体系是改进护理质量管理、促进护理质量管理向规范化、标准化、科学化发展的有效方法之一。

护理质量管理体系包括个人、科室、护理部及医院三级护理质量管理网络。

1. 护士个人的自我控制　实施自我控制的前提是把目标分解到人,使个人都有明确的目标和职责,使之在执行各项护理工作时有章可循、有据可依。实施各项护理服务后个人依据标准进行自我检查与评估,发现问题采取纠正与预防措施并有记录。这些可以作为每月护士行为自我评价的依据。

2. 科级护理质量管理小组　成员由各护理单元护士长和其他质量控制员组成。每周对本护理单元护士及各个服务环节按标准进行全面的护理质量检查、评分、分析、反馈并提出改进措施,进行跟踪验证直到问题解决。

3. 护理部院级护理质量管理小组 护理管理委员会执事者任组长,成员由护理部成员及各科学科带头人或护士长组成。每周对全院的各个护理单元按标准进行不定期质量检查,将检查出的护理不合格问题由科室人员认可并签字,及时反馈给科室负责人限期改正,科室负责人应进行跟踪验证直到问题解决。对于各组检查发现护理服务不合格的护理单元重点抽查,对每个病区存在的主要问题进行跟踪,监督病区护理负责人将改进的措施尽快落实。护理部每月、每季度进行综合考评,根据科室质控指标和院质控组考评结果,及时进行评分、分析、反馈,对不足方面提出改进措施,最后给予评价。

通过各级质控组的检查管理,形成一个质控—评价—反馈全程质量管理网络。

三、护理质量管理评价

评价是指衡量所定标准或目标是否实现以及实现的程度如何,即对某项工作成效大小、工作好坏、进展快慢、对策正确与否等方面作出判断的过程。评价贯穿工作的全过程中,不应仅在工作结束之后。

(一)护理质量评价的内容

按照护理质量管理内容,护理质量的评价包括基础质量评价、环节质量评价和终末质量评价。

1. 基础质量评价 基础质量评价主要指要素质量评价,是建立在护理服务的组织结构和计划评价上,即执行护理服务的背景方面,包括组织结构、物质设施、资源和仪器设备及护理人员的素质。具体表现为:① 患者所处环境的质量是否安全、清洁、舒适,温度、湿度、清洁度等情况;② 护理人员工作安排,如:是否选择合理的护理方式,人员质量(资历)是否合乎标准等;③ 器械、设备是否处于正常的工作状态,包括药品、物资基数及保持情况,要根据客观标准数量进行检查计量;④ 病房结构、患者情况、图表表格是否完整等。上述要素质量基本内容的各个方面,均应列入质量评价的范围。

2. 环节质量评价 环节质量评价即护理过程评价。这类标准可以评价护士护理行为活动的过程是否达到质量要求,可按护理工作的功能和护理程序评价。具体包括七个方面,即:正确执行医嘱方面;病情观察及治疗结果反应观测方面;对患者的管理;对参与护理工作的其他医技部门和人员的交往和管理;护理报告和记录的情况;应用和贯彻护理程序的步骤和技巧;心理护理,健康教育,身体和感情健康的促进方面。

3. 终末质量评价 终末质量评价即评价护理服务的最终结果,评价护理服务结果对患者的影响,即患者得到的护理效果的质量。一般应选用患者满意度、静脉输液穿次成功率、差错事故发生率等。根据现代医学模式要求,终末质量还应从生理、心理、社会等方面加以考虑,但这方面的质量评价比较困难,因为影响因素较多,有些结果不一定是护理工作的效果,如住院天数等。

(二)护理质量评定的指标

1. 工作效率指标 护理工作效率指标主要反映护理工作数量,大部分是医疗护理工作共同完成的,这类指标基本上是工作量的指标,是标明负荷程度的。主要包括:护士人数、收治患者数、平均床位工作日、重症护理日均数及重症护理率、一级护理(特护)工作指数、抢救指数、入出院患者数、门诊人数、平均住院日、床位使用率、特别护理和一级护理人次数、抢救患者次数、抢救成功率等。

2. 工作质量指标 护理工作质量指标主要反映护理工作质量,且主要对质量标准的评价。这类指标还未形成完整标准体系,大都偏重临床护理工作质量。如:病房管理合格率,护理技术操作合格率,特别护理、一级护理合格率,护理事故及严重差错控制率,护理文件书写合格率,抢救物品完好率,等等。

(三)护理质量的评价方法

护理质量评价是一项系统工程。评价的主体是由患者、工作人员、科室、护理部、医院、院外评审机构等构成,评价的客体是由护理项目、护理病历、护士、科室和医院构成的系统。评价的过程是收集资料,资料与标准比较,作出判断。

1. 医院分级管理评审委员会评价 医院分级管理评审由卫生行政部门组织有关专家按照评审标准,每3～4年为一周期,针对各级医院的功能、任务、水平、质量、管理进行综合质量评价。根据评价的结果,给予相应等级医院的称号。医院等级逐级分为一级、二级、三级,每级又分为甲、乙、丙三等,三级医院增设特等,共三级十等。

2. 医院自我评价 一般由护理部、科护士长、护士长三级质控组织或质量控制小组来进行医院护理质量评价。三级质控组织监控网络由护士长自查,护理部、科护士长逐级检查,或科室间、病室间进行同级交叉检查的方式,对照护理质量标准,定期(按月、季度、年)或不定期进行质量评价。质量控制小组一般由科护士长、护士长或具有高级职称的护理人员、大专以上学历的护士骨干组成,每组3～5人,可分片(内、外、妇、儿、门急诊等)或分项(特别护理、一级护理、基础护理、抢救物品、医院感染管理、病室管理、护士长考核等)进行定期或不定期质量评价。

3. 新闻媒介的评价(社会舆论) 这是一种逐渐规范的院外评价方法。目前各医院主要采用聘任医德、医风监督员的方式获得来自社会或消费者对医院评价的信息反馈。

(四)护理质量评价的时间

护理项目是质量评价的基本单元,传统的护理质量评价主要是将护理项目作为评价对象,如特护、一级护理质量,护理技术操作合格率,健康教育覆盖率等。而患者满意度的评价、护理人员满意度评价和医院护理质量管理体系的评价亦已成为重要的评价对象。护理质量的评价时间一般分为定期检查评价和不定期检查评价:

1. 定期检查评价 分综合性全面定期检查评价和专题对口定期检查评价两种。前者按月、季度或半年、一年进行,由护理部统一组织全面检查评价,但要注意掌握重点单位、重点问题。后者则根据每个时期的薄弱环节,组织对某个专题项目进行检查评价。时间根据任务内容而定,由质量管理人员按质量标准定期检查。

2. 不定期检查评价 主要是各级护理管理人员、质量管理人员深入实际随时按质量管理标准要求进行检查评价。

四、护理质量分析

护理质量管理评价的结果,可以根据其使用目的和具体条件可采用不同的方式进行结果分析,目前计算机系统管理在临床广泛应用,可将比较复杂的数据处理变得快捷、准确、简单。护理质量评价的结果直接表现形式主要是各种数据分析,虽然这些数据尚不能直接对护理质量进行判断,但进行科学的整理和加工,即统计分析,采用统计图表的方式,可使资料形象化,具有形象鲜明、内容生动、通俗易懂的特点。

护理质量评价常有的方法有定性分析法和定量分析法两种。定性分析法包括调查表法、分层法、水平对比法、因果分析图法、树图法和对策图法。定量分析法包括排列图法、直方图法和散点图的相关分析等。

1. 统计图表法　用于系统地收集、整理分析情况和数据的统计表。通常有检查表、数据表和统计分析图表等。

统计表采用表格形式,能清晰、扼要地把统计数据编排在表格里,用以反映事物的现象和过程,有便于阅读、分析、比较的优点。统计表的格式一般使用"三线表",如住院患者对护士工作满意度调查表,见表9-1。

表9-1　某医院某年患者投诉原因分析表

投诉原因	投诉次数	百分比	累计百分比
服务态度	6	50.0	50.0
护理质量	3	25.0	75.0
收费问题	2	16.7	91.7
其　　他	1	8.3	100.0
合　　计	12	100.0	

统计图采用线条高低和面积大小来反映数量和分析。统计图常用有直条图、排列图、控制图等多种形式。直方图是用来整理数据,将质量管理中收集的数据,按一定要求进行处理,逐一构成一个直方图,然后对其排列,从中找出质量变化规律,预测质量好坏的一种常用的质量统计方法。绘图方法是纵坐标表示频率,横坐标表示质量特性,以组距为底边、以频率为高度的一系列连接起来的直方型矩形图。直方图有单式(见图9-4)、分段式(见图9-5)等。

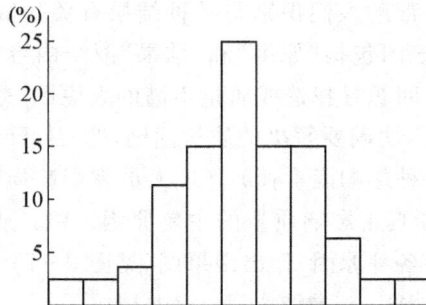

图9-4　直方示意图(单式)

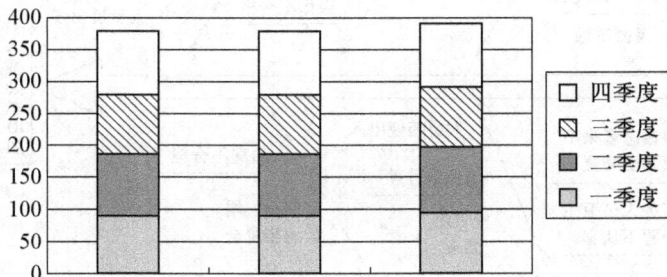

图9-5　直方示意图(分段式)

2. 排列图　又称主次因素分析或帕累特图(Pareto)。此图的应用可以找出影响质量的主要原因,它是找出影响产品质量主要因素的一种简单而有效的图表方法。

排列图是根据"关键的少数和次要的多数"的原理而制作的,也就是将影响产品质量的众多影响因素按其对质量影响程度的大小,用直方图形顺序排列。它由两个纵坐标、一个横坐标,几个按高低顺序依次排列的长方形和一条累积百分比曲线组成,从而找出主要因素。例:某年某医院护理差错排列图(见图9-6)。

左侧纵坐标表示不良事件出现的频数(出现次数或金额等),右侧纵坐标表示不良事件出现的频率,横坐标表示影响质量的各种因素,按影响大小顺序排列,直方形高度表示相应的因素的影响程度(即出现频率为多少),曲线表示累计频率曲线(也称帕洛特曲线)。

通常按累计百分比将影响因素分为三类:占 0%～80% 为 A 类因素,是主要因素;占 80%～90% 为 B 类因素,是次要因素;占 90%～100% 为 C 类因素,即一般因素。由于 A 类因素占存在问题的 80%,此类因素解决了,质量问题大部分就得到解决。

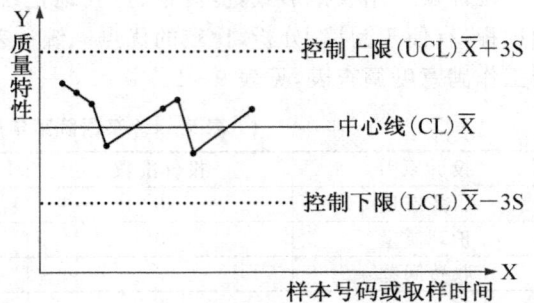

图 9-6　某年某医院护理差错排列图

从排列图 9-6 出某医院 2004 年第三季度住院患者对护理工作不满意项排列中,住院患者对护理工作不满意项中的质量问题主要是基础护理不落实、健康教育不到位,此两项累计的频率达 80%,属于 A 类因素,故一旦这些问题得到纠正,大部分质量问题即可消除。

3. 因果图法　分析和表示某一结果(或现象)与其原因之间关系的一种工具。通过分层次地列出各种可能的原因,帮助人们识别与某种结果有关的真正原因,特别是关键原因,进而寻找解决问题的措施。该图包括"原因"和"结果"两个内容,是由结果找原因的一种方法。在质量管理上,根据质量问题寻找造成质量不高的大原因、中原因、小原因,然后有针对性地采取措施。其步骤是:① 明确要解决的质量问题;② 召开专家及有关人员的质量分析会,针对要解决的问题找出各种影响因素;③ 管理人员将影响质量的因素按大、中、小分类,依次用大小箭头标出;④ 判断真正影响质量的主要原因。例:某院护理部分析手术感染率增加与护理工作的关系,找出各种原因,作出因果图(见图9-7)。

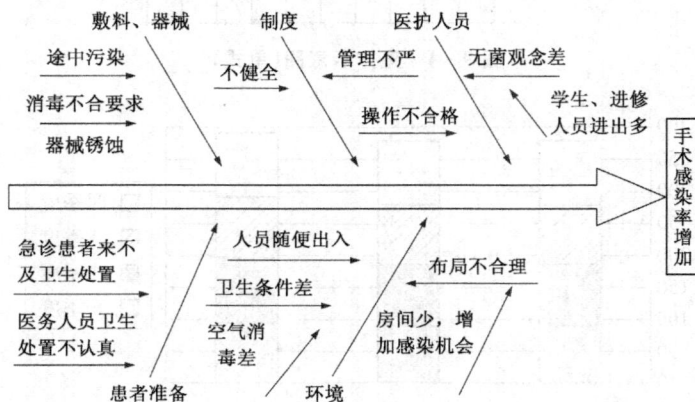

图 9-7　某医院手术感染率增加因果分析图

五、护理质量的改进

质量改进包括寻找机会和对象,确定质量改进项目和方法,制定改进目标、质量计划、质量改进措施,实施改进活动,检查改进效果和总结提高。而护理质量评价的目的就是为了确定发生问题的原因,寻找改进的机会,不断提高护理质量。

护理质量改进机会,一是出现护理质量问题即不合格项后的改进,及时针对护理服务过程检查、体系审核、顾客投诉中呈现出来的问题组织力量,予以改进;二是没有发现质量问题时的改进,主要是指主动寻求改进机会,主动识别顾客有哪些新的期望和要求,同国内外同行比较中寻求改进方向和目标,并予以落实。

【思考题】

1. 何谓质量管理、全面质量管理、护理质量管理?
2. 护理质量管理的内容及方法有哪些?
3. 如何进行护理质量的考核评价?
4. 护理质量标准分几类,各类具体标准有哪些?
5. 护理质量管理控制程序和评价内容有哪些? 护理管理质量分析主要有哪些方法?

(姜丽萍)

第十章　医疗护理风险管理

【学习要点】
1. 医疗风险与医疗风险管理概述及防范措施
2. 护理风险的相关概念、常见因素及相关事件
3. 护理告知、医疗纠纷、医疗事故
4. 护理人员职业性损伤的概念、危险因素及防范
5. 医院感染的概念、相关因素,预防与控制医院感染的措施

第一节　医疗风险管理

一、医疗风险概述

虽然现代医学科学有了很大发展,但医疗行为是风险和利益并存的,而且贯穿诊断、治疗、护理和康复全过程。有时,即使是极为简单或看似常见的临床活动,都带有风险。

(一)医疗风险的相关概念

(1)风险是一种不确定性,指人类无法把握与不能确定的事故所导致的结果,也可以理解为实际情况与预期结果的偏离,是遭受损失的可能性。

(2)医疗风险是指存在于医疗机构内部的、可能会导致医院和患者各种损失和伤害的不确定性。医疗风险存在于整个诊疗过程中,是可能导致损失和伤残事件的不确定性或可能发生的一切不安全事件,包括医疗事故、医疗纠纷、医院危机、医院意外、医院感染等。

(二)医疗风险的特点

医疗风险的特点除具有风险的一般特征,如客观性、难于预测性外,由于医院服务对象的特殊性,还具有风险高水平性、风险复杂性、后果严重性等特点。

1. 客观性　医学从萌芽阶段起发展至今,只要存在诊疗行为就必然存在风险,它不随人的主观意志为转移。随着科学技术的不断发展,人们可以采取各种手段来规避或减少风险发生带来的损失,却不能消灭其存在的可能。

2. 难以预测性　医院是一个系统,在这个系统中,医疗设备运行及医疗服务实践是个动态过程,所有人员、设备、服务都存在风险。风险的发生带有极大的偶然性、突发性和个体差异性。因此,在医疗风险发生前很难做出准确的预测和对其性质、后果的判断。

难以预测不等于不能预测。有的风险是可以预测的,有的风险即使难以预测,但通过努力,仍然可以预测或预测到发生的可能概率,只有一小部分风险,在目前医疗水平和条件下

难以预测。但随着时间的推移,科技的进步,最终人们的认知能力可以逐步揭开医疗科学中的未知领域。

3. 风险高水平性 到目前为止,人们对疾病的认识仍有限,为患者诊断、治疗所提供的技术、方法不是唯一的,诊治手段仍然处于不断改进和完善之中。另外,因为医疗服务的对象是人,而个体又具有高度的差异性。这些,造成了医疗风险高水平性的特点。

4. 风险复杂性 医疗风险的形成不是单因素作用结果,而是受疾病固有特性、人为因素、社会心理因素等多种因素共同影响。由于各因素间相互关系错综复杂,只能区分哪种因素占主导的地位,并不能排除其他因素以及未知因素的影响。因此,多因素及多环节使医疗风险具有复杂性。

5. 后果严重性 医疗风险一旦发生,有可能导致患者器官功能损害,甚至死亡,给患者及家属的生活、工作带来不良的影响,同时也造成医院和医务人员的经济与思想负担,影响医院和医务人员的声誉,不利于临床医疗工作的开展和医学的发展。

(三)医疗风险成因

1. 生理个体差异因素 从人的健康方面,有身体上的健康,还有心理上的健康;就疾病症状的内容方面,有躯体性症状,也可有精神性症状;在躯体性症状中,也存在诸多不同。这些不同的症状在一定条件下还可能综合出现,有的甚至可能相互掺杂转化而变得错综复杂。因而,在疾病的治疗过程中,相同的药物、相同的治疗措施因患者个体差异的不同特点,其预后、治疗效果也会不尽相同。

2. 诊疗因素 诊疗行为通常有一定的伤害性,如放射性检查治疗、手术等。所有这些,决定了医疗质量的不确定性和相应的风险性。

3. 科学技术和客观条件限制 由于受科学技术和客观条件的限制,一些看似"合理、正确"的诊疗措施,也会给患者带来伤害。如输血发生的血源传播性疾病,众所周知,丙型肝炎病毒在20世纪80年代通过输血传播,而这种病毒在1989年才被充分认识,检测丙肝病毒抗体的试剂,则到1991年才问世,这使得一些需输血的患者即使在当时输入的血是经过检验"合格"的,但仍然感染上丙肝。

4. 医疗是高技术、高风险行业 医疗服务行业是一种高技术行业,又是高风险行业。在医疗行为过程中,医务人员虽然掌握了疾病的诊疗经验与执业规范,但由于医疗行为的个性化特征,即使医务人员以应有的注意和谨慎行为对待,仍不可避免地发生患者不安全的情况,即医疗后果难以预测,如出现并发症、医疗事故等。

5. 医疗机构及医务人员水平因素 医疗水平是医疗机构、医疗条件、医务人员诊疗水平等因素的总和。医疗机构条件的限制、医务人员的经验和技术水平的局限以及医务人员医德水准和法制观念等不可能整齐划一,均影响医疗风险的发生。

二、医疗风险管理概述

(一)医疗风险管理的概念

(1)风险管理指对经济损失的风险进行识别、评价,并寻求其对策的管理活动。

(2)医疗风险管理指医院通过对现有和潜在医疗风险的识别、评估和处理,有组织地、有系统地减少医疗风险事件的发生,评估风险事件对患者和医院的危害及经济损失,不断提高医疗质量,提高医疗工作的社会效益和经济效益的管理活动。可见,医疗风险管理应当包括对医疗机构及从业人员的管理、药品与设备的安全监督管理、风险管理教育、风险传递的过程监控、事故之后的风险评价和控制等。

医疗风险可以相应地划分为"未来发生医疗护理不良行为的可能性","医疗护理不良行为进而侵犯患者权利的可能性"和"医疗机构最终遭受权益受损患者索赔诉讼的可能性"这三级风险界别。在每一界别的医疗风险可能性变为现实性之前,都是风险控制与管理的有效时机。例如,医护人员有歧视 HIV 感染者的风险,作为医疗机构就应该在患者歧视事故发生之前,制定反歧视的政策与工作制度来预防这种歧视患者的风险。如果患者歧视事件发生之后,患者有起诉医院的风险,那么,在患者提交诉讼前,护士可以告知医师或其他工作人员,如果他们依然拒绝给患者治疗,还可以上报医院的行政管理部门解决歧视患者的问题,尽快满足患者的需要,来规避这种医院遭受起诉的风险。

(二)医疗风险管理目标

风险管理的模式已广泛用于工业企业和商业的管理活动中,其目的是通过风险的预防、控制与回避,降低风险成本,实现企业价值和商业利润的最大化。

医疗服务行业具有一定的社会福利性质,其根本的任务是保障广大人民的健康,始终应以社会效益为第一位。因此,医院实施医疗风险管理的目标是:

(1)尽可能减少医疗服务过程中的各类危险因素,确保诊疗服务的安全性和治疗的有效性。

(2)为了医院自身的生存和发展,医疗风险管理必须尽可能地降低风险事件发生对医院造成的经济损失,减少医院经营中的风险成本。

(3)医疗风险管理应充分考虑到不必要的医疗纠纷对医院造成间接损失,要通过积极改善服务态度和不断提高医疗质量,加强风险防范,减少纠纷的发生。

医疗风险管理与全面质量管理具有相似的目标,但全面质量管理以医院自身确保高水平、高质量的医疗为目标;医疗风险管理则通过尽量避免赔偿责任、减少纠纷关联费用的手段,保持高水平的医疗为目标,也就是主要着眼于法律上的要求而提高医疗水平。

(三)医疗风险管理程序

医疗风险管理程序主要包括四个阶段:医疗风险的识别、医疗风险的评估、医疗风险的处理以及医疗风险管理效果评价。这四个阶段周而复始,构成一个医疗风险管理周期循环过程(见图 10-1)。

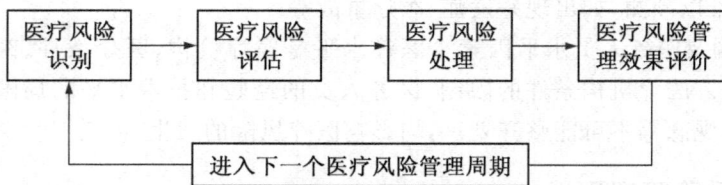

图 10-1　医疗风险管理周期循环流程图

1. 医疗风险的识别(medical risk identification)　医院是一个系统,在这个系统中,医疗设备运行及医疗服务实际上是个动态过程,所有人员、设备、服务都存在着风险。医疗风险的识别是防范和化解医疗风险的第一步,是整个医疗风险管理工作的基础,其主要的任务是分析、识别医疗服务过程中可能出现的风险事件,对不良后果的发生提前做好准备。常用的医疗风险分析、识别技术有：① 工作流程图法：对整个机构运行的综合流程及特殊部分（高风险部分）的详细流程图进行收集,分析与识别各个环节可能发生的风险事件。流程图法便于直观分析、全面综合。② 调查法：设计专门调查表,调查关键人员,掌握可能发生风险事件的信息。调查法有利于了解风险之所在,并且可以补充及完善工作流程图。在医疗风险管理工作中,可以把这两种方法结合运用。

2. 医疗风险的评估（medical risk measurement） 医疗风险的评估就是测定医疗风险发生的概率及损失程度,它是在风险识别的基础上进行的,通过风险评估识别发现医疗中可能存在的风险因素,确认风险性质,并获取有关数据。如神经内科与心血管内科医疗风险程度不同,妇科与腹部外科风险程度亦不同。

3. 医疗风险的处理（medical risk handling） 医疗风险处理的措施主要包括：风险预防、风险回避、风险转移、风险承担、风险教育等。风险处理是风险管理的核心内容。

（1）风险预防（risk prevention）：即采取积极预防措施预防风险事件的发生,如加强医疗设备的维护,增强医务工作人员的责任意识等。

（2）风险回避（risk avoidance）：即停止提供可能产生某种风险的医疗服务项目。如在不具备确保产妇安全分娩所必备的医务人员和医疗设备的情况下,可采取暂时关闭产科病房的对策。

（3）风险转移（risk transfer）：即将风险责任转给其他机构,如保险公司。风险转移是最常见的风险处理方式。

（4）风险承担（risk acceptance）：即将风险损失的承担责任保留在医院内部,由医院自身承担风险。该措施在风险发生频率不高,预计赔偿额在医院支付能力之内,且无法用回避风险、减少风险、转移风险等策略应对时,才采用这种对策。

（5）风险教育（risk education）：即已发生的风险事件,是最好的风险教育素材,可利用它向职工进行风险意识教育,吸取教训,防患于未然。

在医疗风险处理中,应该注意相关法律事项准备,即对于一些风险发生率较高的服务项目,在日常工作中应注意准备必要的法律材料。如诊断、治疗、护理中,可能出现的危险、并发症要详细向患者或家属说明,要求患者家属签字认可,一旦发生风险事件,有法律依据可查,以维护医院及医护人员的权益。

4. 医疗风险管理的效果评价（medical measurement evaluation） 医疗风险管理的效果评价是指对风险处理手段的适用性和效益性进行分析、检查、修正和评估。医院通过对医疗风险进行效果评价,可以为医院风险的识别提供一定的依据。由于医院风险的不确定性、偶然性等特点决定了医疗风险处理方案的复杂性,方案是否为最佳,其效果如何,还需要科学的方法来评价。

风险管理效益的高低,主要的判断依据是能否以最小的成本取得最大的安全保障,可采用效益比值进行评价。效益比值即等于采取某项风险处理方案而减少风险损失的费用除以因采取某项风险处理方案所支付的各种费用。显然可以看出,若效益比值小于1,则该项风险处理方案不可取,若效益比值大于1,则该项风险处理方案可取。

（四）医疗风险管理的范畴

医疗机构的风险不是深藏不露的,而是可以识别、分组和归入不同的风险范畴。风险范畴代表着一种命名约定和分类,使得风险分析人员能够像生物学家对动物和植物做出种类划分一样,根据各自特点把医疗机构中的各种风险进行分门别类。医疗机构的风险范畴是可以变动的,允许医疗机构的风险或风险组合游走于不同的风险范畴之间。

完整的医疗风险管理的范畴,包括医疗业务风险管理、医疗组织机构风险管理、环境安全管理、公众意见与投诉管理、医疗技术风险管理、医疗法律与监督风险管理等。医疗机构的医疗风险管理的范畴较为复杂,不同规模、不同服务对象、不同地域的医院、不同专业的科室其风险管理的重点不同,在各项范畴中又包含了多项内容。

1. 医疗业务风险管理 医疗业务风险管理的主要内容有:① 制定院、科两级专业技术责任制度;② 实施临床程序守则以减少不同单位临床做法上的差异;③ 实施急症分流制度,使患者尽快得到救治;④ 制定药物使用安全手册,提高医务人员对药物事故的警觉性;⑤ 减轻一线医务人员工作量,加强对临床部门的业务支援;⑥ 统一医疗记录表格,制定医疗记录管理标准及手册;⑦ 设立感染控制小组,统一感染监测和呈报制度;⑧ 督促医务人员严格履行告知义务;⑨ 教育医务人员严格执行查对制度,减少对患者给药错误的风险。

2. 医疗组织机构风险管理 医疗组织机构风险管理的主要内容有:① 进行风险管理教育;② 制定涉及法律责任的医疗风险管理措施;③ 对医务人员加强沟通能力的培训;④ 制定医疗资料保密手册;⑤ 信息数据保护和信息安全管理培训;⑥ 医务人员违纪管理;⑦ 推行医务人员行为守则。

3. 环境安全管理 环境安全管理的主要内容有:① 医院保安系统安装和保安人员培训;② 防火安全教育及培训;③ 医疗、化学、放射性及院内其他废物处理;④ 患者及治疗的安全管理等。

4. 公众意见和投诉管理 公众意见和投诉管理的主要内容有:① 设立咨询电话热线;② 制定投诉和反馈机制,有效监督服务质量;③ 进行有关患者的权利和义务教育;④ 通报公众投诉摘要和患者建议。

5. 医疗技术风险管理 医疗技术风险管理的主要内容有:① 新的医疗护理技术的培训与实施;② 生物医疗设备、远程医疗、电子商务和信息系统等应用过程中各种风险的防范。

6. 医疗机构的法律与监管风险 医疗机构的法律与监管风险是指与遵守和执行国家卫生法律、卫生行政法规、卫生部门规章和标准有关的各种风险。许多卫生政策法规直接规范着临床一线医护人员的医疗行为和护理行为。因此,医疗机构的法律与监督风险管理的内容主要是要求风险管理人员还必须有计划地帮助医护人员学习、理解、遵守和执行国家的政策法规。

三、医疗风险的防范

医疗风险的防范是指医院等医疗机构有组织、有步骤地预防和减少医疗风险的发生,减少和消除风险对患者以及医疗机构的危害和经济损失。医疗风险防范涉及医院所有的部门,需要最高管理层的支持,各个部门的共同努力。它必须是全组织范围内的行动,首先在高层间达成一致,并在各级各部门人员中得到认真贯彻。医疗风险的防范同时也要求医患间建立相互信任的关系,医患双方都要了解风险的存在,并尽力减少风险发生的数量,降低风险造成的损害程度。

医疗风险的发生是不可避免的,但如果采取有效的防范措施,可以减少风险的发生,降低风险造成的损害程度。由于导致医疗风险发生的原因是多种多样的,因此,针对风险的防范措施也应当是多样化的,并通过综合治理,才能防范和减少风险带来的损害。主要防范措施有:

(一)提高医护人员的执业风险意识,增强防范医疗风险的责任感

医护人员要认识到"医疗风险无处不在",医疗工作的一言一行都和法律责任密切相关,任何违反规章制度的行为都有可能导致医疗风险甚至更为严重的后果发生。因此,医护人员要养成自觉依法依规进行操作的良好习惯。

(二)健全和落实医院各项规章制度,加强医院管理

"没有规矩不成方圆。"医院担负着救死扶伤、治病救人的重要职责,因此,医院的工作更加需要有健全的规章制度和完善的管理措施给予保证。要重点建立和完善医疗质量监控制度和体制,从系统内部的运转上,提高诊疗质量,减少医疗事故的发生。应组织专家和有关人员对诊疗项目进行风险评定,确定其风险等级,并采取相应对策,包括告之患者及其家属,通知有关诊疗医务人员,制定和实行有关措施等,积极预防和减少医疗风险的发生。

(三)提高医疗技术水平与医护人员的职业道德素养

从医疗风险发生的情况分析,除医疗程序外在的风险外,医疗系统内部的人为及系统因素也会增加组织风险,从而产生整个医疗程序的总风险。在这些内部因素中,医院的技术水平因素和医务人员道德因素对于风险的发生有着重要影响。医疗技术的提高可以从根本上避免医疗事故的发生。医护人员只有具备熟练的业务技术知识和过硬的操作技能,才能在工作中得心应手。提高医护人员的业务技术应从岗前培训、岗位责任制、业务培训与考核、在职教育、新技术、新业务培训等方面着手。另外,要加强医护人员的职业道德素养教育,才能更好地服务于人民。

(四)完善医疗风险监测预警体系与医疗风险管理预案

医疗风险监测是及时发现环节与流程错误的有效方式,也是纠正错误的基础。医疗风险预警是对医疗活动中可能出现的各种不安全事件或医疗风险进行监测、汇总、分析、预报,并提出相应的防范措施。预警的目的是建立一系列防控机制与标准,防止医疗事故发生,减少医患纠纷,提高医疗质量,保证患者安全,改进医院管理水平。医疗风险预案是针对一些风险较大的医疗活动或相关情况提出的,其目的是为了在突发医疗事件时能够采取迅速而有效的应对措施,尽量减少其危害。

(五)加强风险教育

加强医疗风险防范的教育,强化医院所有人员的风险意识,使大家认识到医疗风险存在于各科室和医疗工作的各个环节。应通过宣传等手段,使社会上的人们正确认识医学技术的有效性和风险性。医务人员在医疗活动中要严格执行告之义务,充分尊重患者的知情同意权。

(六)采取积极的应对措施,减少因风险带来的损害

建立抵御医疗风险的保险制度,通过社会、医院、医务人员个人和患者共同缴纳保险费用,抵御医疗风险发生后造成的经济损失。

(七)积极改善医患关系

医方要以患者为中心、视患者的生命与健康高于一切;患者与社会也要尊重医务人员的劳动,给予充分的理解、体谅和支持,共同承担风险,共同与疾病作斗争。

第二节　护理风险管理

护理风险管理是护理管理的一项重要内容,也是高品质护理的根本要求。护理工作中的任何一个环节失误,都会直接或间接地危害患者的健康甚至生命,也将承担由此造成的经济和法律风险。

一、护理风险的相关概念

护理工作的内容之一就是执行医嘱,可以说护理行为在一定意义上是医疗行为的一个有机组成部分,亦是医疗行为的外在表现,因此,医疗行为所伴随的风险往往与护理行为难以分割,护理风险就是医疗风险的一部分。

护理风险是指护理人员在临床护理过程中,如操作、处置、配合抢救等各个环节,可能会导致医院和患者各种损失和伤害的一种可能性。临床上,有时极为简单或看似微不足道的护理活动都带有风险。护理风险是一种高风险职业,具有一定的发生频率并由该职业者承受的风险,包括经济风险、技术风险、法律风险、人身安全风险等。

为了接近目标,当然必须承担风险,成功与风险具有一体两面的关系。在医院作业的范畴中,就患者安全领域而言,护理风险管理(nursing risk management)系指医院采取必要的措施来预防及降低因意外伤害或药物损失造成财务损失或威胁的自我保护行为。

二、常见护理风险因素

1. 患者因素　指患者所患疾病的危险性、复杂性等决定医疗风险概率的客观因素。因疾病的自然过程或发展而导致不幸的情况时有发生,而进行的治疗并不都能治愈疾病,治疗的成功率也会因人而异,如患者一方的期望值过高或医患沟通不足,往往会被误认为是医疗事故而发生医疗纠纷。

2. 医源性因素　指因医务人员的语言、行为不当或过失给患者造成的不安全感和不安全结果。医务人员缺乏责任心,语言和行为过失是导致医疗纠纷、医疗事故的直接风险因素,其风险程度也较为严重。

3. 护理技术因素　指医务人员医疗护理技术水平低下、临床经验不足或相互配合不协调,直接或间接地危害患者的健康甚至生命。医疗护理活动多半是由集体协作完成的,医疗护理技术因素包括医务人员个人与集体的技术水平。

4. 药物性因素　指错误用药、无效用药、药物配伍不当或使用有质量问题的药品所导致的患者病程延长,出现药物不良反应或造成药源性疾病,甚至危害患者的生命。药物本身存在与治疗疾病不相关的副作用与不良反应,其性质就是医疗风险。

5. 医院卫生学因素　指医院内感染、环境污染(包括废弃物、剧毒药物、消毒制剂、化学试剂、放射线污染等)导致患者和医务人员的身心健康受到损害。一些严重的医院感染,可造成医疗事故的发生。

6. 医疗设备、器械因素　医疗设备、器械因素是指因医疗设备、器械因素影响医疗护理技术的有效发挥,而延误患者的诊断、治疗、抢救。如医疗设备不全、性能不良、规格不配套,医疗物资供应不及时、数量不足、质量低劣,都会降低医疗护理技术水平,影响医疗护理效果。

7. 组织管理因素 组织管理因素是指组织领导、人力资源管理、设备环境管理、安全保障制度等方面的因素直接或间接给患者、医务人员的健康造成损害。如职工的职业道德、安全教育工作薄弱,规章制度不健全或不落实,业务技术培训滞后,人力资源不足,设备物资管理不善,防止环境污染的措施不力等不安全因素存在,可直接或间接影响患者的诊断、治疗、康复全过程。

8. 其他因素 如重点患者。重点患者并没有一个确定性的概念,一般指高龄患者、病情危重的患者、高费用患者、具有特殊社会地位的患者、长期住院患者以及曾经对医院服务表示过某种或某方面不满意的患者等,相比其他患者而言,这类患者更容易与医务人员发生矛盾或对医院服务产生不满。究其原因,主要由于:① 由于自身的原因,如病情危重、高龄可能发生不良的医疗后果;② 由于医院或医务人员方面的原因,如医疗行为中的问题给患者带来了不良的损害;③ 医患之外的原因,如医疗费用的原因,也引发患者的对立情绪。

三、护理风险相关事件

护理风险相关事件主要有以下几种:① 给药错误,如忘记给药、给错药、药物给错患者、给错用药时间、给错药物剂量或给药途径等;② 患者受伤,包括患者跌伤、烫伤、可避免压疮等;③ 协助医生诊断、治疗过程中,在汇报病情或留取标本时的失误或技术的不到位;④ 患者或家属对护理人员态度、工作责任心、技术操作不满意等;⑤ 护理病案记录的不完善或错误;⑥ 仪器故障;⑦ 职业安全问题;⑧ 医院感染问题。

风 险 案 例

药物执行错误

事件经过:患者,女,58 岁,因头痛 10 天,突发四肢抽搐 3 天,以"癫痫、颅内感染",于 6 月 7 日入院,6 月 13 日晨患者突发神志不清,两眼上凝,四肢抽搐,医师下达口头医嘱给予安定针 10mg 静脉注射及安定针 50mg+5％GS 针 50ml 微泵静脉维持,夜班王护士因在推注安定,叫另一名跟班护士(新到医院工作的护士)执行微泵药,这位护士就在抢救车里取了 5 支非那根针,但对医嘱"等渗(5％GS)"50ml 有疑问,就问夜班王护士,刚好夜班王护士推注好安定,回到治疗室,发现"5 支安定针"是"5 支非那根针",即予更换药物。

四、护理人员在风险管理中的角色

1. 第一线的报告者 护士常常是第一个发现患者的异常情况,也常常是第一个发现存在风险的危险因素,所以护士要始终保持警觉,在患者个体化的护理照顾中非常重要。因为护理人员的警觉,发现异常情况立即报告,可避免或减少患者受到伤害。同时也常因护理人员的及时报告,使风险的处理加速,从而掌握了时效性。

2. 降低风险的实施者 护理人员对患者提供 24 小时照顾服务,与患者每日接触,他们是风险管理计划真正的实施者。护理工作人员对风险管理计划实施的成功非常重要。在临床中有许多例子表明,风险的防范重在护理人员的敬业精神和责任心,必须认真执行规章制度和操作常规,重视高风险因素环节的防范。一旦意外事件发生,成功的风险管理在于要认识到风险事件,较快的追踪访视及采取行动,并立即做些适当的处理。据估计,90%的患者投诉能在病房一级得到解决。当第一级的沟通失败,护士长需要求助于其他人员,如风险管理人员及护理职能部门。

3. 风险管理的在职教育者 护理管理者在一个成功的风险管理计划中扮演着重要的角色。通常,工作人员对质量的理解不同于患者的看法和期望。护理管理者通过帮助工作人员从患者的角度看待疾病和健康来降低风险性。

4. 风险管理成效的评价者 护理人员可以通过对高危因素的评估,评价风险管理的成效。如护理人员可以通过和患者及其家属的接触,了解风险是否"化险为夷"。

五、护理风险管理的重要性

(一)护理风险管理水平直接关系到患者的安全

护理风险是与医疗护理安全相并存的概念,两者是因果关系,在护理风险系数较低的情况下,医疗护理安全系数就较高;反之,医疗护理安全系数就降低。医疗护理活动可产生正反两方面截然不同的结果,使疾病向好的方向转化或向不好的方向转化。无论何种结果,均由多种风险因素作用于医疗护理活动而产生,因此通过有效的风险管理可以降低医疗护理活动中的风险系数,保障患者与医务人员的安全。

(二)护理风险管理水平直接影响医院的社会效益和经济效益

护理风险管理不善,可延长病程,使治疗护理方法更为复杂,物资消耗增加,经济负担加重,与此同时,不仅医疗成本提高,医院甚至还要付出额外的经济赔偿,社会形象受到损害,影响医院的社会效益和经济效益。

(三)护理风险管理水平直接影响医院功能的有效发挥

做好护理风险管理,不但保障了患者的身心安全,还保障了从事医疗护理及医学工程技术人员自身的健康与安全。如医疗场所被各种废弃物、放射线、剧毒药物、消毒制剂、化学试剂等物质污染,无形地对医务人员的健康构成危害,使医院功能的有效发挥受到影响。

(四)风险意识和管理水平直接影响医院和医务人员执业风险

在医疗护理活动中如果医疗机构和医务人员因风险意识不强、管理不力而发生医疗事故和纠纷,医院及医务人员将承担风险,包括经济风险、法律风险、人身风险等。

第三节 护理告知及医疗事故防范

医疗活动中,护理风险是必然存在的,难以化解和消除,如果患者对护理工作缺乏了解,就容易引发医疗纠纷。因此,护士在执业过程中,应尽到自己的义务,履行告知程序,主动与患者沟通和交流护理中的风险,可以有效地减少护理纠纷的发生。

一、护理告知

(一)护理告知的概念

在医疗活动中,医疗机构及医务人员应当将患者的病情、医疗措施、医疗风险如实告诉患者,及时解答其咨询。医疗告知与患者的知情权是一个问题的两个方面,是针对不同主体而言的情况。患者的知情权是指患者在医疗机构就诊的过程中,有了解自己的病情、医师将要采取的治疗措施以及可能面临的风险的权利。这是法律赋予患者的一项基本权利,医疗机构必须要切实保障实施。

护理告知是医疗告知所包含的内容之一。护理告知是指患者从入院到出院或死亡的整个护理过程中,护士向患者及其家属介绍、说明及讲解护理程序、护理操作的具体注意事项护理上需要患者配合支持的事项以及患者在住院期间遇到或希望了解的某些问题的解答。

(二)护理告知的特点

1. 全程性　护理告知贯穿于整个护理工作的全过程,较之诊疗告知环节多、内容细。患者从入院到出院,护理告知应当融入基础护理各个环节当中。大多数护理操作都需要患者的主动配合,护理人员应及时、准确地向患者及其家属说明其操作的目的、意义及实施过程,以取得患者的支持与配合,保障医疗工作的顺利进行。

2. 技巧性　患者从熟悉的社会、工作空间进入医院这个特殊的环境,一部分人很难快速适应新环境进入患者角色,多数会出现心情浮躁和与日常不同的心理反应。由于患者的个体素质、文化教养、生活习惯、经济条件千差万别,其心理反应是十分复杂的,要求护理人员要仔细观察,注重细节,讲究语言技巧,用患者可以接受的语言方式与其沟通,减轻患者的心理压力。

3. 科学性　护理告知的内容包含着广泛的医学、护理、伦理、心理知识,护理告知是站在科学的角度上,向患者说明、解释相关医学和疾病的常识,并非护理人员自我意识的随意表达。因此,作为一名合格的护士,只有具备了扎实的护理基础知识,才能更好地为患者服务。

4. 服务性　医疗机构是特殊的服务场所,患者是特殊的服务对象。护理工作是医院与患者连接的重要窗口,比如住院患者最直接、最频繁接触的医务人员就是护士,护士的服务质量和服务效果,直接反映医院的服务水平。护士尊重患者知情权、履行充分的告知义务正是护理服务的具体要求。

(三)护理告知的方式

1. 书面告知　书面告知主要是针对操作过程比较复杂、并发症发生率较高或具有其他特殊性、危险性的护理操作。书面告知是指在对患者护理过程中遇到一些需要患者家属配合、理解的情况,或者实施某些特殊治疗之前,需要患者或其家属了解、同意并签字确认的书面材料。书面告知有利于医疗机构在发生医疗纠纷后保存证据。书面告知的范围法律法规没有具体硬性规定,医疗机构往往根据本单位的特点自行规定。通常有新入院患者的入院告知、难免压疮风险告知、应用保护性约束告知、家属陪护告知、深静脉穿刺告知、入住 ICU告知等。

2. 公示告知　公示告知的对象不具有特定性,具有广而告知的作用,是方便患者诊疗、减少医疗纠纷发生的重要方面,如医院有关规章制度、科室规章制度、患者管理制度、住院须知等,对于患者不理解的内容,医护人员有为患者解释的义务。

3. 口头告知　口头告知是指除书面告知、公示告知以外的需要进行告知的相关护理内容。由于"医疗护理风险无处不在",告知的内容不必要也不可能都以书面的形式固定下来。因此,对于操作过程简单、护理风险小的常规性内容,可以采用口头告知的方式进行,如周围浅表静脉穿刺、常规肌内注射、心电图、脑电图检查、解答患者疑问等。但口头告知毕竟存在证据固定困难的问题,因此,对于可能发生纠纷的特殊患者,护士应当视情况做必要的记录。

(四)护理告知的意义

护理告知是护患沟通的一个方面,是改善护患关系、化解护理纠纷、转移护理风险的重要手段。充分尊重患者的知情权,履行充分的护理告知义务,具有重要的理论和现实意义。

第一,表明护理行为的合法性。将护理风险如实告知患者及其家属,一是表明医疗机构及其医护人员实施医疗护理行为符合卫生管理法律、行政法规、部门规章规定的程序,即从程序上表明医疗护理行为的合法性;二是表明护理人员向患者或其家属履行了如实告知义务,即从实体法上表明患者或其家属对护理过程中发生的正当损害及可能发生的并发症已经知晓、同意并授权实施某种护理行为。

第二,有利于医疗质量和医院管理水平的提高,减少或消除医患、护患之间的纠纷。

第三,有利于促进医学模式的转变。主动的关心和了解患者的需求,熟悉和掌握患者的心理活动,并积极进行沟通和疏导,无疑会促进患者的康复,有利于指导—合作型乃至共同参与型医患关系模式的建立,促进治疗活动的顺利进行。

第四,有利于社会精神文明建设。良好的沟通方式可以产生良好的心理效应。通过互相启迪、互为感染,产生情感共鸣,形成一种对他人、对社会的道德责任感,营造一个美好、和谐的工作环境和生活环境。因此,努力掌握护理告知沟通技巧,建立良好的护患关系,能够有利于促进社会主义精神文明建设。

二、医疗纠纷

在现代社会里,医疗纠纷普遍存在。近年来,随着我国医疗制度改革步伐的加快,特别是在现阶段我国社会转型期,社会上各方面经济利益关系都有较大变动,医患双方的正当权益目前界定尚不完全明确,人们法制观念的不断增强,在医疗卫生行业中因医疗纠纷而引发的严重干扰医院工作的事件不断发生。医疗纠纷可以说是医疗实践的共生体,只要有医疗行为,医疗纠纷就不能避免。

(一)医疗纠纷的定义

医疗纠纷指医院及医院工作人员在向患者提供临床医疗服务时,医患双方出现的争执。也就是医患双方对疾病诊疗后果及其原因的认定存在分歧,患者及其亲属对诊疗工作不满,认为患者诊疗时间延长、增加额外痛苦,甚至出现死亡、伤残等情况是由于医务人员诊疗失误造成,患者或其亲属要求追究当事方责任或赔偿损失,需经过直接商议、行政调解、技术鉴定或法律裁决方可结案的医疗事件。

在医疗过程中,常表现为由于医务人员的过错,给患者的生命健康造成了危害;或者经过诊疗行为,即使不存在医务人员的过错,但患者出现了不同程度的不良后果或认为遗留了不良后果的隐患,且患方认为这种不良后果的产生是由于医疗机构或医务人员的过错造成的,医患双方对产生的损害、损害产生的原因以及处理方式出现了意见分歧。

(二)医疗纠纷的原因

医疗纠纷出现的原因比较复杂,多数医疗纠纷发生在诊疗护理过程或医疗服务之中。主要包括以下原因:① 诊疗、护理行为确有不当或技术过失,造成患者身体伤害或发生不良后果;② 医护人员言行,服务态度差造成的;③ 医护人员对疾病的预后解释不到位引起患者误解造成的。

（三）医疗纠纷的处理

1. 坚持公正、公平的原则 一般情况下，医疗纠纷都直接或间接地涉及医患双方的权益、道德与法律等问题。医院在接待患者投诉时要坚持公正、公平的原则，对于属于医护人员违反医疗规范的，应及时告知有关部门和人员，责令其限期改正。

2. 实事求是的原则 认真地、实事求是地向患者解释清楚，包括诊断是否正确，处理是否及时，用药有无原则错误，有无护理、服务不到位等现象。对一时无法解决的，应主动分阶段答复投诉人。

3. 医患纠纷处理要有一定的时限性 对一些能够立即解决的纠纷应尽快解决，如对因服务态度引起的纠纷，可以当时解决。对于复杂的纠纷，一定要进行调查以后，再着手解决。

4. 取得患者及其家属的信任 处理医疗纠纷时，要以公正的态度引导患者及其家属按程序解决问题，妥善解决纠纷。答复患者时，一定要针对患者或其家属提出的疑问和意见。既不上交矛盾、激化矛盾，更不推诿患者，要想方设法取得对方的信任。对投诉要做到件件有回音，事事有答复。

三、医疗事故

（一）医疗事故的定义

依照 2002 年国务院颁发实施的《医疗事故处理条例》，医疗事故是指医疗机构及其医务人员在医疗活动中，违反医疗卫生管理法律、行政法规、部门规章和诊疗护理规范、常规，过失造成患者人身损害的事故。

医疗事故案例

护理引发的医疗事故案例

患者，女，75 岁，因肺部感染、肺心病入院。入院后由护士甲为其静脉输液。甲在患者右臂肘上 3 厘米处扎上止血带，当完成静脉穿刺固定针头后，由于患者的衣袖滑下来将止血带盖住，所以忘记解下止血带，随后乙护士完成静脉推注药液，然后接上输液管进行补液。在输液过程中，患者多次提出"手臂疼及滴速太慢"等，乙认为疼痛是由于药物刺激静脉所致，并且解释说："因为病情的原因，静脉点滴的速度不宜过快。"经过 6 个小时，输完了 500 毫升液体，由护士丙取下输液针头，发现局部轻度肿胀，以为是少量液体外渗所致，未予处理。静脉穿刺 9 个半小时后，因患者局部疼痛而做热敷时，家属才发现止血带还扎着，于是立即解下来并报告乙护士，乙查看后嘱继续热敷，但并未报告医生。又过了 6 个小时，右前臂高度肿胀，水泡增多而且手背发紫，乙才向医生和院长报告。两天后，患者右前臂远端 2/3 已呈紫色，第三天行右上臂中下 1/3 截肢术。术后伤口愈合良好。但因患者年老体弱加上中毒感染引起心、肾衰竭，于术后一周死亡。经医疗事故鉴定委员会鉴定，结论为一级医疗责任事故。

（二）医疗事故的构成要素

1. 医疗事故的主体是医疗机构及其医务人员 医疗机构是指依据国务院 1994 年 9 月施行的《医疗机构管理条例》取得《医疗机构执业许可证》的机构。医务人员是依据 1998 年《中华人民共和国执业医师法》、1993 年国家卫生部发布的《中华人民共和国护士管理办法》

和人事部、卫生部、国家药品监督管理局发布的《执业药师资格(药品使用单位)认定办法》依法取得执业资格的医疗专业技术人员,如医师、护士、医疗机构中的药师等,还包括1986年3月中央职称改革工作领导小组发布的《卫生技术人员职务试行条例》中所规定的其他卫生技术人员,如技师。

2. 医疗事故的客体是患者的生命权与健康权受到侵犯　医疗机构及其医务人员在医疗活动过程中,由于医务人员的过错,给患者的生命健康造成了危害。生命权是每个公民最基本权利,是以公民生命安全为内容的,他人不得非法干涉的权利。即一个人享有在心跳、呼吸、脑电波不停止时的生存权和心跳、呼吸、脑电波暂停情况下的再生存权。再生存权要求医师在患者心跳、呼吸、脑电波暂停情况下,也不能放弃对患者的抢救,应按医疗原则,尽一切可能救治。健康权是以身体内部机能和外部的完全性为内容的权利,即患者不仅拥有生理健康权,还享有心理健康权。患者到医院就医的目的,就是要求医师为其解除身心疾病的痛苦,帮助其恢复健康身心是每位医务工作者的责任。

3. 医疗事故发生在医疗活动中　医疗活动是指依法取得执业许可或者执业资格的医疗机构和医务人员借助其专业知识、专业技术、仪器设备及药物等手段和措施,为患者提供紧急救治、检查、诊断、治疗、护理、康复、疾病预防以及为此服务的后勤和管理等维护患者生命健康所必需的活动总和。医疗事故发生在医疗活动中,限定了医疗事故发生的特定场所和医疗行为的范围。也就是说,未取得执业许可的医疗机构或者未取得执业资格的医务人员造成患者人身损害的不属于医疗事故,而按非法行医论处。

4. 造成医疗事故主观方面的因素　指医疗机构及其医务人员存在违法性或有过失。医疗事故是医疗机构及其医务人员因违反医疗卫生管理法律、行政法规、部门规章和诊疗护理规范、常规而发生的事件,造成患者人身损害的事故才是医疗事故。违法是导致发生医疗事故的直接原因。

国家卫生主管部门以及相关部门制定有关部门规章和诊疗规范、常规。这些法律、法规、条例、规章、规范和常规是医疗机构和医务人员的工作依据和指南,医疗机构和医务人员在自己的有关执业活动中应当掌握相应的规定,并遵循规定,以确保其执业的合法性。在医疗活动中,最常用、最直接的是有关医院、医疗行为管理的规章以及诊疗护理规范、常规。因此,在判断是否构成医疗事故时,这是最基本的判断标准。

另外,判断医疗机构及其医务人员在对患者的医疗活动中是否存在违法性或过失还可以从医疗机构及其医务人员在对患者进行的医疗活动,是否完全符合其相应的专业理论、专业知识和专业技能的标准和要求来判断。

需要注意的是,医疗事故是医务人员的违法性或过失行为造成的,而不是有伤害患者的主观故意。医疗故意是指医务人员主观上明知会发生不良后果而仍然实施不予终止,即医务人员已预见到可能会发生不良后果,但不采取积极措施去阻止,就构成医疗故意。医疗事故属于过失,而不属于故意。两者的性质有本质区别。

5. 医疗事故客观方面的表现　指因医疗事故造成患者生物学上可以检测到的客观损害结果。如造成患者死亡、重度残疾;造成患者中度残疾、器官组织损伤导致严重功能障碍;造成患者轻度残疾、器官组织损伤导致一般功能障碍;造成患者明显人身损害的其他后果。

6. 过失行为和损害后果之间存在因果关系　在医疗事故构成要素中,过失行为和损害后果之间存在的因果关系,既可以是直接的因果关系,也可以是间接的因果关系。

直接因果关系是过失行为在损害后果的产生、发展过程中具有必然趋向的原因;间接因果关系是过失行为在损害后果的发生过程中并不直接发挥作用,而是间接参与和介入。

医疗机构和医务人员在患者受到损害时,不论过失行为和损害后果之间存在的因果关系是直接的或间接的,均须承担相应责任,只是承担的责任程度有所区别。

(三)医疗事故等级

国务院 2002 年颁发的《医疗事故处理条例》中规定:根据对患者人身造成的损害程度,将医疗事故分为四级。

一级医疗事故:造成患者死亡、重度残疾的;

二级医疗事故:造成患者中度残疾、器官组织损伤导致严重功能障碍的;

三级医疗事故:造成患者轻度残疾、器官组织损伤导致一般功能障碍的;

四级医疗事故:造成患者明显人身损害的其他后果的。

根据医疗事故对患者造成的人身损害后果,进一步将医疗事故划分为四级十二等。其中一级事故分甲、乙两等;二级事故分甲、乙、丙、丁四等;三级医疗事故分甲、乙、丙、丁、戊五等;四级医疗事故不再分等。具体分级标准参见国务院卫生部《医疗事故分级标准(试行)》方案。

(四)不构成医疗事故的情形

当医疗行为与损害存在因果关系时,但如果医疗机构及其医务人员实施的医疗行为不存在违法性和主观过失,就不构成医疗事故。如给患者使用青霉素,医务人员在用药前根据技术操作规程给患者做了青霉素过敏试验,且试验结果为阴性,注射后观察无不良反应让患者离院,患者在回家途中,发生了严重青霉素迟发过敏反应,出现严重过敏性休克死亡。虽然患者的死亡与注射青霉素有直接因果关系,但医务人员的医疗行为不存在违法和主观过失,则患者的死亡就不属于医疗事故。反之,如果不做青霉素过敏试验就给患者注射青霉素,如患者出现不良后果,因医务人员的医疗行为已违反了诊疗常规要求,则构成医疗事故。《医疗事故处理条例》规定有下列情形之一的,不属于医疗事故:① 在紧急情况下为抢救垂危患者生命而采取紧急医学措施造成不良后果;② 在医疗活动中由于患者病情异常或者患者体质特殊而发生医疗意外;③ 在现有医学科学技术条件下,发生无法预料或者不能防范的不良后果;④ 无过错输血感染造成不良后果;⑤ 因患方原因延误诊疗导致不良后果;⑥ 因不可抗力造成不良后果。

(五)医疗事故处理途径

1. 自愿协商解决　医疗事故发生后,医疗机构可以与患方通过协商的形式,达成谅解的协议,自行协商解决医疗事故争议。

《医疗事故处理条例》规定的自愿协商解决医疗事故处理途径,在医疗事故处理的实践中,证明这是有效解决医疗事故的可行办法。大量的医疗事故是通过医患双方自愿协商形式求得解决的,这有效缓解了社会矛盾,及时处理医患双方的问题。

2. 申请行政调解　医疗事故发生后,不愿协商或协商不成的,医患双方当事人可以向卫生行政部门申请行政调解。《医疗事故处理条例》规定,发生医疗事故后,医疗机构或患者都可以向卫生行政部门提出处理申请。

所谓医疗事故行政处理申请,是指医疗事故争议的医患双方当事人,以自己的名义请求卫生行政部门依照行政程序处理医疗事故争议,依法保护其合法权益的行为。医方提出申请的可以是医疗机构,也可以是相关医务人员;患方提出申请的应为患者本人,如患者死亡,应为死者近亲属。

3. 向人民法院提起民事诉讼,解决医疗事故 根据《医疗事故处理条例》规定,医疗事故争议发生后,医患双方可以选择自愿协商解决、向卫生行政部门提出医疗事故争议处理申请,当然,也可以不选择以上两种途径解决,而是向人民法院提起民事诉讼,解决医疗事故争议。

(六)医疗事故的预防

从医疗事故的源头分析,医务人员在医疗活动中存在违法、违规或过失。护理人员及其从事的护理活动,是医务人员及医疗活动的重要组成部分。如何有效防范因护理人员的违法、违规或过失而导致医疗事故的发生,是目前面临的巨大挑战。

1. 加强护理人员的综合素质教育 护理人员从事的护理活动由于患者的疾病种类繁多、个体差异大、病情变化快而复杂、诊疗护理技术复杂而具有高风险的特点。为了有效提高护理人员的综合素质,应做好以下几点:① 加强护理人员的职业道德教育,使广大护理人员树立全心全意为患者服务和以人为本的服务理念,增强工作责任心;② 加强医疗卫生管理法规、法律和规章的培训,提高护理人员的法律意识,减少因护理人员的违法、违规造成的医疗事故;③ 加强诊疗护理规范和常规的培训,提高护理人员的业务技术能力。

2. 加强护理质量管理 为了保障医疗安全,有效地防范医疗事故的发生,在加强护理质量管理方面,应做好以下几点:① 加强组织管理,建立护理质量监控机制;② 加强护理管理队伍的自身建设,不断提高管理水平;③ 建立、健全各项护理工作制度,并随着现代医学技术的进步与发展,新技术、新项目不断涌现,要及时修订或制定新的护理规范和常规;④ 加强护理病案管理,保证病案资料客观、真实、完整,为医疗事故鉴定提供可靠的护理依据。

3. 消除不安全隐患 医疗事故的发生往往是多方面的原因综合在一起引起的。在日常护理工作中,改善护理工作的基本条件和工作环境非常必要。因此,应做好以下几点:① 把好相关仪器、设备准入关,确保仪器设备的完好;② 改善护理基本用品,确保患者安全;③ 落实基本医疗安全的必备条件,如消毒隔离用品,防止交叉感染;④ 合理配置护士岗位,配齐、配足护士人数,避免护理人员在劳累的工作状态下出现的医疗事故;⑤ 加强对重点部门如急症室、手术室、ICU 的安全检查,及时发现和预见影响安全的问题。

4. 接受患者对医疗服务的投诉并及时受理投诉 接受患者对医疗服务的投诉,有利于医疗服务质量监控部门或人员掌握医疗服务质量方面存在的问题,根据这些薄弱环节,有针对性地采取措施,加强监控和管理,预防医疗事故的发生。

发生医疗事件时,医院要为患者提供投诉的条件,认真倾听患者的意见,使患者有陈述自己观点的机会。如果患者投诉无门,可能会采取过激行为,只会使矛盾激化,不利于医疗事件的妥善处理,同时也破坏了医院正常工作秩序,影响其他患者就医安全。在接待患者投诉时,要做到耐心细致,认真做好解释说明工作,避免引发新的医患冲突。对于患者投诉的问题,应做必要的核实,还要做好调查工作。确实由于医方原因引发的患者投诉事件,医院要立即采取措施,告知诊疗科室及相关部门的有关工作人员,妥善处理,消除医疗事故隐患和减轻伤害后果,并应将结果及时反馈给患者。

5. 维护患者的合法权利 在医疗护理活动过程中,防范医疗事故的有效措施是要建立在护患双方相互信任、相互配合的良好护患关系的基础上的。护理人员为患者提供护理时,应尊重患者的合法权利。在医疗活动中,患者的合法权中最容易受到侵犯的是知情同意权。可见,认真履行告知义务,尊重患者的知情同意权,已成为医疗机构及医护人员的法定责任和义务。

第四节 护理职业性损伤及防范

医院是患者的聚集点,是病原体微生物活动猖獗、疾病传播的场所,尤其是近年来,化学药物和高技术的推广应用,护理人员常暴露于多种职业危险因素之中。护理人员在工作中,若不注意个人防护,容易造成职业性损伤,严重威胁着护理人员的身心健康。加强职业防护,保护护理人力资源,是护理管理者的重要理念,也是保护医务资源的重要环节。

一、护理职业性损伤的概念

护理职业性损伤是指护理人员因职业危害导致的损伤及与工作有关的疾病。由于医院环境和服务对象的特殊性,使护理人员常处于多种职业危害环境中。护理人员职业性损伤的特点除了一般职业性损伤造成的特点外,还具有特殊危害性的特点。如护理人员如果被感染,造成的损害不仅危害护理人员及其家人的身体健康,还有可能通过护理人员继续传播给其他的患者,使护理人员成为医院感染的传染源。如2003年初,在全国一些大城市出现了非典型性肺炎,在这次感染中,接诊过非典型性肺炎患者的一些护理人员相继发生感染,使发病者人数迅速上升,护理人员成为重要的发病群和传染源。

二、护理职业性损伤的危险因素

(一)机械性损伤

1. 针刺伤　针刺伤是护理人员最常见的职业损伤,主要由于护理人员在日常工作中频繁接触注射针等造成。

2. 锐器伤与割伤　锐器伤与割伤在护理人员职业损伤人数中也占较大的比例,主要由于护理人员在日常工作中接触手术刀、安瓿玻璃、剪刀等锐器,轻者划伤皮肤,重者深及肌层。

针刺伤、锐器伤与割伤不仅给护理人员带来一定的痛苦,还给病原体入侵留下隐患。目前,我国乙型肝炎感染率高,AIDS也有不少病例,被血液、体液污染的医疗锐器伤是护理人员职业感染疾病的主要途径。根据报道,针刺伤时,只需0.004ml带有乙型肝炎病毒(HBV)的血液足以使受伤者感染HBV。

(二)物理性损伤

1. 负重伤　搬运患者、为患者翻身是护士的常规工作;另外,护理人员工作时长期站立和行走,都是导致腰背痛、脊柱损伤、下肢静脉曲张等的危险因素。

2. 电离辐射伤　随着高新技术的应用,提高了诊断治疗率,但由此产生的电离辐射会给医护人员造成机体损伤,如白细胞减少、放射病、致癌、致畸等。

3. 光化效应损伤　采用激光手术的方法,会对皮肤、眼球有光化效应损伤。

4. 其他的物理性损伤　如消毒灭菌工作中,消毒因子(紫外线、臭氧等)大多是对人体有害的,使用不当,可引起紫外线眼炎或皮炎。高浓度臭氧吸入后可引起气急、胸闷、肺水肿等。

(三)化学性损伤

1. 化学消毒剂　常用的消毒剂有甲醛、环氧乙烷、戊二醛、过氧乙酸及含氯制剂等,对人体皮肤、黏膜、呼吸道、神经系统均有一定程度的影响。

2. 细胞毒性药物　目前使用的抗肿瘤药大多数是细胞毒性药物,大部分抗肿瘤药物治疗量和中毒量非常接近,无明显界限,对人体的肿瘤组织及正常组织均有抑制作用。护士在准备药液时或给患者治疗中,不慎暴露的小剂量毒性微粒,量虽少,但日常频繁接触,会因蓄积作用产生远期影响,引起白细胞减少、致癌、致畸、致突变的危险等。

3. 麻醉剂　长期暴露于微量的麻醉废气的污染环境中,可引起自发性流产、胎儿畸变和生育能力降低,工作人员的听力、记忆力、理解力等也产生影响。

(四)生物性损伤

护士是医务人员中最容易接触患者血液、体液、分泌物、排泄物的人群,若不注意个人防护,不仅造成自身感染,还会成为传播媒介。最具威胁的感染性疾病是乙肝、丙肝和艾滋病,其他感染性疾病有甲肝、结核、腮腺炎、流感等。

(五)心理性损伤

由于护理人员工作紧张,长期轮值夜班,正常的生物钟被打乱,进食、休息没有规律,精神紧张,在工作中承受诸方面的压力等因素的影响,会导致职业有关的疾病,如原发性高血压、血管紧张性头疼、消化性溃疡等。

三、护理职业性损伤的防范

加强职业安全教育,提高防护意识,是减少职业损伤的关键。管理者首先应该建立安全的护理观和职业安全观,树立以人为本的管理理念,做好培训工作,使护理人员充分认识职业性损伤的危险性,增强自我防护意识,严格遵守操作规程。

(一)机械性损伤的防范

1. 针刺伤的防范　① 小心地处理使用过的针头;② 禁止用双手回套针帽;③ 不要弯曲、损毁或剪割针器;④ 加强对针器废弃物的处理及丢弃过程的管理;⑤ 患者的体液、血液视为传染源,接触血液、体液的操作应戴手套;⑥ 使用有安全性能的针具、器械;⑦ 按操作规程操作;⑧ 被针刺伤后上报刺伤情况,便于及时采取相应的措施。

被针刺伤时,应及时进行处理,立即用肥皂和流水冲洗伤口并挤出伤口的血液,局部用碘酒、酒精消毒后包扎,并作 HIV、HBV 等检查及抗体复查,必要时进行有效的预防接种,提高机体免疫力。

2. 锐器伤与割伤的防范　① 合理收集使用后的锐器;② 掰安瓿、撬瓶盖要使用正确的手法;③ 手术及操作后要及时处理用物,使用过的针头、刀片等锐器应及时、正确放入专门的容器中;④ 绝对不能徒手处理破碎的玻璃。

(二)物理性损伤的防范

1. 负重伤的防范

(1)防止脊背损伤:① 选用适当的工具、支撑点和(或)他人协助;② 向意识清楚的患者解释,取得患者主动配合;③ 有效地使用搬运工具,如过桥板、牵引架等;④ 保持合适正确的搬运姿势,如搬重物时两腿分开,弯曲膝盖,让背部尽可能保持垂直,然后靠大腿的肌肉把重物抬起。提起重物时,尽可能使重物靠近自己的身体,不要扭曲身体去够重物;⑤ 正确的站姿,如变换站立的姿势,频繁短暂放松等;⑥ 适当的身体舒展运动。

(2)防止静脉曲张:① 避免长期站或坐,脚适当做抬高和放下运动;② 定期自我检查小腿是否有肿胀情况;③ 睡前可垫高腿 6 小时,并保持最舒适姿势;④ 保持脚及腿部清洁,并避免受伤;⑤ 穿防护袜和适当休息。

2. **电离辐射伤的防范** ① 加强防护意识;② 强化劳动防护:防护放射性辐射的用品,包括个人防护和设备防护用品,都应配备经检测合格的用品,并定期监测其性能质量;③ 尽量减少暴露于危险因子的机会和时间;④ 切实执行有关操作规范;⑤ 对已有损害的人员应积极进行治疗,暂时脱离暴露于危险因子的环境,甚至重新安排其他工作。

3. **光化效应损伤的防范** ① 采用激光手术应固定在一个手术间;② 操作时关闭房门;③ 遵守规范化操作流程;④ 手术时,医护人员必须戴上防护镜。

4. **其他的物理性损伤的防护** 进行紫外线消毒时要合理安排消毒时间,注意保护眼睛和皮肤,人要离开消毒现场,眼睛不要直视紫外线灯源,消毒后及时开窗通风,监测时要戴防护面罩及眼镜。室内用氧浓度要低于 40%,必须使用水溶性润滑剂,防止引起火灾。

(三)化学性损伤的防范

1. **化学消毒剂使用的防范** ① 根据化学消毒剂的毒性、刺激性,戴好防护用具,如口罩、手套、眼罩等;② 正确保管化学消毒剂;③ 保持良好的通风环境;④ 尽量选择对空气污染小的化学消毒剂;⑤ 教育培训相关人员遵守规章制度;⑥ 正确配制消毒剂,如禁止热水冲泡消毒剂,以免引发灼伤;⑦ 严格按科学方法使用化学消毒剂浓度,如高浓度的过氧乙酸可致皮肤损伤甚至化学烧伤。

2. **细胞毒性药物使用的防范** ① 配置细胞毒性药物必须在安全保护设施齐全的环境中进行;② 建立健全细胞毒性药物配制过程中的隔离保护措施,如配药时应穿隔离衣、戴口罩、帽子、戴乳胶手套和目镜;③ 所有接触化疗药物的用物应放入特制的防渗透的污物袋内一并销毁。

3. **麻醉剂使用的防范** ① 对吸入性麻醉剂等刺激性强、易挥发的气体、液体,应有良好的通风设施;② 尽量减少暴露于危险因子的机会和时间;③ 切实做好吸入性麻醉药的保管工作;④ 严格遵守操作规程。

(四)生物性损伤的防范

1. **普及"标准预防"的理解与实施** 标准预防即将所有患者的血液、排泄物和分泌物都视为潜在的感染物质,并采取适当的预防措施将这种感染物质传播的可能性降到最低。

2. **洗手** 洗手是加强自我防护,防止交叉感染的一个非常重要环节。在一般医院内护理人员勤洗手,可以达到清除细菌的要求,同时要注意一定要采用卫生洗手法,以提高医护人员洗手的合格率和频率。若双手直接为传染患者操作后,应将双手浸泡于消毒液后,再用肥皂水或清水。在接触每一个患者前后要洗手,包括脱手套后,用肥皂和清洁剂洗手,可将手上微生物悬浮,再用水冲掉,可使手的细菌数减少 60%~90%。

3. **使用职业防护工具** 按规定的方式穿防护服、戴手套、戴口罩、戴帽子、戴护目镜是护理人员常用的职业防护的工具或措施。鼓励护理人员根据需要使用避污纸、一次性手套等防护用品。

4. **正确进行血标本处理** 使用带盖试管,密封容器送检,手持标本时戴手套。

5. 提供安全的工作环境　目前,卫生行政部门正在建立医用垃圾封闭贮存、运输、处理的相应机构,这将有效地避免医用垃圾对社会和医务人员造成的危害,杜绝医源性的污染及减少锐器刺伤的中间环节。

6. 暴露后的处理　被暴露后,进行暴露源分类和职业暴露分级评估,并采取相应的预防性用药;用药时间应尽早,最好不超过24小时,超过24小时仍应用药;进行暴露的登记和随访。

此外,还可以对某些疾病进行有针对性的、特异性的防护。例如,对医务人员普遍接种乙型肝炎疫苗,可能接触风疹患者的医务人员接种风疹疫苗,在流行性感染爆发的季节前接种流感疫苗等措施,都可以减少对医务人员造成的职业危害。

(五)心理性损伤的防范

管理者在工作设计和安排上要符合卫生学要求,对工作量大、危重患者多的科室适当加强人员的配备,或采取科学弹性排班、轮班的方法适当调整工作强度,切实体现人文关怀和人力资源合理、科学地开发应用。教会护理人员应对外界压力的技巧,护理人员也要正确对待压力,积极采取适当的放松技巧,创造和谐的工作气氛,有利于身心健康。

第五节　医院感染管理

医院感染(hospital acpuired infection,HAI)严重威胁着住院患者的身心健康和预后,给卫生资源带来了巨大的损失,因此控制感染是现代化医院质量管理的重要目标。

医院感染的预防和控制措施贯穿于护理活动的全过程,涉及护理工作的诸多方面。世界卫生组织(WHO)提出的有效控制医院感染的关键措施为:消毒、灭菌、无菌技术、隔离、合理使用抗生素以及监测和通过监测进行效果评价。这些无一不与护理密切相关。因此,研究医院感染的发生、发展规律及预防和控制方法,尽力降低感染发生率不仅是护理管理学的主要任务,也是提高护理质量、促进护理学科发展的重要内容之一。

一、医院感染的基本概念

(一)医院感染的定义

医院感染是指住院患者在医院内获得的感染,包括在住院期间发生的感染和在医院内获得出院后发生的感染,但不包括入院前已开始或入院时已存在的感染。医院工作人员在医院内获得的感染也属医院感染。

医院感染定义明确了以下几点:① 感染必须是医院内获得;② 感染与发病是在不同阶段产生的,潜伏期是判断感染发生时间与地点的重要依据;③ 包括一切在医院内活动的人群,即患者、医院工作者、陪护和探视者等,均可发生医院感染;④ 医院感染多数在患者住院期间发病,但潜伏期较长的病也存在医院受感染,对于出院以后发病者,如病毒性乙型肝炎,虽在医院内受感染,发病往往在出院以后;⑤ 在入院前受感染处于潜伏期的患者,在入院后发病的,不属于医院感染,但在实践中和医院感染不易区分,一方面依靠潜伏期区别,另一方面还可以根据流行病学和临床资料进行分析判断。

(二)医院感染的分类

医院感染根据患者在医院中获得病原体的来源不同,分为外源性和内源性感染。

1. 外源性感染 病原体来自患者体外,即来自其他住院患者、医务人员、陪护家属和医院环境。来自其他患者的病原体由于在其体内通过传代毒力及侵袭力增强而有重要意义。医务人员和陪护家属中的慢性或暂时病原携带者,可以直接或通过污染环境而间接引起外源性感染;诊疗器材和制剂的污染造成的医源性感染也属外源性感染。

2. 内源性感染 病原体来自患者自身(皮肤、口咽、泌尿生殖道、肠道等)的正常菌丛或外来的已定植菌。在医院中当人体免疫功能下降、体内生态环境失衡或发生细菌易位时即可发生感染;如做支气管纤维镜检查可将上呼吸道细菌带至下呼吸道引起感染,这类感染呈散发性。内源性感染发生机制较复杂,涉及患者基础疾病、诊疗措施等多种因素,因此内源性感染的预防和控制是国内外学者研究的热点。

(三)医院感染的研究对象

医院感染研究的对象,是指一切在医院活动过的人群,如住院患者、医院职工、门急诊患者、探视者和陪护家属。最容易获得医院感染者为住院患者,其次为医务人员和陪护家属。由于门诊患者、探视者在医院里逗留的时间短暂,而且感染因素较多,难以确定其感染源是否来自医院,且不易追踪,往往被忽略。在医院感染的鉴别中以患者为主要观察对象,只有在感染爆发时才将医务人员、陪护人员列为调查对象。

(四)医院感染的相关因素

医院感染贯穿于疾病诊治的全过程,它的发生发展不仅与医务人员的医疗技术熟练程度、无菌操作水平、医院环境及医用设备的消毒隔离条件以及医院的管理水平有关,而且还与患者的相关情况密切相关。

1. 侵入性诊治 各种侵入性诊治如内窥镜、泌尿系导管、动静脉导管、气管切开、气管插管、吸痰、脏器移植、牙钻、采血针、留置导尿、机械通气等侵入性诊疗手段,不仅可把外界的微生物导入体内,而且损伤了机体的防御屏障,使病原体容易侵入机体。

2. 环境污染 医院是患者密集的场所,医院环境最容易被病原微生物污染,从而为疾病的传播提供外部的条件,促进医院感染的发生。医院中污染最严重的是感染者的病房、厕所以及病区中的公共用品,如水池、浴室、便器等。

3. 患者免疫抑制剂的治疗 使用了激素或免疫抑制剂,接受化疗、放疗后,致使患者自身免疫机能下降而成为易感染者。

4. 抗生素的应用 从辩证角度分析抗生素在临床的应用,既是保护因素,又是危险因素。合理地应用抗生素是医院感染的保护因素,但由于大量或不合理的应用,会引起人体内的菌群失调出现二重感染;同时由于抗生素的使用耐药菌群增加,感染的机会也增多。

5. 患者的年龄 即年龄越大,医院感染率越高,因老年患者本身生理防御功能减退,同时患有各种基础疾病,抗病能力低易引起医院感染。

6. 患者基础疾病和病情严重程度 当患者存在糖尿病、慢性支气管炎、脑血管意外、肿瘤等多种基础疾病时,发生医院感染的机会增加。另外,病情的严重程度与其发生感染的机会成正比关系。

7. 医源性因素 医院组织管理不够完善,医疗设备的消毒隔离条件不够完善,医护人员在操作时违反操作规程,医护人员为患者提供服务时没有遵守洗手的准则,造成病原菌的传播等。

二、预防与控制医院感染的措施

医院感染的预防与控制是一个综合性的措施,护理部门在医院感染的预防与控制中起着重要的作用。在整个医院感染的管理中,护理系统应主动和独立地制定出行之有效的预防措施并建立严格的控制感染管理制度,做到层层落实把关,以最大限度地避免因护理管理失误而引发的医院感染。

1. 加强组织领导与健全监督检查 医院的感染管理是一个复杂的系统工程,护理管理则是该系统的重要子系统,它的运行状况会直接影响整个医院感染管理的质量与水平。为了实现预防和控制医院感染这个大目标,必须建立健全组织并实施科学而有效的管理。护理部在医院感染管理委员会的指导下,组织本系统有关人员成立预防医院感染的消毒隔离小组,即护理指挥系统,通过计划、定期检查、随时抽查或深入第一线等途径,了解情况并根据所获得的各方面的信息及时处理存在的问题,或作出相应的调整,使医院感染的各项预防措施持续处于良好的运行状态。护理指挥系统还应对医院护理人员进行消毒、灭菌、无菌操作和隔离技术的教育,进行合理使用抗菌药物正确配制和选择合适溶液、观察用药后的反应,以及各种标本的正确留取及运送等有关预防感染的培训,定期进行无菌操作达标率和消毒灭菌合格率等的统计,了解护理人员遭受医院感染的情况,以及住院患者的感染发生率等,使感染管理有序、有效,从而达到预防医院感染的目的。

2. 全员培训,提高人员的整体素质 在医院感染的预防与控制工作中,必须重视对全体医护人员的培训教育,特别是对医院感染知识的培训、抗生素合理使用的培训等。只有人人都了解预防医院感染的意义、具体要求和实施方法,才能使预防感染的各项计划和措施变为实际行动,才能切实控制和防止感染的发生。

3. 强化高危人群的感染管理 老年患者由于免疫功能低下,抗感染能力减弱,尤其是有疾患并处于卧床不起的老年人,由于呼吸系统的纤毛运动和清除功能下降,咳嗽反射减弱,导致防御机能失调易发生坠积性肺炎。而且这类患者的尿道多有细菌附着,导管中绿脓杆菌、大肠杆菌、肠球菌分离率高,也可能成为医院感染的起因。因此住院的老年患者必须加强系统护理,做好患者口腔和会阴的卫生,协助患者进行增加肺活量的训练,促进排痰和胃肠功能恢复。

4. 强化重点部门的感染管理 重症监护病房(ICU)是医院感染的高发区,由于多数患者都是因其他危重疾病继发感染后转入 ICU 或各种类型休克、严重的多发性创伤、多脏器功能衰竭,大出血而住 ICU,其身心和全身营养状况均较差,抗感染能力低等极易引起医院感染。因此对 ICU 的感染管理,是医院感染管理的重点部门。另外,新生儿科、手术室、腔镜室、供应室等部门的感染管理工作,也是重点部门之一,管理部门必须根据医院的具体情况随时作出相应的管理措施。

5. 加强侵入性操作的管理 临床上对侵入性操作的诊疗,要选择适当的适应证,严格注意操作规程,建立细菌监测、感染情况的登记上报制度,定期分析细菌的检出情况,对感染部位、菌种、菌型及耐药性、感染来源和传播途径等做好记录,以便制定针对性的控制措施。

6. 消毒措施的贯彻和落实 消毒是预防感染传播的基本手段之一,能否防止或控制感染的扩散往往取决于消毒工作的质量,因此必须严格按卫生部《医院感染管理规范(试行)》、《医院消毒技术规范》中的要求,做到专人负责、定期消毒、按时检查、定期监测。另外,医护人员在为患者提供服务或行操作时,必须严格遵守洗手规范,防止由于医务人员的手造成病原菌传播的不良后果。

7. 做好护理人员感染的自身防护 在医院众多职工中,护理人员接触患者机会最多,每日需要处理各种各样的感染性体液和分泌物,导致护理人员时刻处于各种病原菌包围之中,受到感染的威胁,因此必须加强护理人员的自我防护与感染管理,提高护理人员的自我防护意识,强化预防感染的具体措施。

8. 严格病房管理和做好健康教育,减少环境造成的污染 医院环境的污染是发生医院感染的另一个途径,护理人员要落实管理好各项措施,如搞好病房内的洁净,控制患者的陪护,减少病房的人流量等,保护住院患者的医疗安全和减少感染机会的发生。另外,护理人员应向患者宣教防止疾病传播与控制医院感染等知识,如教会患者及其家属、探访者养成接触患者前后洗手的习惯。对需要隔离的患者宣传隔离的目的和意义,使他们主动自觉地配合医护人员做好隔离消毒工作,减少医院感染的发生。

【思考题】

1. 试述医疗风险、医疗风险管理的概念,医疗风险管理的程序及防范。
2. 简述护理告知的概念、特点、告知方式与意义。
3. 简述医疗事故的定义、防范措施。
4. 简述医院感染的定义、预防与控制的措施。
5. 患者,男性,75 岁,因突然发生神志模糊,右侧肢体瘫痪 1 小时,于某年某月某日晚 8 时入院,入院时神志嗜睡状态,诊断为"脑出血",因住院无床,暂时安置在急诊科诊察台上留观。次日晨 7 时许,患者家属疲倦入睡,患者翻身不慎坠床。坠床后检查患者的瞳孔、生命体征情况无明显变化,意识无加重,复查 CT 颅内出血无增多,脸颊部有一小片外伤,无明显出血。请用风险管理的理论分析此件事件发生的相关因素,如何预防?

(贺彩芳)

参考文献

1. 周三多等.管理学(第2版).北京:高等教育出版社,2005
2. 戚安邦等.管理学.北京:电子工业出版社,2006
3. 姜丽萍等.护理管理学.杭州:浙江科学技术出版社,2007
4. 李继平.护理管理学(第2版).北京:人民卫生出版社,2007
5. 许玉林.组织设计与管理(第2版).上海:复旦大学出版社,2010
6. 刘汴生.管理学.北京:科学出版社,2006
7. 斯蒂芬·P.罗宾斯,玛丽.库尔特著.管理学(第9版).孙健敏,黄卫伟,王凤彬等译.北京:中国人民大学出版社,2008
8. 安吉罗·克尼基,布来恩·威廉姆斯著.管理学基础.梁巧转等译.北京:中国财政经济出版社,2007
9. 王吉鹏.价值观的起飞与落地.北京:电子工业出版社,2004
10. 刘永福.价值哲学的新视野.北京:中国科学社会出版社,2002
11. 吉姆·柯林斯著.从优秀到卓越.俞利军译.北京:中信出版社,2002
12. 何志成,郑南南.满意医疗服务的基本原则.中华医疗机构管理杂志,2003,19(12):709—712
13. 张鹭鹭,李静.医疗机构管理学.上海:第二军医大学出版社,2007
14. 梁万年.卫生事业管理学.北京:人民卫生出版社,2007
15. 陈荣耀等.现代管理学.上海:东华大学出版社,2005
16. 解晨等.现代护理管理临床实务全书.济南:山东科学技术出版社,2008
17. 朱春梅等.护理管理学.上海:第二军医大学出版社,2010
18. 海登塞(Heidenthal,P.K.)著.护理领导与管理.王旭东译.北京:北京大学医学出版社,2005
19. 杨顺秋等.现代实用护理管理.北京:军事医学科学出版社,2003
20. 尚玉明等.突破医院管理困境.北京:北京大学医学出版社,2008
21. 宫玉花等.护理管理学(第4版).北京:北京大学医学出版社,2008
22. 卫生部(1978)卫医字(1689)号文《综合性医院组织编制原则试行草案》。
23. 郝红.管理沟通.北京:科学出版社,2010
24. 关永杰,官玉花.护理管理学.北京:中国中医药出版社,2005
25. 成翼娟.护理管理学.北京:人民卫生出版社,2005
26. 雷鹤.护理管理学.西安:第四军医大学出版社,2006
27. 全国护士职业资格考试用书编写专家委员会.北京:人民卫生出版社,2011
28. 蔡学联.护理实务风险管理(第2版).北京:军事医学科学出版社,2005

29. 刘鑫,张宝珠.护理执业风险防范指南.北京：人民军医出版社,2008

30. 郭永松,华淑芳.医疗风险、责任与对策.医学与哲学杂志,2003,24(4)：1—4

31. 程红群,陈国良,程传苗.谈医疗风险的防范与管理.中国医院杂志,2002,6(7)：28—30

32. 连斌,孙亚林.医院医疗风险管理初探.解放军医院管理杂志,2002,9(6)：587—588

33. 程红群,陈国良,蔡忠军,等.医疗风险管理的探讨.解放军医院管理杂志,2003,10(1)：94—95

34. 李加宁,宋雁宾.加强护理风险管理的思路与方法.中华护理杂志,2005,40(1)：47—48

图书在版编目(CIP)数据

护理管理学/姜丽萍主编. —杭州:浙江大学出版
社,2012.1(2025.1重印)
ISBN 978-7-308-09374-3

Ⅰ.①护… Ⅱ.①姜… Ⅲ.①护理学:管理学—
医学院校—教材 Ⅳ.①R47

中国版本图书馆 CIP 数据核字(2011)第 249177 号

护理管理学

姜丽萍 主编

丛书策划	阮海潮(1020497465@qq.com)	
责任编辑	阮海潮	
文字编辑	何 瑜	
封面设计	刘依群	
出版发行	浙江大学出版社	
	(杭州市天目山路 148 号 邮政编码 310007)	
	(网址:http://www.zjupress.com)	
排 版	杭州大漠照排印刷有限公司	
印 刷	广东虎彩云印刷有限公司绍兴分公司	
开 本	787mm×1092mm 1/16	
印 张	13.5	
字 数	337 千	
版 印 次	2012 年 1 月第 1 版 2025 年 1 月第 9 次印刷	
书 号	ISBN 978-7-308-09374-3	
定 价	29.00 元	